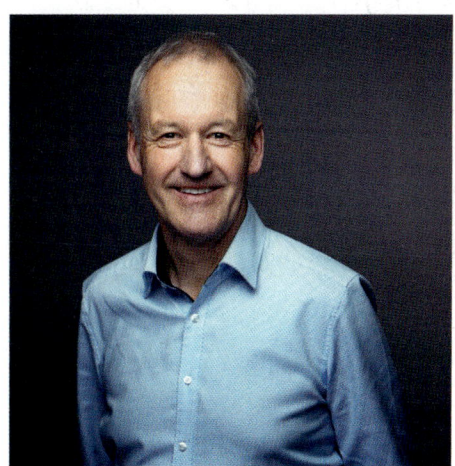

Liebe Leserin, lieber Leser,

dieses Heft kann Mut machen. Denn es zeigt, wie seit Jahrhunderten und in immer größerem Tempo Innovationen dazu beitragen, die Gesundheit zu erhalten oder wiederherzustellen. Und es stellt Frauen und Männer vor, die Risiken in Kauf nahmen und ihre Karriere dem Wunsch widmeten, anderen Menschen zu helfen.

Wie Andreas Grüntzig. Im Jahr 1977, da arbeitete der junge Kardiologe in Zürich, war die „Verkalkung" der Herzkranzgefäße eine noch viel gravierendere Erkrankung als heute. Wer Glück hatte, bekam einen Termin für eine Bypassoperation. Grüntzig ersann eine neue Methode: die Ballondilatation. Am heimischen Küchentisch bastelte er mit Schläuchen, Garn und Sekundenkleber, probierte die Operation an Hunden, dann an seinem ersten Patienten. Heute ist die Behandlung weltweit Standard, bei der Verengungen von Herzkranzgefäßen mit einem durch einen Katheter eingeführten Ballon geweitet werden. Unzählige Patienten verdanken Grüntzig und seinem Einfall ihr Leben (siehe Seite 134).

Ebenso bedeutend: Impfungen! In Rekordzeit entwickelten Labore jüngst die Corona-Vakzine (siehe Seite 6). Doch sie sind natürlich nicht die ersten Impfstoffe gegen lebensbedrohliche Erkrankungen. Dank der Polio-Impfung gehört die Kinderlähmung bei uns weitgehend der Vergangenheit an, die Pocken sind offiziell ausgerottet und die Masern zumindest in vielen Industriestaaten weitgehend eingedämmt.

An vielen Krankheiten muss niemand mehr so leiden wie einst oder sterben – wenn man bereit ist, vom Fortschritt der Medizin zu profitieren. Welche Folgen es haben kann, Erkenntnisse zu ignorieren, zeigt aber ein Fall aus dem Jahr 1720. Während der Pestepidemie war die Quarantäne erfunden worden – doch ein Kapitän hielt es nicht für nötig, sich daran zu halten. Die Folgen waren verheerend (siehe Seite 20).

Viel Freude bei der spannenden Zeitreise durch die Medizingeschichte.

S. Heinken

Siebo Heinken
Redaktion GEOkompakt

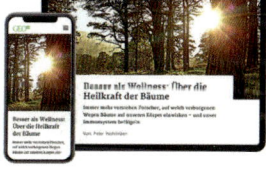

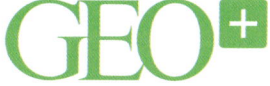

Die ganze Wissenswelt von GEO auf einer neuen Onlineplattform: geo.de/plus

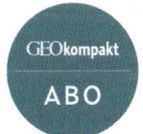

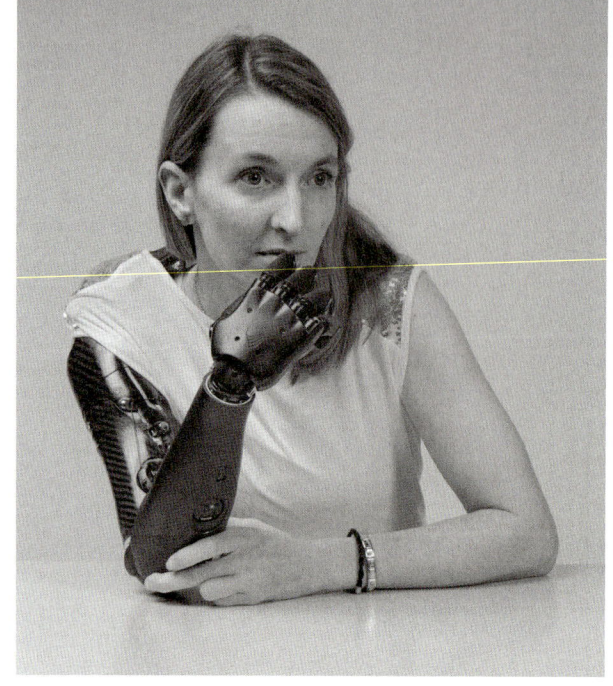

[66]
Endlich richtig sehen
In Indien erholen sich Jugendliche von ihrer Operation. Sie litten am grauen Star — bald können sie ihre Umgebung erkennen

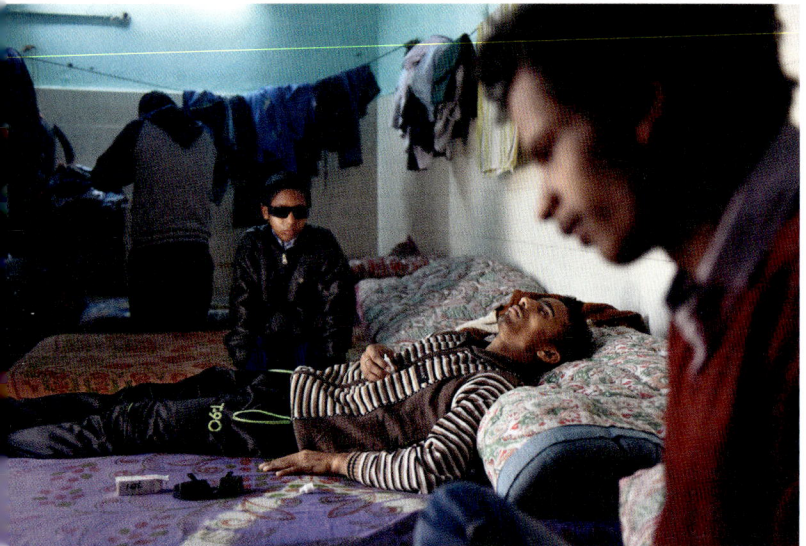

[38]
Greifen wie früher
Künstliche Gliedmaßen werden durch Muskeln und Nerven gesteuert. Sie sind nur ein Beispiel für den Einsatz von Robotertechnik in der Medizin

[96]
Ein neues Herz!
Christiaan Barnard wagt 1967 die erste Transplantation des zentralen Organs

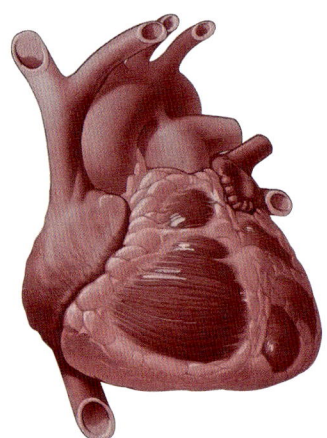
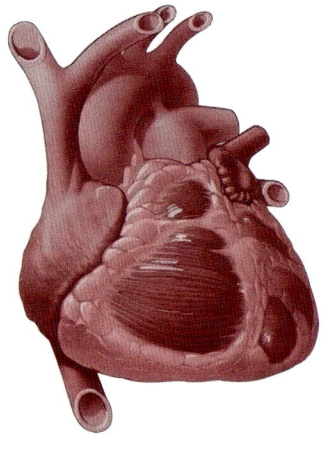

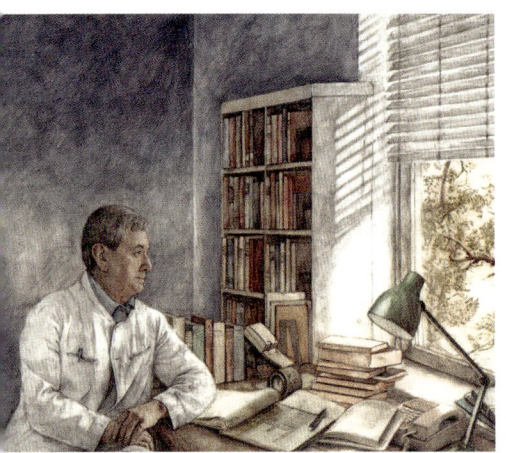

[112]
Vererbtes Leiden
In einer Großfamilie stirbt jeder Zweite an Bluthochdruck. Ein Berliner Arzt kommt der Ursache auf die Spur

[06]
Schutz gegen Corona
Der Kampf gegen das Virus hält die Welt in Atem. Noch nie wurden so schnell Impfstoffe entwickelt

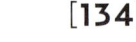

[134]
Der Erfinder
Was tun bei »Verkalkung« von Herzkranzgefäßen? Der Kardiologe Andreas Grüntzig ersinnt eine Therapie: die Ballondilatation

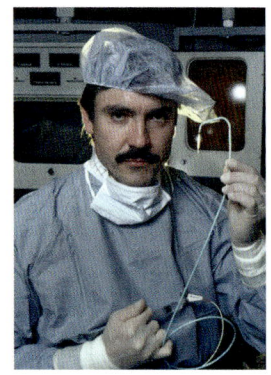

[20]
In Isolation
Bei der Ebola-Epidemie zählt die Quarantäne zum wichtigsten Schutz. Erdacht wurde die Maßnahme während der Pest

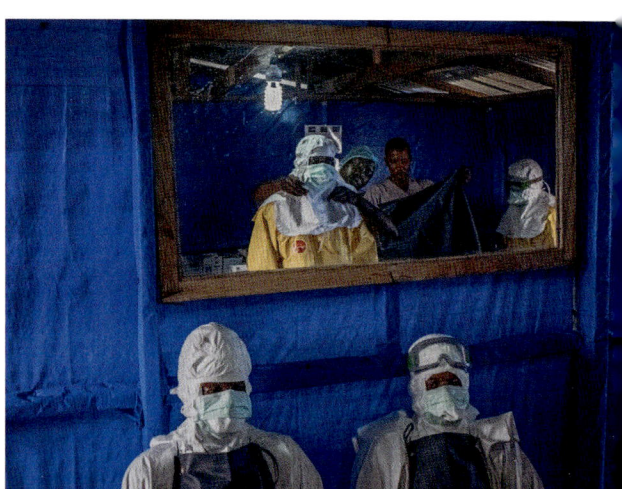

INHALT

NR. 68

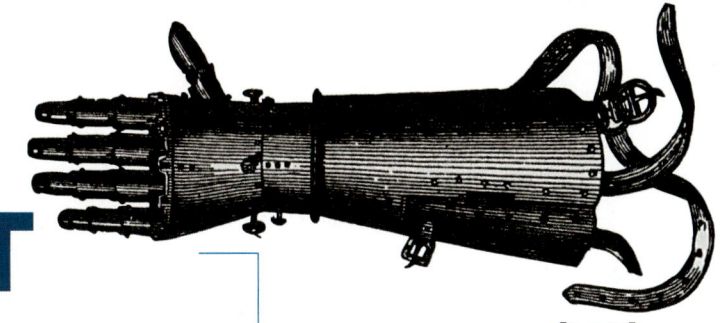

Fakten und Daten in diesem Heft sind vom Quality Board für GEOkompakt auf Präzision, Relevanz und Richtigkeit überprüft worden. Kürzungen in Zitaten werden nicht kenntlich gemacht. Redaktionsschluss dieser Ausgabe: 6. August 2021. Weitere Informationen zum Thema und Kontakt zur Redaktion: www.geokompakt.de.

[108]
Ersatz aus Eisen
Als Götz von Berlichingen im Kampf seine rechte Hand verliert, fertigt ein Schmied eine ganz erstaunliche Prothese

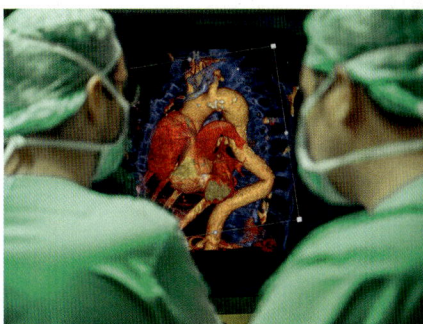

[126]
Schlaue Maschinen
Wie künstliche Intelligenz Krankheiten erkennt und hilft, Leiden zu behandeln

[52]
Blick ins Innere
Ein neuer Kosmos: Im 16. Jahrhundert entdeckt die Wissenschaft das Innere des Körpers

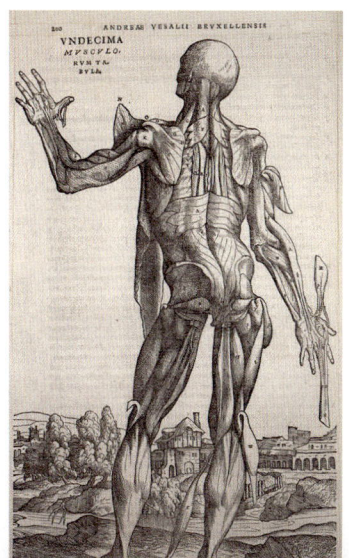

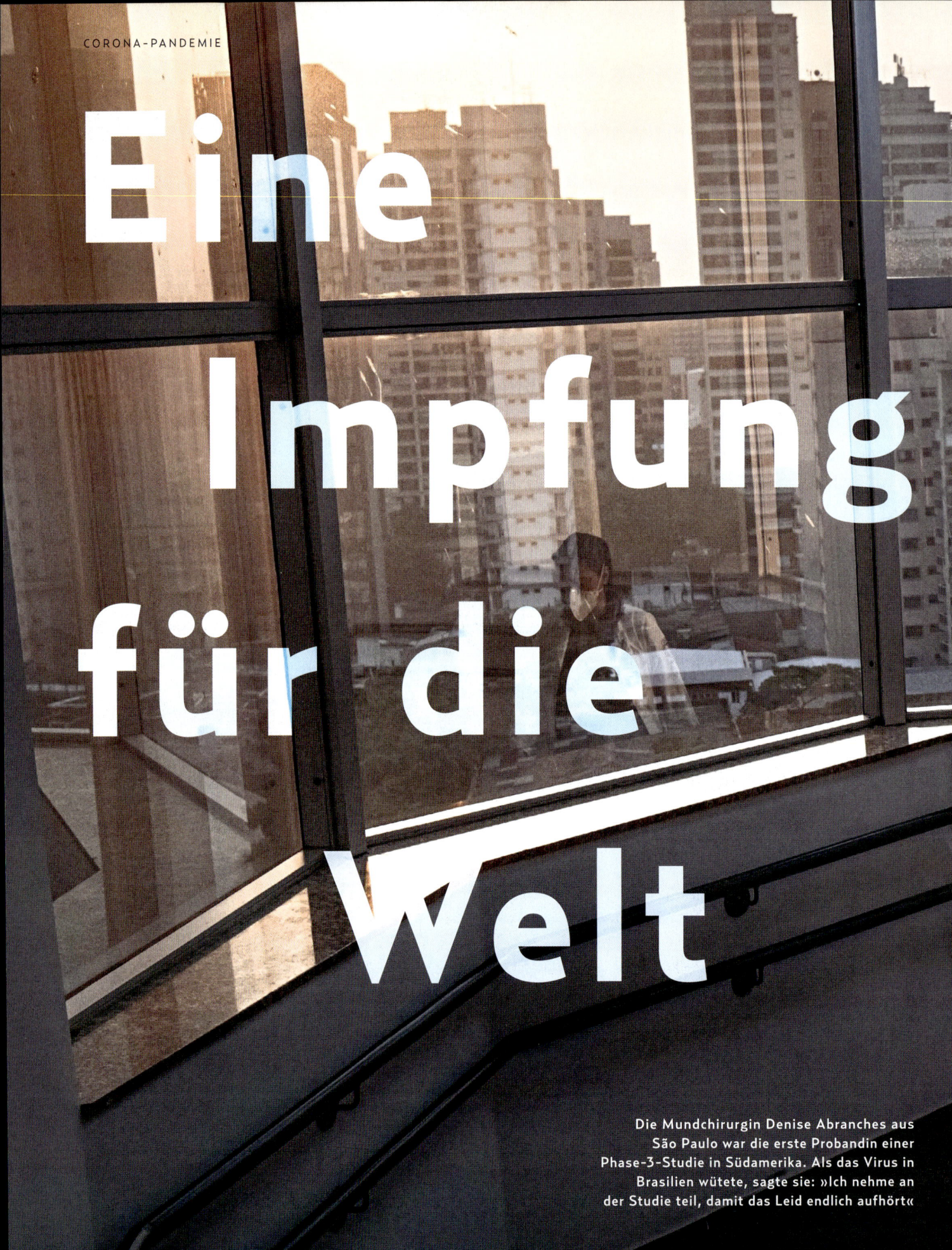

Eine Impfung für die Welt

Die Mundchirurgin Denise Abranches aus São Paulo war die erste Probandin einer Phase-3-Studie in Südamerika. Als das Virus in Brasilien wütete, sagte sie: »Ich nehme an der Studie teil, damit das Leid endlich aufhört«

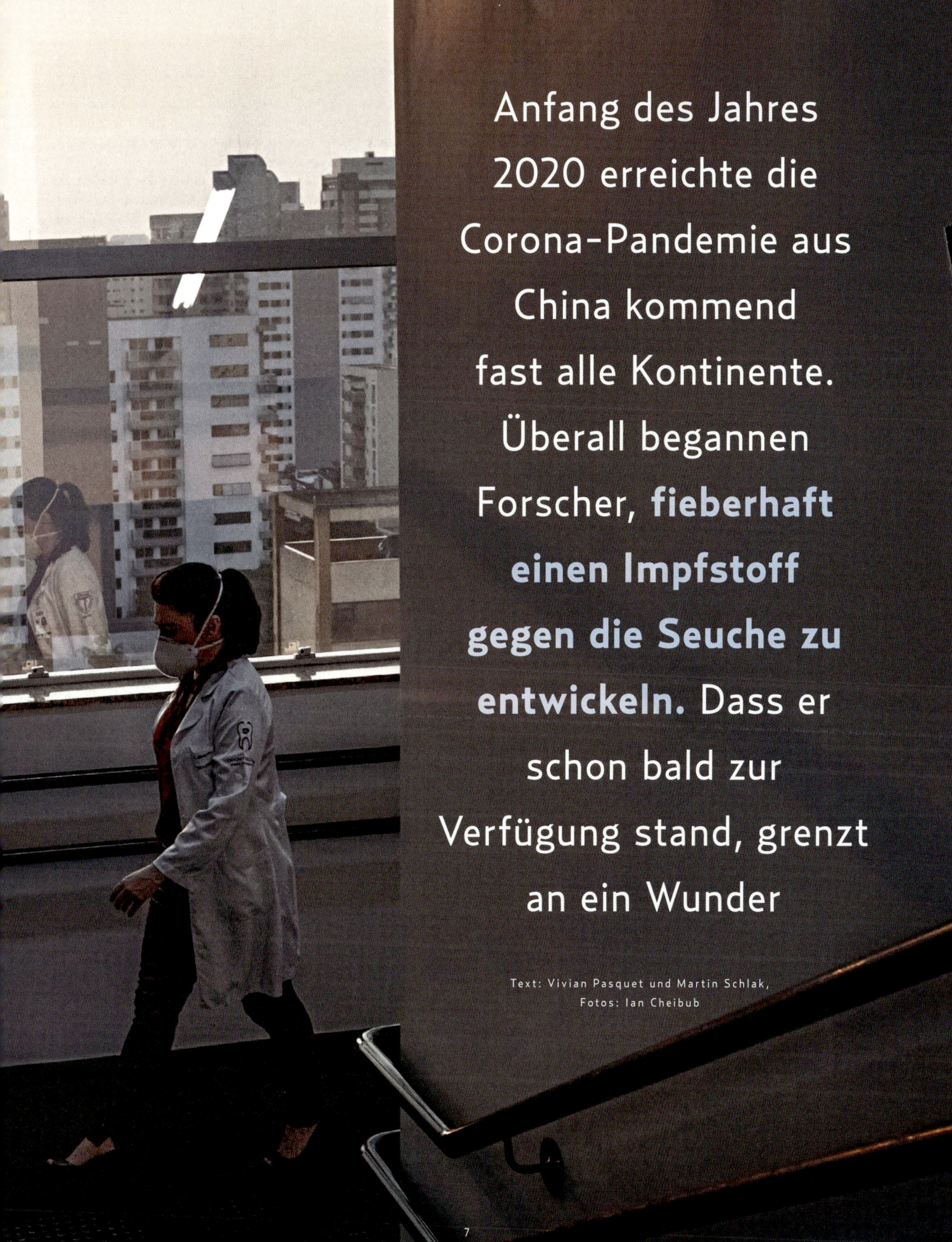

Anfang des Jahres 2020 erreichte die Corona-Pandemie aus China kommend fast alle Kontinente. Überall begannen Forscher, **fieberhaft einen Impfstoff gegen die Seuche zu entwickeln.** Dass er schon bald zur Verfügung stand, grenzt an ein Wunder

Text: Vivian Pasquet und Martin Schlak,
Fotos: Ian Cheibub

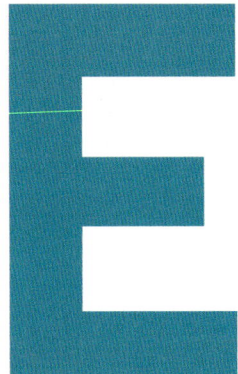

Ende 2020 reihte sich im Kampf gegen das Coronavirus ein Meilenstein an den anderen: „Forscher testen Corona-Impfstoff an Frettchen". „Tübinger Impfstofffirma startet Studie am Menschen". Schließlich die bislang hoffnungsvollsten Nachrichten: Der Impfstoff der Firma Moderna erreicht 95 Prozent Schutzwirkung. Pfizer und Biontech erhalten die weltweit erste Zulassung für einen Covid-19-Impfstoff von der britischen Regulierungsbehörde. Und während die Behörden auch in der EU und den USA erste Zulassungsanträge prüften, arbeiteten Unternehmen und Forschergruppen an mehr als 280 weiteren Impfstoffkandidaten. Ein weltweiter Kraftakt, der seinesgleichen sucht. Und eine einmalige Erfolgsgeschichte.

Die Entwicklung eines jeden Impfstoffs beginnt damit, den Feind kennenzulernen. Der Erste, der das neuartige Coronavirus identifizierte, war der Virologe Yong-Zhen Zhang vom Institut für öffentliche Gesundheit in Schanghai, China. Er betreibt ein virologisches Überwachungsnetzwerk mit Stationen im ganzen Land. Regelmäßig schicken

ihm lokale Gesundheitsbehörden Lungen von Ratten, Herzen von Fledermäusen und manchmal auch menschliche Proben, 10 000 im Jahr. Zhang untersucht die Einsendungen auf neuartige Erreger.

Am 3. Januar 2020 traf eine Metallkiste in seinem Labor ein. Sie enthielt, gekühlt mit flüssigem Stickstoff, Flüssigkeit aus der Lunge von Patienten in Wuhan. Ärzte hatten sie bei einer Untersuchung gewonnen, einer Lungenspülung. Für Zhangs Team begann eine Routinearbeit: die Krankheitserreger genetisch zu bestimmen. Dass eine der Proben ein bisher unbekanntes Virus enthielt, wusste Zhang zu diesem Zeitpunkt nicht. Zhangs Team brauchte zur Entschlüsselung des neuen Virengenoms dank modernster Geräte nicht einmal zwei Tage. Sein Telefon klingelte am 5. Januar, um zwei Uhr morgens. Eine Mitarbeiterin redete aufgeregt auf ihn ein. Zhang fuhr ins Labor, schaute auf den genetischen Code. Er sagt: „Ich wusste sofort, dass ich hier etwas Großes vor mir hatte."

Das Erbgut von Sars-CoV-2 besteht aus 29 903 Basen, abgekürzt mit den Buchstaben A, G, C und U. Die Reihenfolge der Buchstaben verrät, wie das Virus aufgebaut ist, wie es an Wirtszellen andockt und wie es sich vermehrt. Aber

Mitarbeiterinnen des brasilianischen Testzentrums notieren für die Impfstoffstudie von Biontech/Pfizer Daten zu den Blutproben der Probanden. Anschließend wurden die Proben in die USA verschickt, um dort weiter untersucht zu werden

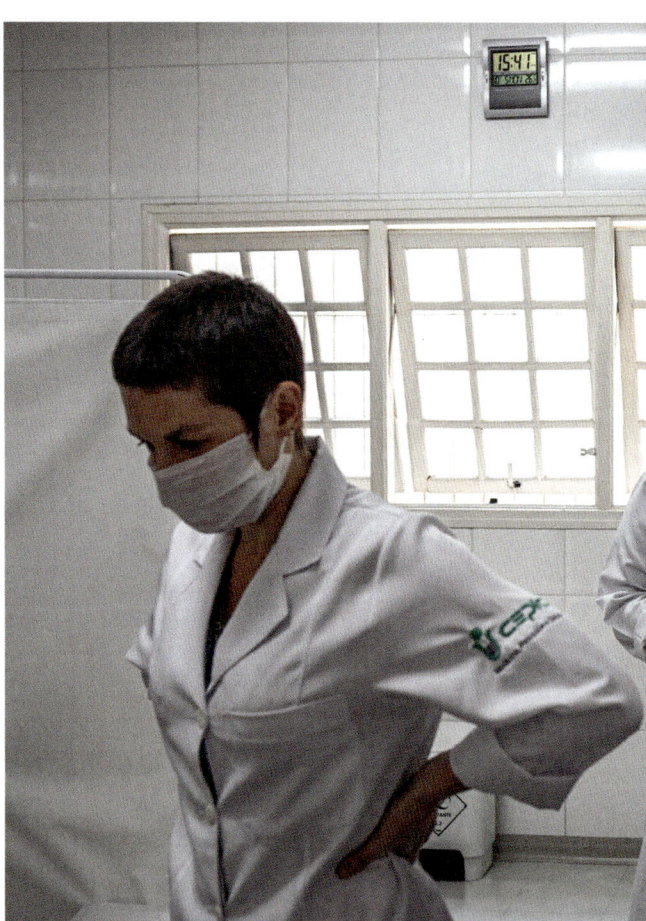

Ein Moment der Ruhe: Normalerweise geht es hektisch zu im Testzentrum für klinische Studien in São Paulo, das Christiano Zerbini leitet. Hier werden Studienteilnehmer geimpft. Brasilien spielte eine wichtige Rolle in der Entwicklung der Impfstoffe

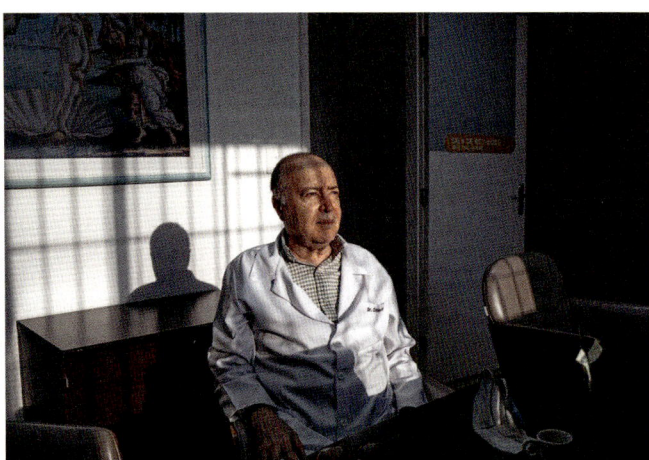

auch, wo es verwundbar ist. Yong-Zhen Zhang erkannte anhand des Codes außerdem, dass Sars-CoV-2 sich leicht über die Atemwege verbreiten und somit hochansteckend sein würde. Sofort warnte er die Verantwortlichen in Wuhan, wo bereits Berichte über eine mysteriöse Lungenkrankheit im Umlauf waren.

Sechs Tage später, am 11. Januar, als die Fallzahlen stiegen, sprach Zhang mit einem australischen Forscherkollegen. „Wir müssen veröffentlichen", sagte er. Eine Stunde später ging ein Eintrag in einem Virologieforum online: „Im Namen des Konsortiums geführt von Professor Yong-Zhen Zhang". Das Genom von Sars-CoV-2 stand nun erstmals für Impfstoffforscher aus der ganzen Welt zum Download bereit.

Seit der Erfindung von Impfstoffen vor mehr als zwei Jahrhunderten geht es immer um das Gleiche: eine harmlose Kopie eines Krankheitserregers zu entwickeln und diese Kopie so in den Körper einzuschleusen, dass unser Immunsystem reagiert. Dabei bilden sich Abwehrzellen und spezielle Eiweiße, Antikörper genannt. Sie verteidigen uns im Ernstfall gegen den echten Erreger.

Mit jeder neuen Krankheit mussten Forscher eine neue Erregerkopie bauen, jedes Mal mussten sie neu überlegen, wie die Kopie im Körper eine ausreichend starke Immunantwort hervorrufen kann. Ein zeitraubender, aufwendiger Prozess.

Schon in den 1990er Jahren stellten sich Wissenschaftler deshalb eine visionäre Frage: Was, wenn man eine Art

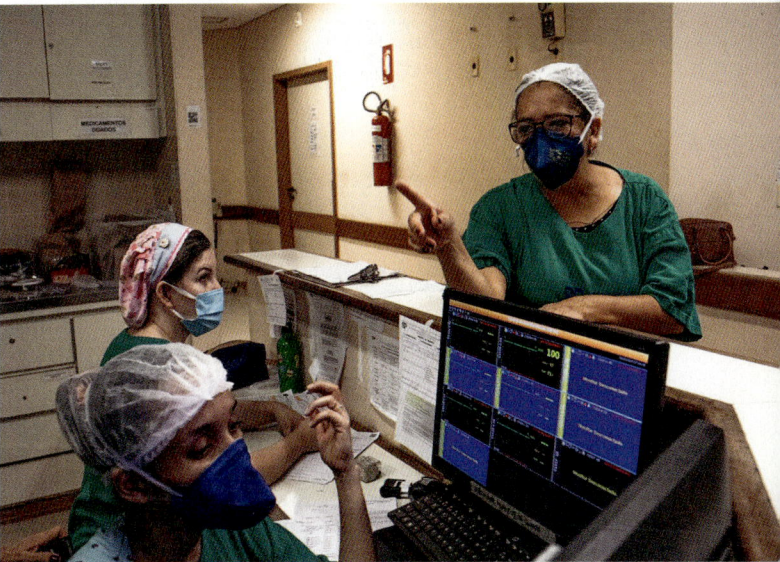

Die Krankenschwester Antonia da Silva Cruz (rechts) und ihre Kolleginnen kämpften während der ersten Corona-Welle in der Uniklinik São Paulo gegen das Virus

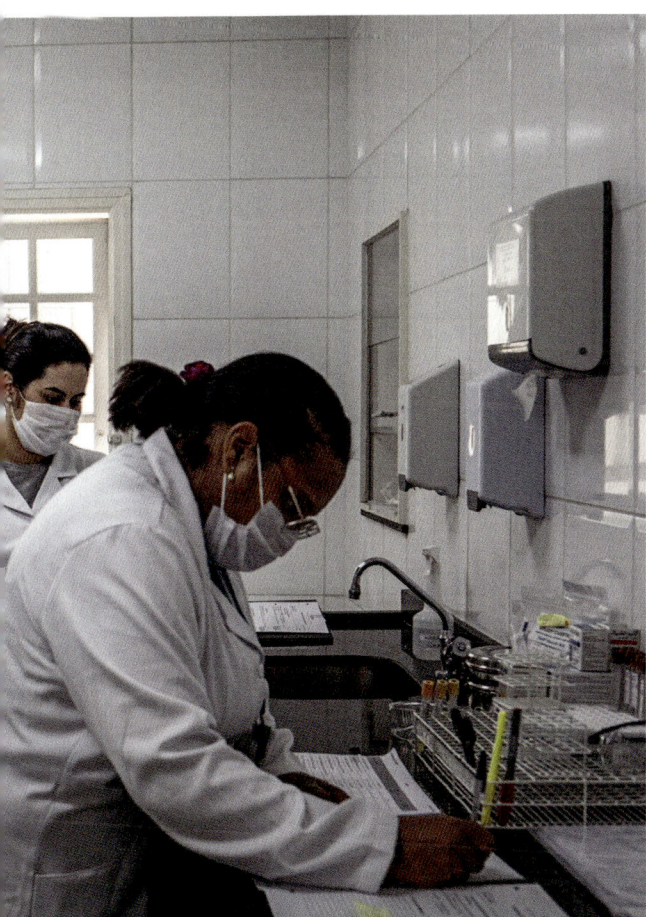

universelles Transportvehikel für Erregerkopien schüfe? Eine Art Verpackung, in die man später nur noch passende Bruchstücke des Angreifers würde einsetzen müssen? Und was, wenn man für den Bau dieser Bruchstücke das Genom des Erregers benutzen würde, die genaueste Anleitung, die es in der Welt des Lebendigen gibt? Dies ist die Idee einer „Impfplattform", von der oft die Rede ist.

Für Sars-CoV-2 lässt sich als Verpackung ein harmloses Virus wählen und der genetische Code für ein bestimmtes Oberflächenmerkmal des bösartigen Erregers in dieses einsetzen. Diese Plattform heißt Vektor-Impfung. So ging etwa ein Forscherteam der Universität Oxford vor, das mit dem Pharmakonzern AstraZeneca kooperiert und einen der ersten Impfstoffe gegen das Virus produzierte.

Es gibt aber auch eine Verpackung, die selbst aus einem Stück genetischem Code besteht, aus dem Botenmolekül mRNA. In dieses Molekül setzt man ein Stück Bauplan des neuartigen Erregers ein. Diese Technologie bezeichnet man als mRNA-Impfung. Wie auch bei der Vektor-Impfung werden durch sie einige unserer Zellen zu mikroskopischen Fabriken und produzieren kleine Eiweißbruchstücke des Virus. Den Eiweißen, die mithilfe des Virusbauplans gebaut werden, fehlen sämtliche krank machenden Eigenschaften, doch das Immun-

Es geht darum, eine harmlose Kopie des Erregers herzustellen

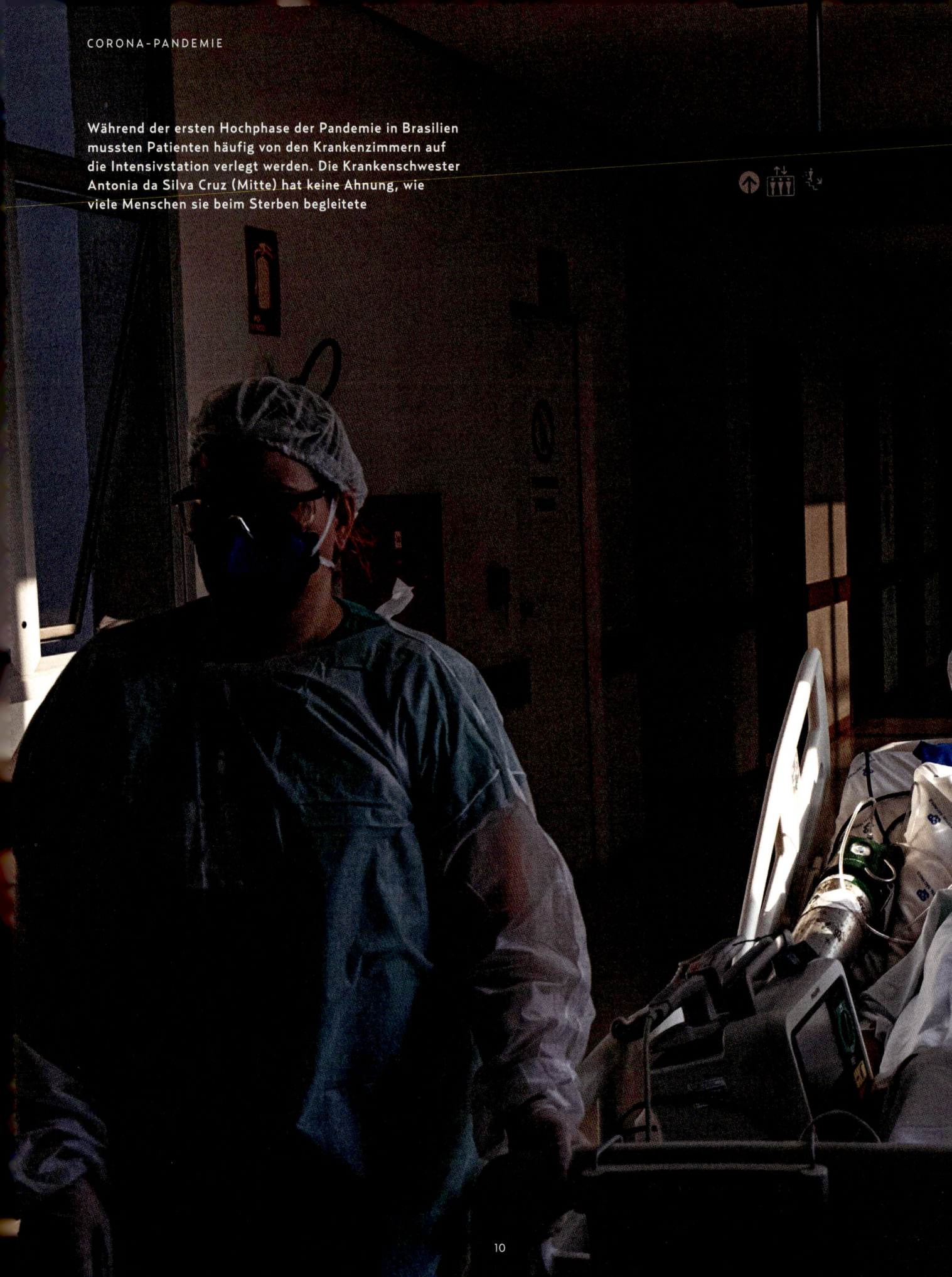

Während der ersten Hochphase der Pandemie in Brasilien mussten Patienten häufig von den Krankenzimmern auf die Intensivstation verlegt werden. Die Krankenschwester Antonia da Silva Cruz (Mitte) hat keine Ahnung, wie viele Menschen sie beim Sterben begleitete

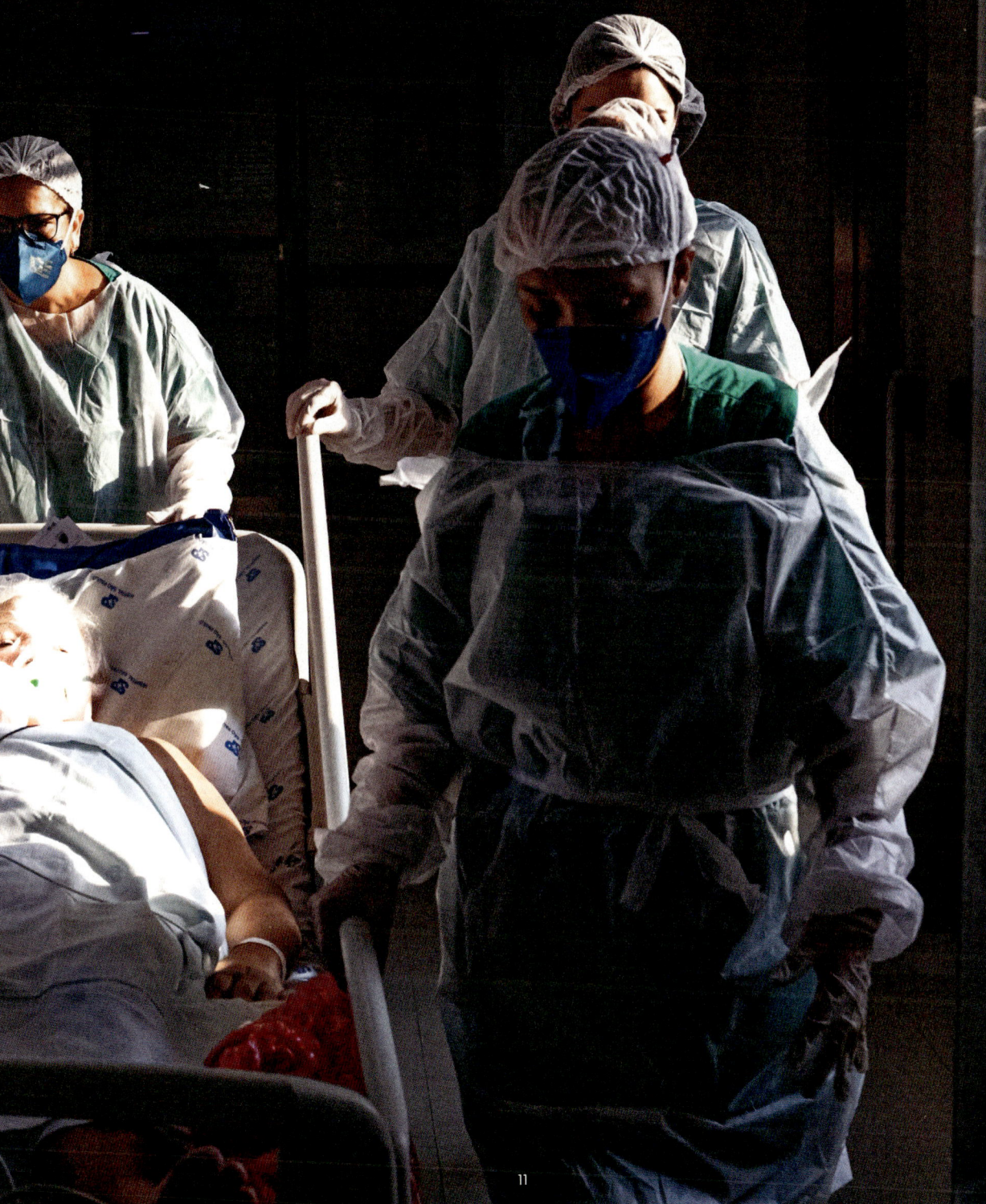

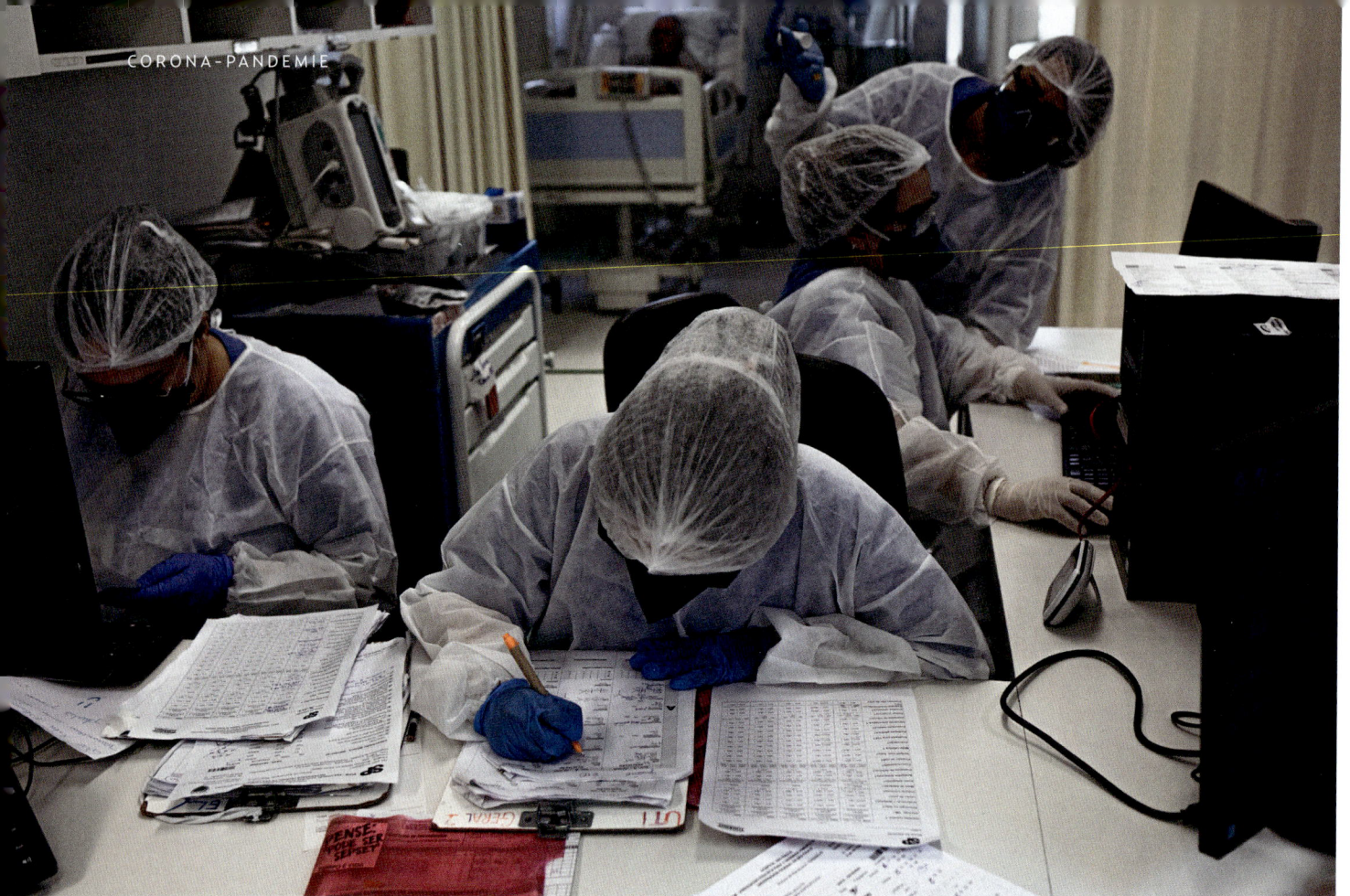

Auf der Intensivstation im Universitätskrankenhaus von São Paulo tragen vermummte Pflegerinnen und Pfleger Patientendaten zusammen. Weil sie dem Virus täglich begegnen, meldeten sich viele von ihnen freiwillig, um an Impfstoffstudien teilzunehmen

system erkennt sie als körperfremd und lernt so, auch das echte Virus abzuwehren. Die mRNA wird anschließend von der Zelle zerlegt, von ihrem Code bleibt nichts zurück. Auf diese Technologie setzen Moderna und Biontech.

Doch den eigentlichen Pionier der mRNA-Plattform findet man ganz im Süden von Deutschland, in Tübingen. Dort sitzt die im Jahr 2000 gegründete Firma Curevac. Ihr Mitgründer Ingmar Hoerr erkannte bereits im Jahr 2000, dass er mithilfe künstlicher mRNA eine Virusattacke simulieren und so eine Antwort des Immunsystems nach seinen Wünschen auslösen könnte. Mariola Fotin-Mleczek ist technische Leiterin und Vorständin von Curevac. Jahrelang, erzählt sie, hätten sie nach der Gründung der

Einen wichtigen Impfstoffpionier findet man ganz im **Süden** von Deutschland: die Firma Curevac

Firma an einer scheinbar simplen Aufgabe gearbeitet: eine Balance zu finden.

Spritzt man Viren-RNA pur, also fast ohne mRNA-Verpackung, reagieren die Zellen kaum. Sie bilden zu wenige Virenbruchstücke, und es findet keine Immunreaktion statt. Entwirft man dagegen eine besonders auffällige Verpackung, wird der normale Zellstoffwechsel gestört. Es ist ein sensibles Gleichgewicht, es zu finden ein experimenteller Ausdauersport.

F

Fotin-Mleczeks Team baute an die Verpackung Teile an. Es erprobte, ob gefaltete mRNA-Stränge besser funktionierten, und schützte sie mit einer Hülle aus Fettstoffen vor vorzeitigem Zerfall. „Am Anfang waren wir überzeugt, dass es einfacher wird", sagt Fotin-Mleczek. Mitte Juni 2021 dann die Nachricht: Der Curevac-Impfstoff blieb hinter den Erwartungen zurück, erreichte eine Wirksamkeit von gerade einmal 48 Prozent.

Doch schon längst hatten auch andere Firmen das Forschungsgebiet für sich entdeckt, darunter Biontech aus Mainz. Biontech war weltweit das erste Unternehmen, das für seinen Corona-Impfstoff das Ergebnis einer Phase-3-

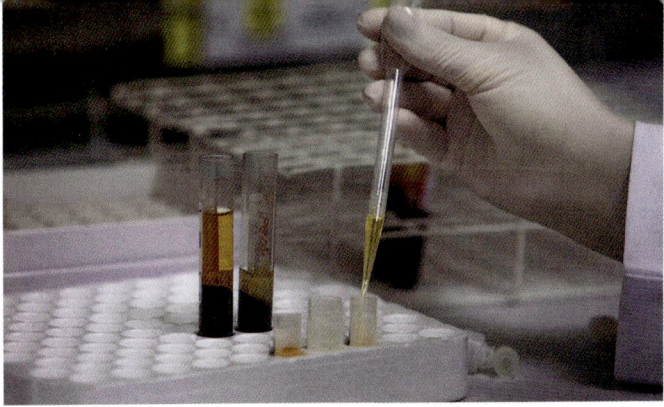

Studie verkündete. Einer seiner Gründer ist Uğur Şahin, Professor für Onkologie – und mit seinem Firmenanteil an Biontech nun mehrfacher Milliardär.

Zum Experten für Coronaviren wurde Şahin in drei Tagen. Ende Januar stieß er auf einen medizinischen Bericht über eine chinesische Familie, in der sich der Erreger blitzschnell verbreitet hatte. Er recherchierte zu „Wuhan" und fand: internationaler Flughafen, Verkehrsknotenpunkt, Gefahr weltweiter Ausbreitung.

Şahin studierte, wie Impfstoffkandidaten gegen die verwandten Infektionskrankheiten Sars und MERS funktionierten. Fand die Arbeit des Chinesen Zhang. Schnitt Informationen zum Bau verschiedener Virenbruchstücke aus, variierte seine Plattformen.

Am 27. Januar wurde aus Bayern der allererste Coronafall in Deutschland gemeldet. Şahin informierte die Führungskräfte seiner Firma. Man steuere auf eine Pandemie zu, sagte er. Er habe schon Designs für Impfstoffkandidaten

Die in Brasilien von Biontech/Pfizer-Probanden gesammelten Blutproben werden später in den USA unter anderem auf Antikörper untersucht

vorbereitet; man dürfe keine Zeit verlieren, müsse sofort mit der Entwicklung beginnen.

Bald waren 400 Spezialisten mit der Covid-19-Impfung beschäftigt. Während eine Gruppe schon mit der Zulassungsbehörde über Studien am Menschen sprach, wartete die Gruppe, die mit Tieren arbeitet, noch auf einen Durchbruch: dass endlich jemand Mäuse züchten würde, die an Covid-19 erkranken könnten. Während eine Gruppe Zellkulturen auf Antikörper untersuchte, schrieb die andere schon an Anträgen für Behörden. Und als erste Versuchs-

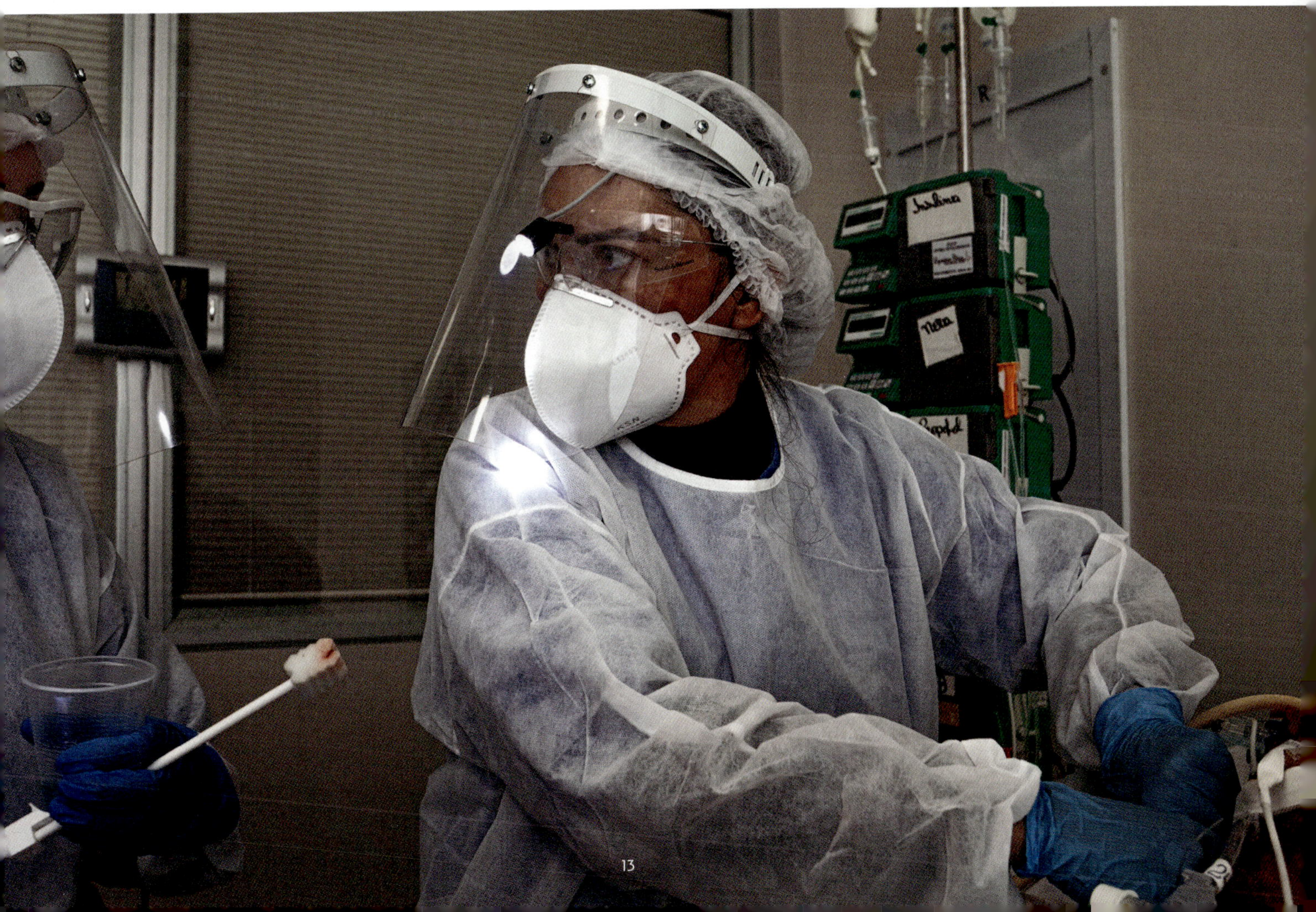

Die Ärztin Denise Abranches arbeitete eng mit Covid-19-Patienten zusammen. Sie pflegte Wunden, die durch die Beatmung entstehen – und behandelte auch mal einen kranken Zahn, um zusätzliche Infektionen zu vermeiden

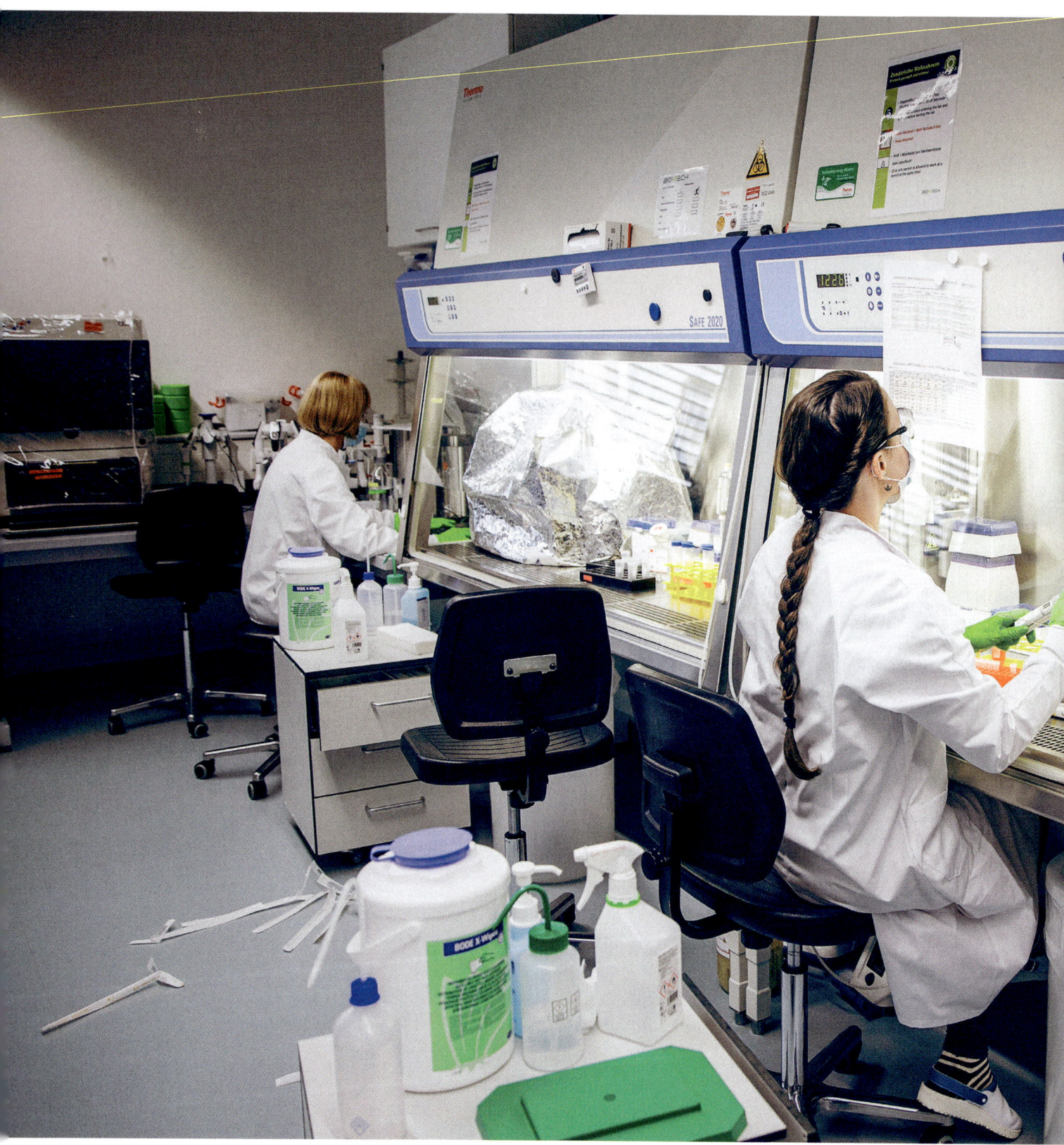

In der Impfwerkstatt: Mithilfe von Zellkulturen überprüfen Labormitarbeiterinnen der Mainzer Firma Biontech verschiedene Impfstoffkandidaten. Das Unternehmen war das erste, das eine Zulassung für seinen mRNA-Impfstoff gegen das neuartige Coronavirus erhielt

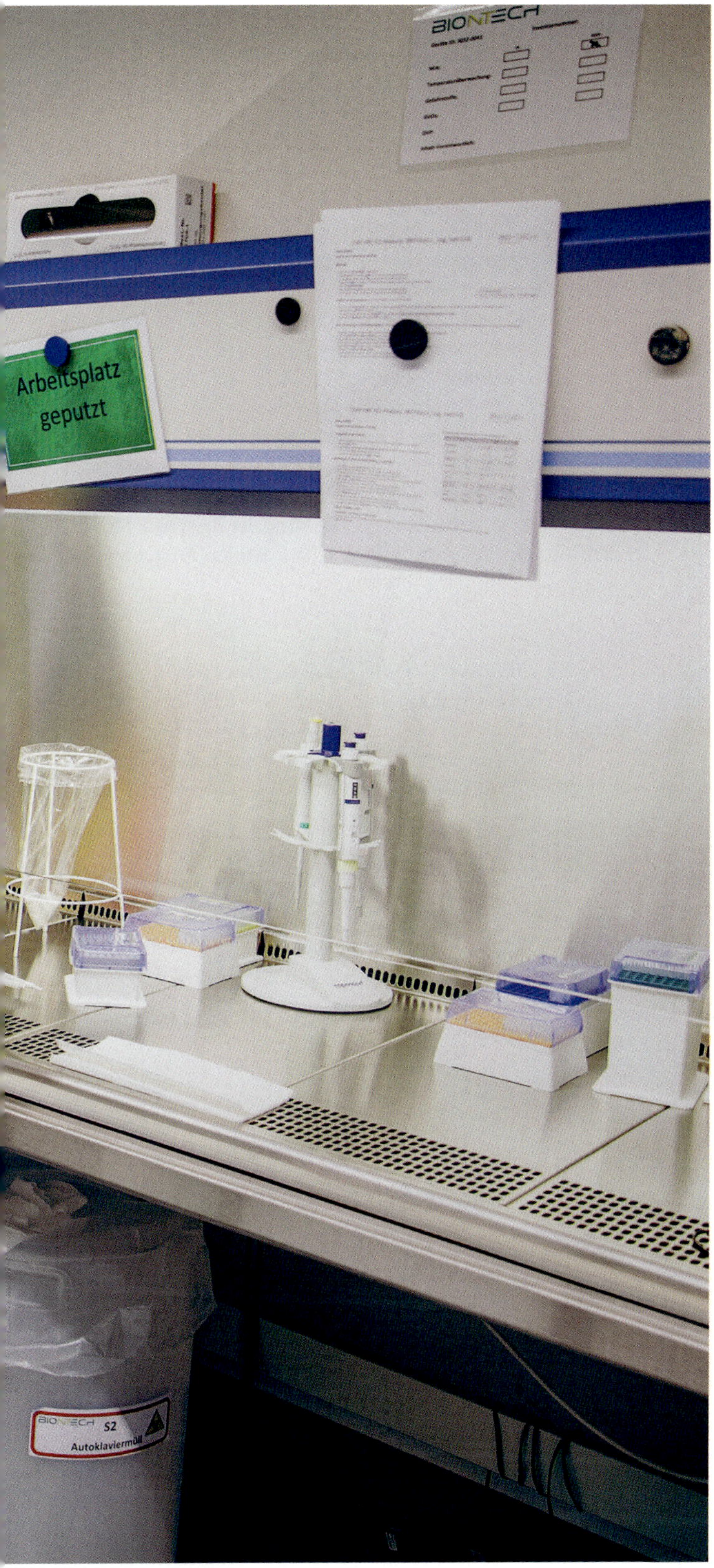

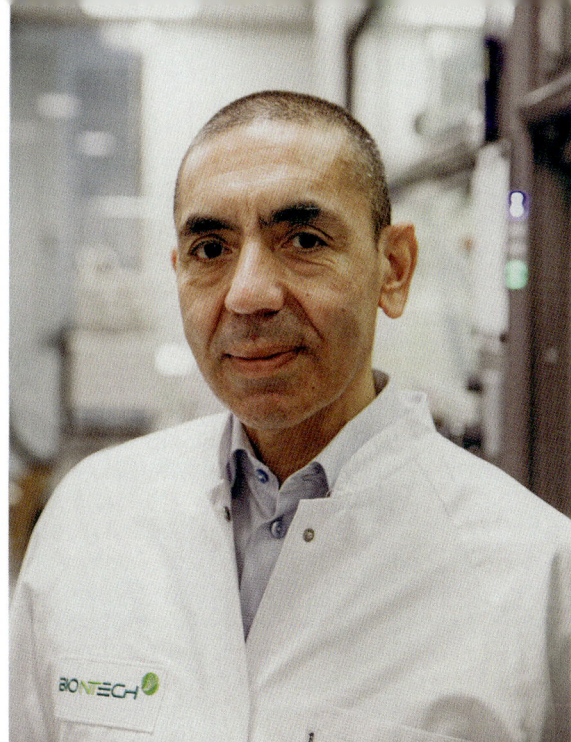

Uğur Şahin, Mediziner und Mitgründer von Biontech, gab schon früh bekannt, dass die Impfung seines Unternehmens vor Covid-19 schützt

affen mit dem Coronavirus infiziert wurden, ging eine Meldung online: „Probanden gesucht. Bitte melden."

Dass Uğur Şahin schneller war als andere, dass Curevac seinen Impfstoffkandidaten im November erst an einigen Hundert Menschen getestet hatte und Biontech bereits an mehr als 40 000, hängt auch damit zusammen, dass er einen mächtigen Partner wählte: Pfizer. Die US-Firma ist ein Schwergewicht der Pharmaforschung, sie besitzt Arzneimittelfabriken auf allen Kontinenten.

In einem Studienzentrum in Mannheim flossen bald zehn Milliliter Impfstoff in den Muskel eines ersten Probanden. In den USA fragten Menschen bei Pfizer, ob auch sie an einer Studie teilnehmen könnten. Und in Brasilien meldeten sich Testzentren, die am Erfolg teilhaben wollten. Das Land ist für Impfstoffforscher aus zwei Gründen interessant: Es hat, im Vergleich zu den meisten seiner Nachbarländer, eine recht gute medizinische Infrastruktur – und hohe Infektionszahlen.

Genügen in der ersten Phase einer Studie wenige Menschen, um Dosierung und Verträglichkeit eines Impfstoffs zu testen, muss er in Phase 3, der letzten Studienphase, beweisen, dass er tatsächlich schützt. Wie viele Probanden erkranken? Und vor allem: Wie viele der Infizierten kommen aus welcher Probandengruppe? Dabei darf man die

Teilnehmer der Impfstoffstudien müssen sich im

Alltag

mit dem Virus infizieren

Teilnehmerinnen und Teilnehmer nicht aktiv mit dem Virus in Kontakt bringen. Sie müssen sich in ihrem Alltag infizieren, auf dem normalen Verbreitungsweg der Krankheit. Je wahrscheinlicher es ist, dass die Menschen dem Virus begegnen, je mehr Fälle es in einem Land gibt, desto besser ist es für die Studie.

Das Design einer Phase-3-Studie gleicht einer sehr komplexen Rechenaufgabe. Sie soll vor allem eines leisten: den Zufall ausschließen. Erkranken zum Beispiel drei Menschen aus der Placebo-Gruppe an Covid-19, aber nur einer aus der Gruppe der tatsächlich Geimpften, lässt sich über die Wirkung des Impfstoffs noch nichts sagen. Denn es könnte ja sein, dass die anderen Geimpften einfach keinem Kranken begegnet sind – oder dass die Placebo-Probanden einem höheren Ansteckungsrisiko ausgesetzt waren.

Mit jedem Krankheitsfall unter den Probanden aber sinkt statistisch das Restrisiko, dass die Studie eine Wirk-

samkeit zeigt, wo eigentlich fast keine ist. Will man innerhalb kürzester Zeit auf die nötige Zahl von Krankheitsfällen kommen und so ein Verhältnis zwischen Placebo-Gruppe und Geimpften herstellen, braucht man also nicht nur ein Land, in dem das Virus stark zirkuliert, sondern auch viele Probanden: etwa 40 000 – pro Impfstoffkandidat.

Mehrere Tausend Menschen, das sind mehrere Tausend Geschichten. Jeder hat ein anderes Alter, vielleicht Vorerkrankungen oder Allergien. Jede Geschichte muss dokumentiert werden; jedes Schicksal engmaschig kontrolliert, jede kleinste Nebenwirkung zur Kenntnis genommen, jede immunologische Reaktion nach einer Impfung gemessen werden.

Auch die Forscher aus Oxford, die später mit Astra-Zeneca kooperierten, testeten ihren Impfstoff in Brasilien. Die Probanden der Studie bekamen wöchentlich eine Nachricht auf ihr Handy: „Haben Sie Fieber, Halsweh, Schüttelfrost?" Bis zu 2000-mal am Tag klingelte in einem der Testzentren das Telefon. Jede Woche starteten Flugzeuge von

Heute kümmert sich die Krankenschwester Antonia da Silva Cruz nicht mehr um Covid-19-Patienten, sondern arbeitet in der Krebs-Ambulanz. Doch sie weiß: Solange das Virus in Brasilien tobt, kann sie jederzeit wieder auf die Covid-19-Station abberufen werden

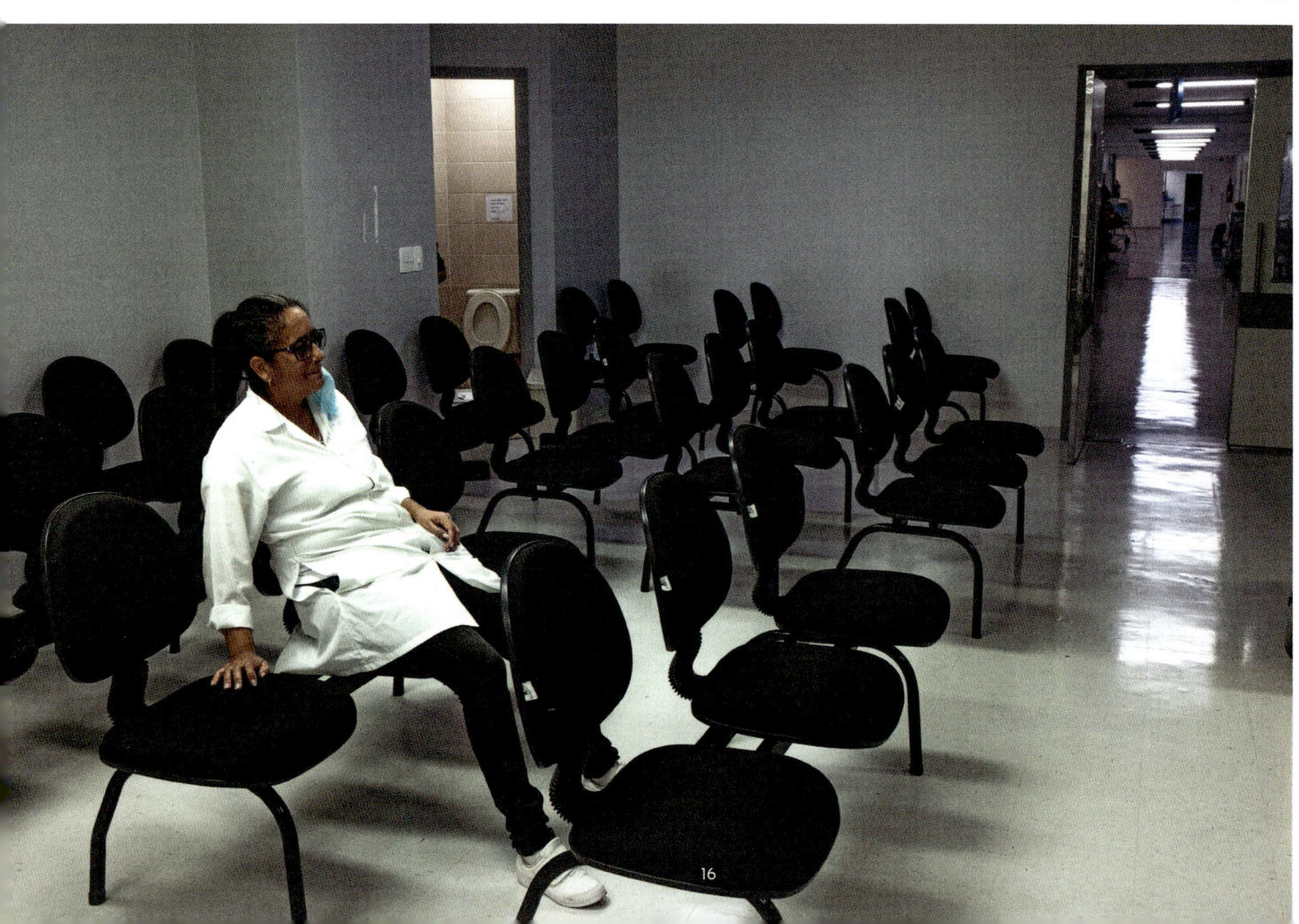

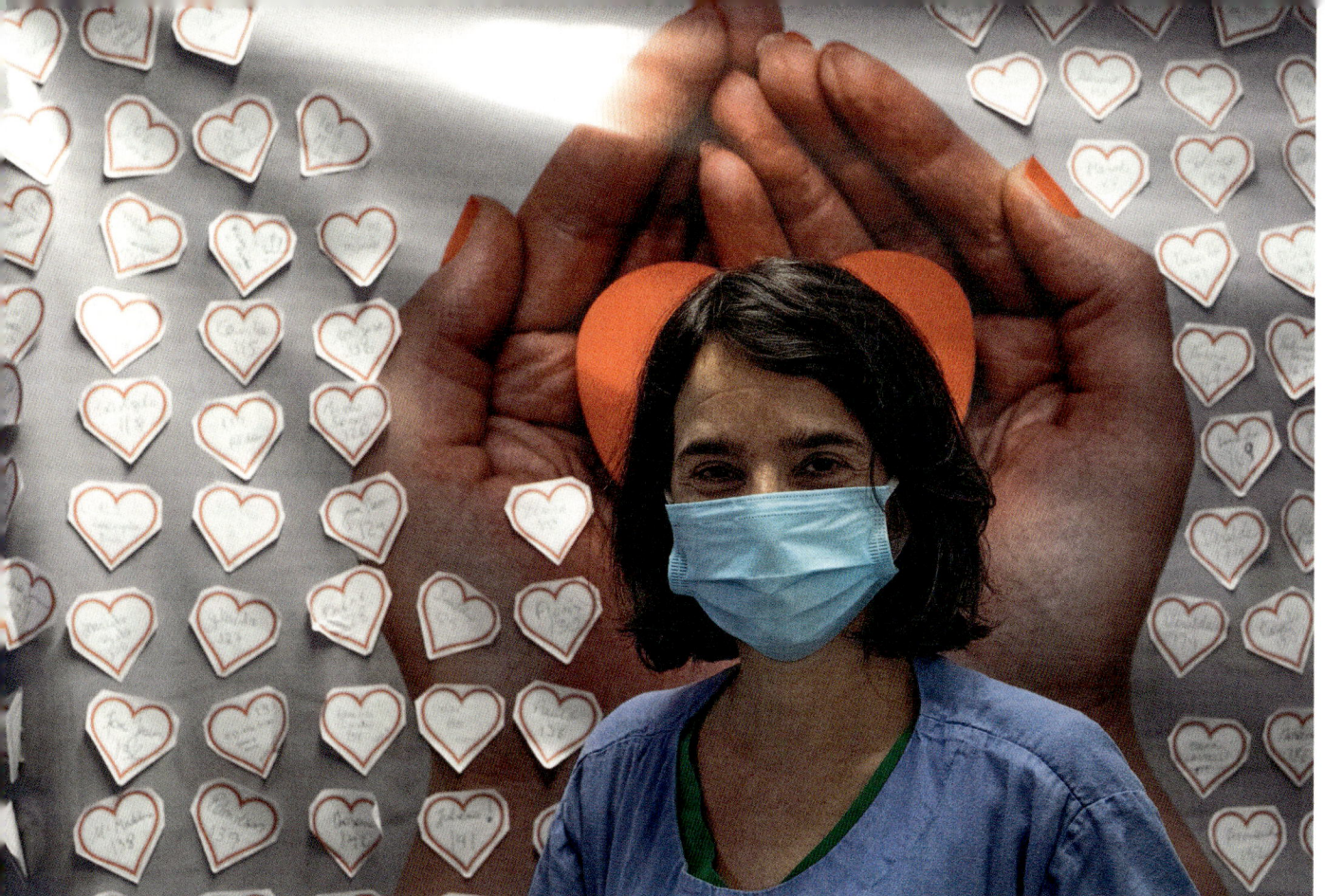

So sieht Hoffnung aus: Flavia Machado, Leiterin der Intensivstation in São Paulo in Brasilien, hat für jeden Covid-19-Überlebenden ein kleines Herz aus Papier ausschneiden und aufhängen lassen

verschiedenen Flughäfen in Brasilien, um die Blutröhrchen der Probanden nach England zu bringen, wo sie nach einem standardisierten Verfahren untersucht wurden. Nichts durfte dem Zufall überlassen bleiben.

B

Bei allen Studien drängte die Zeit. Je besser Brasilien Corona in den Griff bekam, desto weniger wahrscheinlich wurde es, dass die Probanden in ihrem Alltag dem Virus begegneten. Die Impfstoff-Forscher hatten Sorge, ihre Studien in Brasilien nicht mehr lange durchführen zu können. Denn damals flachte die Infektionskurve bereits ab. Dass eine zweite, verheerende Welle das Land später treffen würde, ahnte man noch nicht.

Jetzt, da die Impfstoffe auf dem Markt sind, haben es Nachzügler im Rennen schwerer, noch Placebo-kontrollierte Studien in der nötigen Dimension durchzuführen. Nicht jede Ethikkommission erlaubt heute, dass Probanden ein wirkungsloses Placebo gespritzt bekommen, da es schließlich längst wirksame Impfstoffe gibt. Nach und nach wird es außerdem immer schwieriger, Probanden für Studien zu finden – weil die sich lieber für einen erprobten Impfstoff entscheiden, als Teil von Studien zu werden.

Bald nachdem die Phase-3-Studien vielversprechende Ergebnisse geliefert hatten, folgte die behördliche Zulassung. Dann galt es, den Impfstoff möglichst schnell möglichst vielen Menschen zu verabreichen. In Deutschland kauft der Bund die Impfstoffe, die Länder verteilen sie bis heute. Manche Impfstoffe mussten zu Beginn so kalt gelagert werden, wie es kaum eine Hausarztpraxis oder Apotheke konnte: der mRNA-Impfstoff von Biontech bei minus 70 Grad Celsius. Der logistische Aufwand ist bis heute immens und entscheidet mit, ob sich ein Impfstoff weltweit durchsetzen wird.

Inzwischen weiß man, dass sich der Impfstoff auch einige Tage in handelsüblichen Kühlschränken hält – so kann jeder Impfwillige seine Spritze mittlerweile auch in Hausarztpraxen bekommen.

Dass heute, rund eineinhalb Jahre nach Beginn der Pandemie, nicht nur ein, sondern mehrere Impfstoffe zur Verfügung stehen, grenzt an ein Wunder.

Zehn Jahre, acht Monate und 16 Tage braucht ein Impfstoff im Durchschnitt von den ersten Experimenten bis zur Zulassung. Nur sechs Prozent aller Kandidaten erreichen das Ziel. Ein neu zugelassener Impfstoff ist nicht der wahrscheinliche Ausgang. Es ist stets der unwahrscheinliche •

Frühe Forschung

Im Kampf mit den Geißeln der Menschheit

Unzählige Menschen fielen früher den Pocken und der Tuberkulose, der Tollwut, Lungenentzündung und Wundstarrkrampf zum Opfer. Bis Ärzte und Bakteriologen Gegenmittel entwickelten, von denen wir noch immer profitieren

Epochaler Sieg gegen eine Seuche

Der Arzt Edward Jenner setzte ein Leben aufs Spiel – und rettete Abermillionen per Impfung vor den Pocken

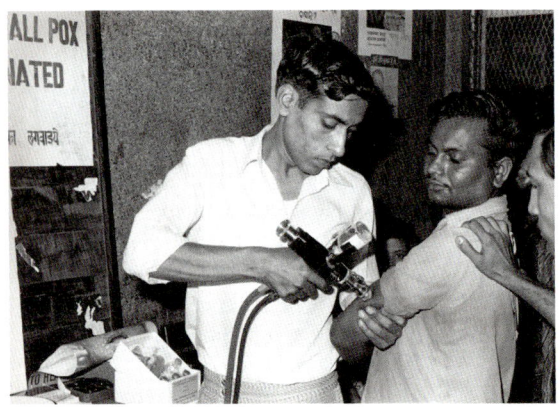

Mit der Impfpistole werden Menschen 1974 im indischen Bundesstaat Bihar gegen Pocken immunisiert

Es ist ein ungeheures Menschenexperiment, das der englische Landarzt Edward Jenner (1749–1823) wagt: Er infiziert den achtjährigen James Phipps 1796 vorsätzlich mit Pockenviren — zu einer Zeit, als die Pocken, die Blattern, die schlimmste Seuche des Kontinents sind. Doch in seiner Praxis hatte Jenner beobachtet, dass Menschen, die vom recht harmlosen Kuhpockenvirus befallen worden waren, von der gefährlichen Variante der Krankheit verschont blieben. Seine Theorie: Wenn er den Jungen zunächst mit Kuhpocken infizierte, würde auch dieser gegen die Blattern gefeit sein. Das Experiment gelingt, James Phipps widersteht der Geißel — die Impfung ist erfunden.

„Vakzination" nennt Jenner sein Verfahren, nach *Variolae vacciniae*, dem lateinischen Fachbegriff für die Kuhpocken. Die Erklärung dafür liefert erst mehr als 100 Jahre später Emil Behring in Berlin mit dem Nachweis der Immunreaktion: Ein Körper, der zunächst mit einem harmlosen Erreger kon-

frontiert wird, entwickelt Antikörper, die den Eindringling unschädlich machen. Kommt es später zum Kontakt mit einem gefährlichen Verwandten des Erregers, „erinnert" sich das Immunsystem an den früheren Kontakt und stellt die passenden Antikörper sofort wieder her.

Sechs Jahre nach Jenners Experiment sind allein in England schon 470 000 Menschen gegen Blattern geimpft, auch im Rest Europas schützen Mediziner Tausende mit dem neuen Verfahren. Doch erst 1980 kann die Weltgesundheitsorganisation verkünden: Die Krankheit ist endgültig besiegt, die Pocken sind ausgerottet.

Ein kleiner Piks schützt Leben

Wie Louis Pasteur, der Pionier der Mikrobiologie, seine Impfstoffe entwickelte

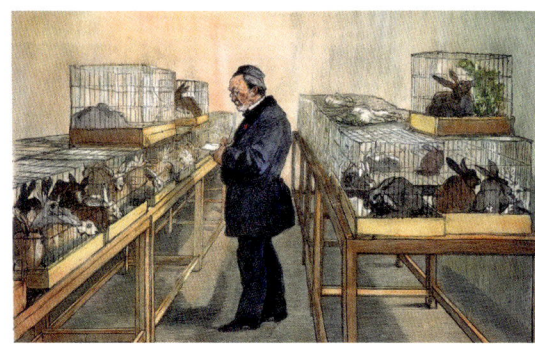

Louis Pasteur kontrolliert mit Tollwut infizierte Versuchskaninchen — die sich sicherer handhaben lassen als Hunde

Als Louis Pasteur (1822–1895) geboren wird, sind Bakterien, Pilze und andere Mikroorganismen schon lange bekannt. Doch können sich viele Forscher nicht vorstellen, dass derart winzige Kreaturen große Wirkung entfalten.

Pasteur studiert Chemie, Physik, Geologie, erforscht aber vor allem die Mikroben. Der Franzose zeigt, wie sich einige dieser Organismen über die Luft verbreiten und Lebensmittel verderben. Und er erfindet die „Pasteurisierung", bei der etwa Milch in einem luftdicht verschlossenen Gefäß kurzzeitig erhitzt wird, um Keime abzutöten und das Nahrungsmittel so länger haltbar zu machen.

Zudem entwickelt der Forscher Impfstoffe, zunächst gegen Tierseuchen, später auch für den Menschen. Er wählt unter anderem eine auf den ersten Blick ungewöhnliche Krankheit: die Tollwut, die zwar grausam und fast immer tödlich verläuft, die aber schon zu seiner Zeit humanmedizinisch eher unbedeutend ist. Sie hat allerdings den Vorteil, bei Mensch und Tier aufzutreten, sodass Pasteur Hunde als Versuchstiere nutzen kann, später Kaninchen.

Heimlich beginnt er mit Menschenversuchen. Berühmt wird er, als er einen Neunjährigen namens Joseph Meister in einem riskanten Experiment mit dem getrockneten und zerkleinerten Rückenmarkgewebe eines Kaninchens von einer Tollwutinfektion heilt. Als Pasteur den Erfolg am 26. Oktober 1885 verkündet, wird er als Wunderheiler gefeiert, sein Experiment gilt als medizinische Sensation. Aus aller Welt strömen vermeintlich oder tatsächlich von Tollwut befallene Menschen nach Paris, in gut einem Jahr werden dort 2500 Patienten behandelt.

Doch Pasteur erwirbt sich auch den Ruf, skrupellos zu sein — keinerlei Bedenken zu haben, sich bei Rivalen zu bedienen, Resultate zu verschweigen, die ihm nicht passen, Experimente zu verfälschen. Es schadet ihm nicht, in Frankreich ist er bis heute ein Nationalheld.

Eine Impfung gegen die Tuberkulose

Lange galt die Schwindsucht als eine der schlimmsten Seuchen – bis zwei Forscher ein Mittel dagegen fanden

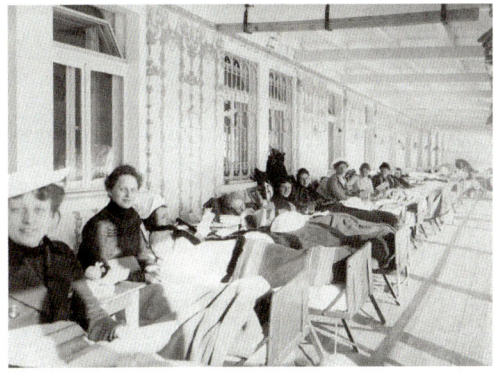

Die Kur gegen die Schwindsucht im Gebirge, wo die UV-Strahlung intensiv ist: Mit Thomas Manns »Zauberberg« ist sie literarisch geadelt

Neu ist die Anwendung von Licht als Heilmittel nicht. Niels Ryberg erhält bereits 1903 den Medizinnobelpreis für die Lichtbehandlung von Tuberkulose. Sonnenbäder gegen die gefürchtete „Schwindsucht"? Die junge Disziplin der

Mikrobiologie wird schärfere Waffen entwickeln. Doch lange Zeit gilt Tuberkulose als eine der schlimmsten aller bekannten Seuchen. Im Jahr 1815 ist die Krankheit, die sich niemand so recht erklären kann, in England für jeden vierten Todesfall verantwortlich; um 1880 in Deutschland unter den 15- bis 40-Jährigen für jeden zweiten.

Robert Koch ist es, der Bakterien als Verursacher des Massensterbens dingfest macht. In Frankreich erringt Albert Calmette dann den Durchbruch: Gemeinsam mit Camille Guérin gelingt es ihm, den Erreger so weit zu schwächen, dass dieser den Organismus nicht mehr schädigt, wohl aber die Abwehrkräfte des Körpers aktiviert. Im Sommer 1921 erfolgt die erste erfolgreiche Impfung eines Menschen. Der Impfstoff heißt zu Ehren seiner Schöpfer „BCG", Bacillus Calmette-Guérin.

Der Schimmelpilz, der Millionen Leben rettet

Eine kleine Schlamperei führte dazu, dass Alexander Fleming das Penicillin entwickelte

Manchmal entstehen Wunder ganz zufällig. Oder durch eine kleine Schlamperei. 1928 kehrt der schottische Bakteriologe Alexander Fleming (1881–1955) aus den Sommerferien in sein Labor im St. Mary's Hospital in London zurück. Dort stößt er auf eine Petrischale mit einer verschimmelten Bakterienkultur; vor seiner Abreise hat Fleming mit dem Krankheitserreger *Staphylococcus aureus* experimentiert, und das Gefäß ist ungewaschen stehen geblieben. Staunend stellt der Forscher fest: Grüner Schimmelpilz hat die Bakterienkultur zerstört. Es gelingt Fleming, die bakterientötende Substanz aus dem Schimmel zu extrahieren. Er nennt sie Penicillin.

Der Zweite Weltkrieg verhilft Flemings Entdeckung zum Durchbruch. Ein Forscherteam erkennt im Tierversuch, wie kraftvoll Penicillin selbst gegen todbringende Bakterien wirkt. Allerdings: Es ist extrem mühsam, den Wunderstoff in ausreichenden Mengen zu produzieren. Das US-Militär beteiligt sich an der Suche nach einem Pilzstamm. Gefunden wird der Superschimmel dann, so heißt es, in einer verschimmelten Melone vor dem Institut.

Erste große Feldversuche finden 1943 auf den Schlachtfeldern Afrikas statt — mit spektakulärem Erfolg etwa bei Wundbrand, in Friedenszeiten dann auch bei Tuberkulose, Syphilis und Scharlach.

Ein Gutes zumindest hat das Grauen der Schlachtfelder im Zweiten Weltkrieg: Es führt die Antibiotika-Forschung zu ihrem Durchbruch, wie dieses Plakat zeigt

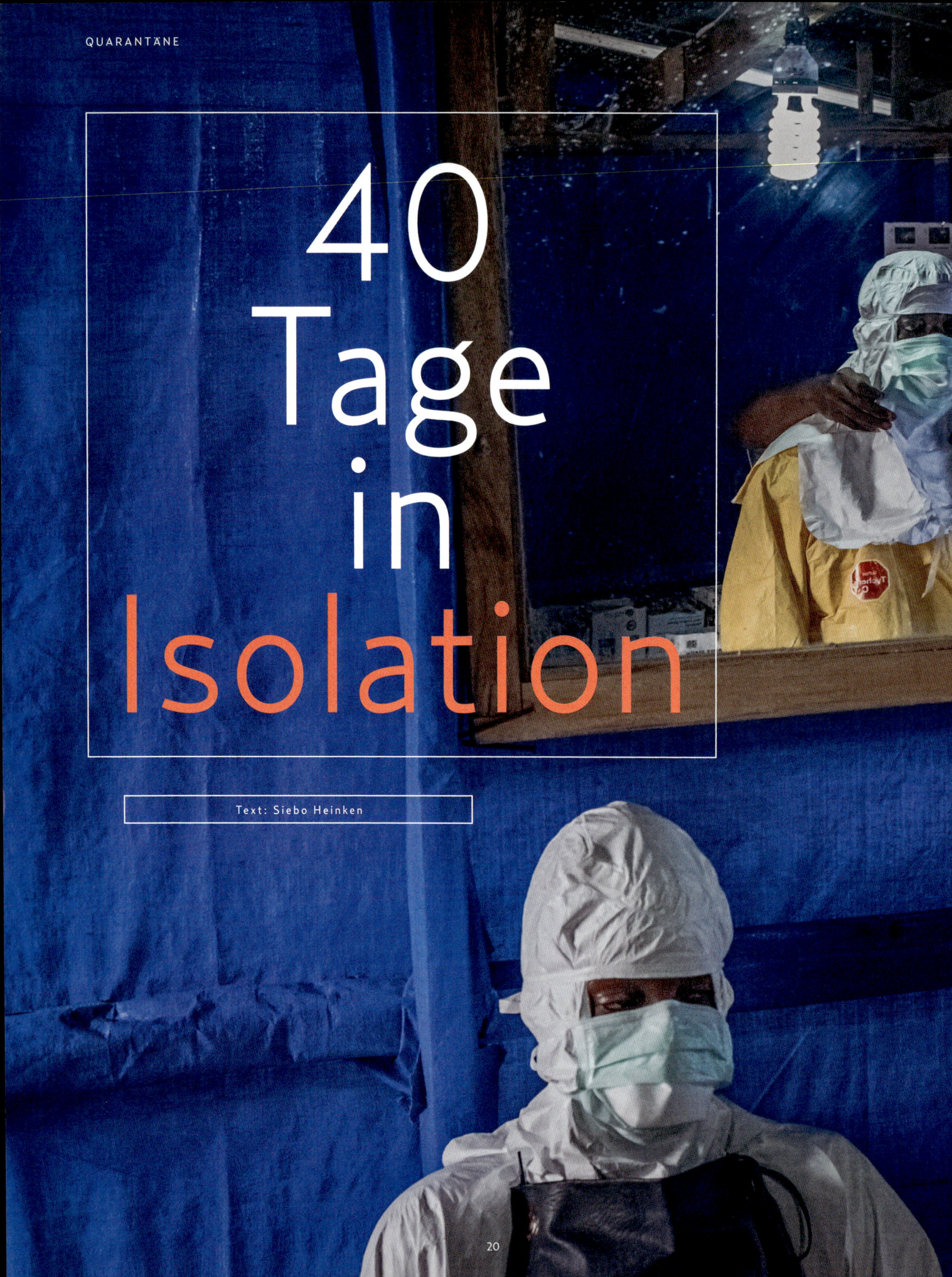

40 Tage in Isolation

Text: Siebo Heinken

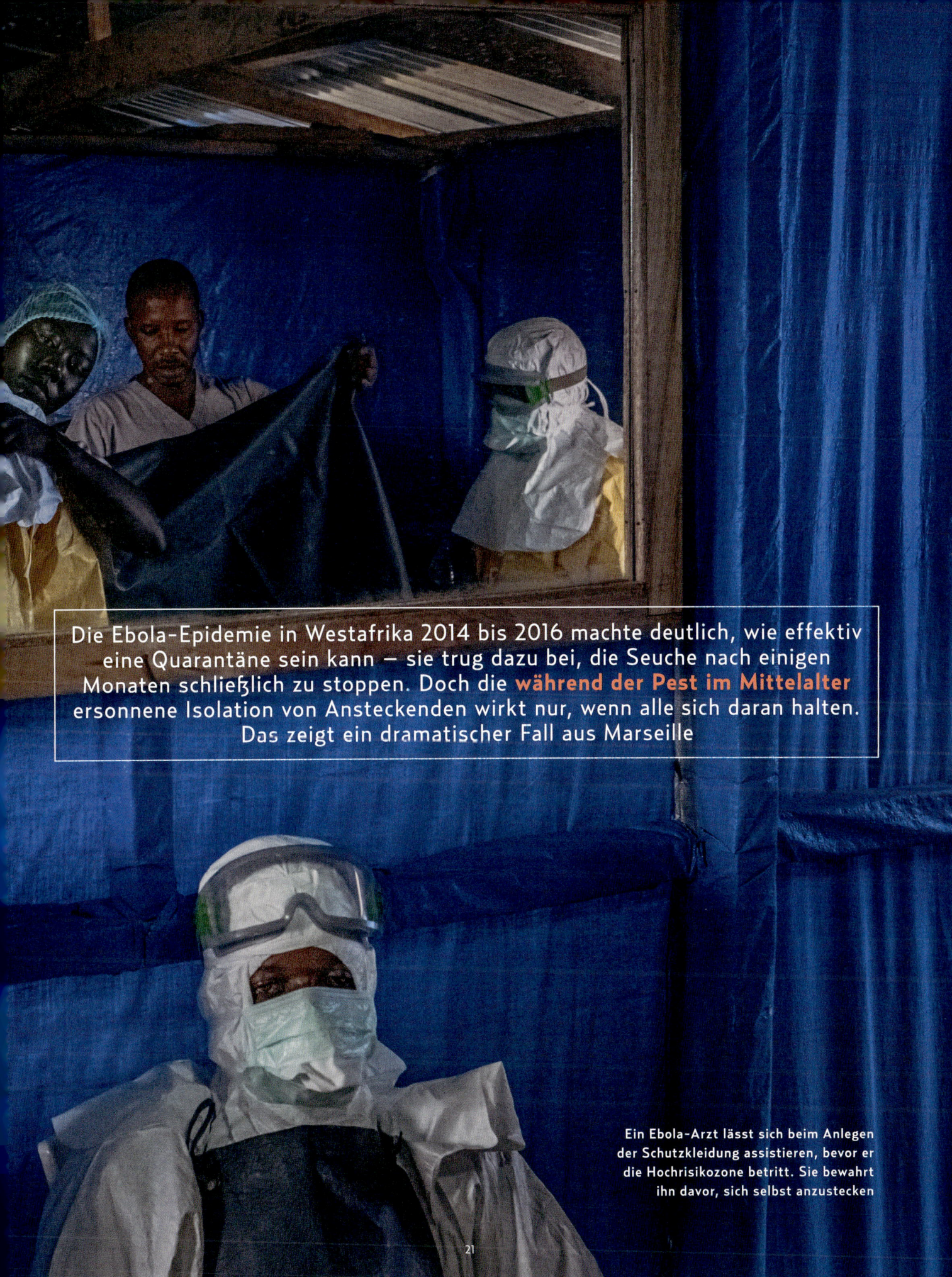

Die Ebola-Epidemie in Westafrika 2014 bis 2016 machte deutlich, wie effektiv eine Quarantäne sein kann — sie trug dazu bei, die Seuche nach einigen Monaten schließlich zu stoppen. Doch die **während der Pest im Mittelalter** ersonnene Isolation von Ansteckenden wirkt nur, wenn alle sich daran halten. Das zeigt ein dramatischer Fall aus Marseille

Ein Ebola-Arzt lässt sich beim Anlegen der Schutzkleidung assistieren, bevor er die Hochrisikozone betritt. Sie bewahrt ihn davor, sich selbst anzustecken

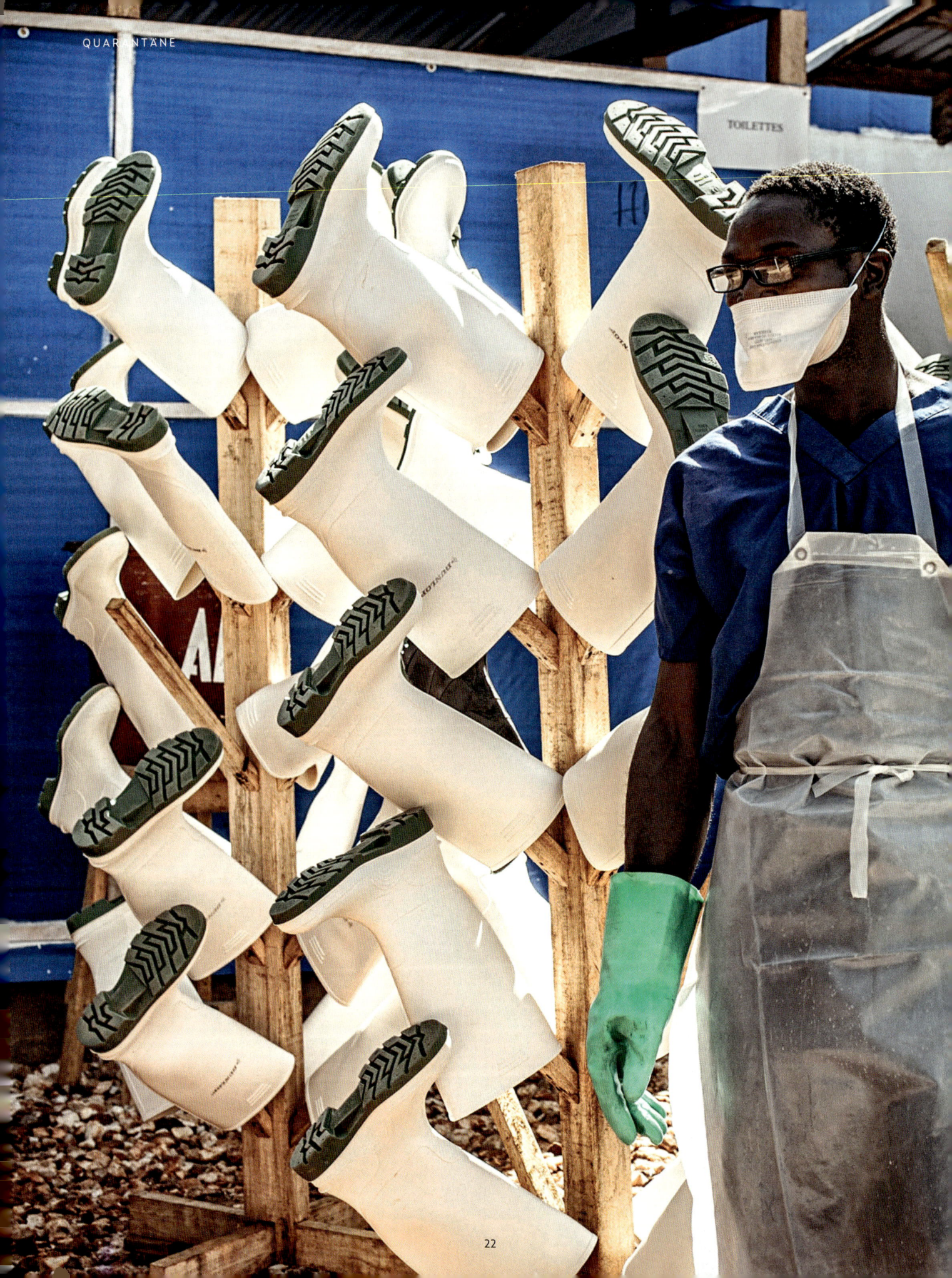

TOILETTES

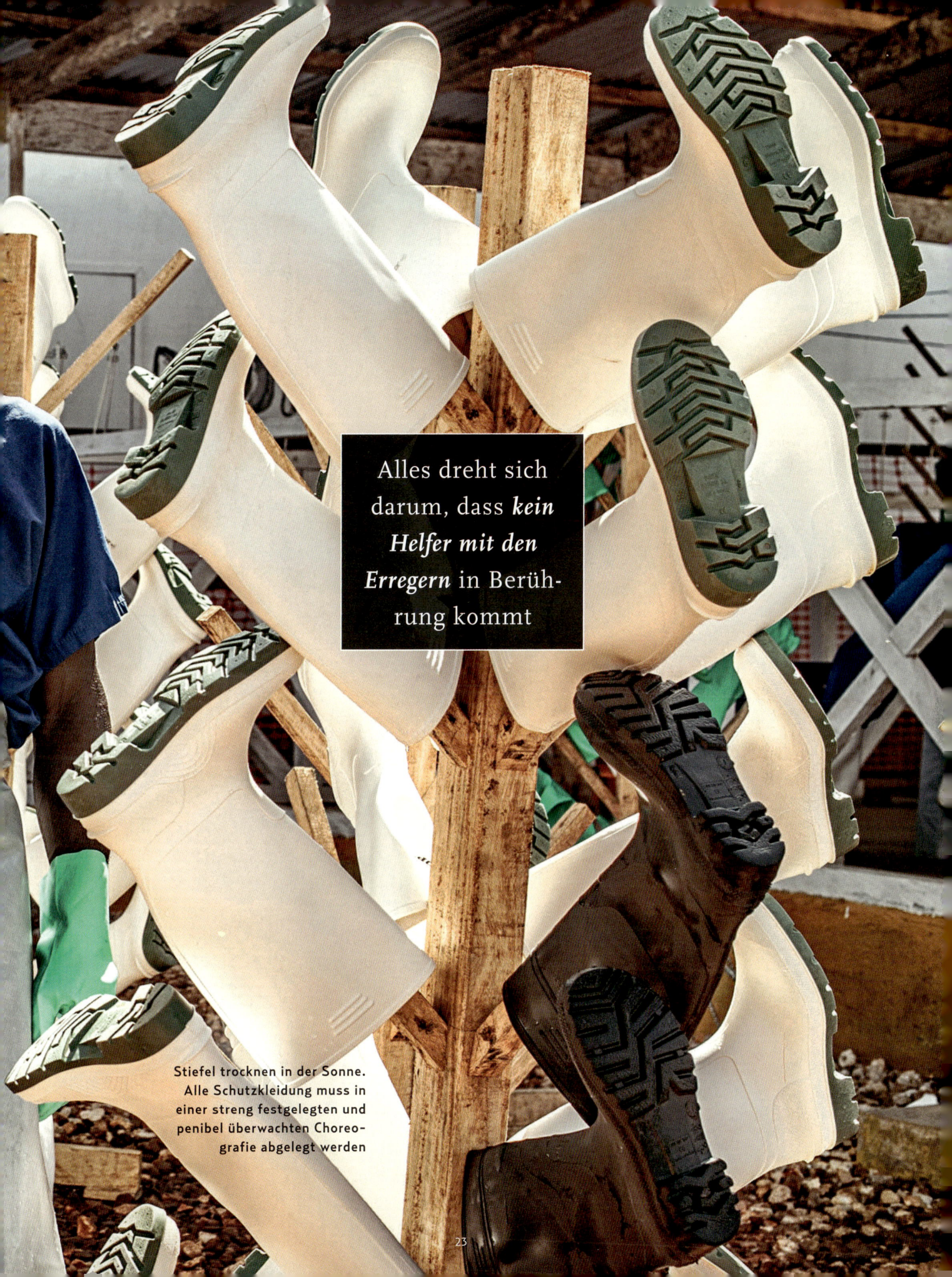

Alles dreht sich darum, dass *kein Helfer mit den Erregern* in Berührung kommt

Stiefel trocknen in der Sonne. Alle Schutzkleidung muss in einer streng festgelegten und penibel überwachten Choreografie abgelegt werden

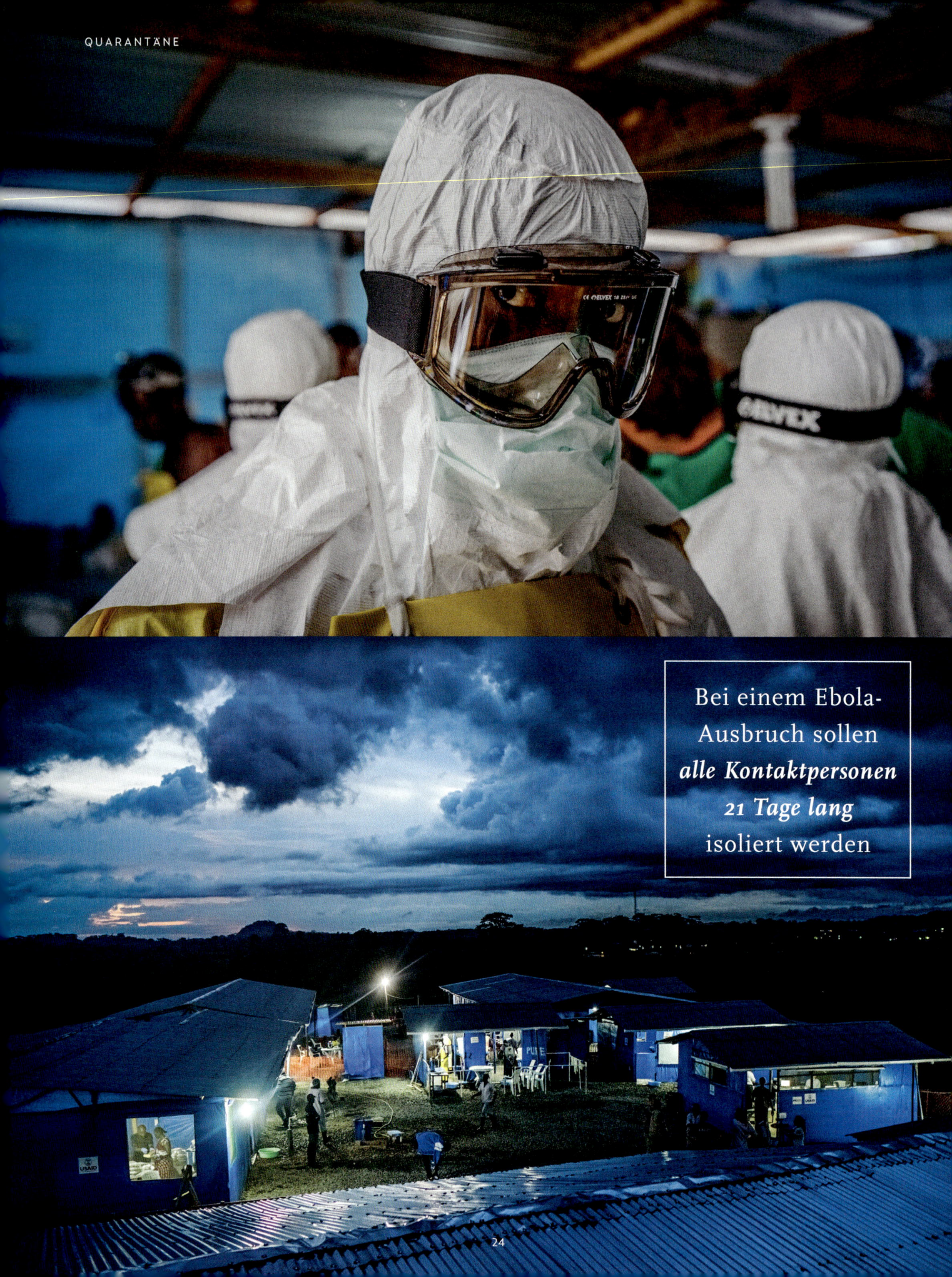

Bei einem Ebola-
Ausbruch sollen
*alle Kontaktpersonen
21 Tage lang*
isoliert werden

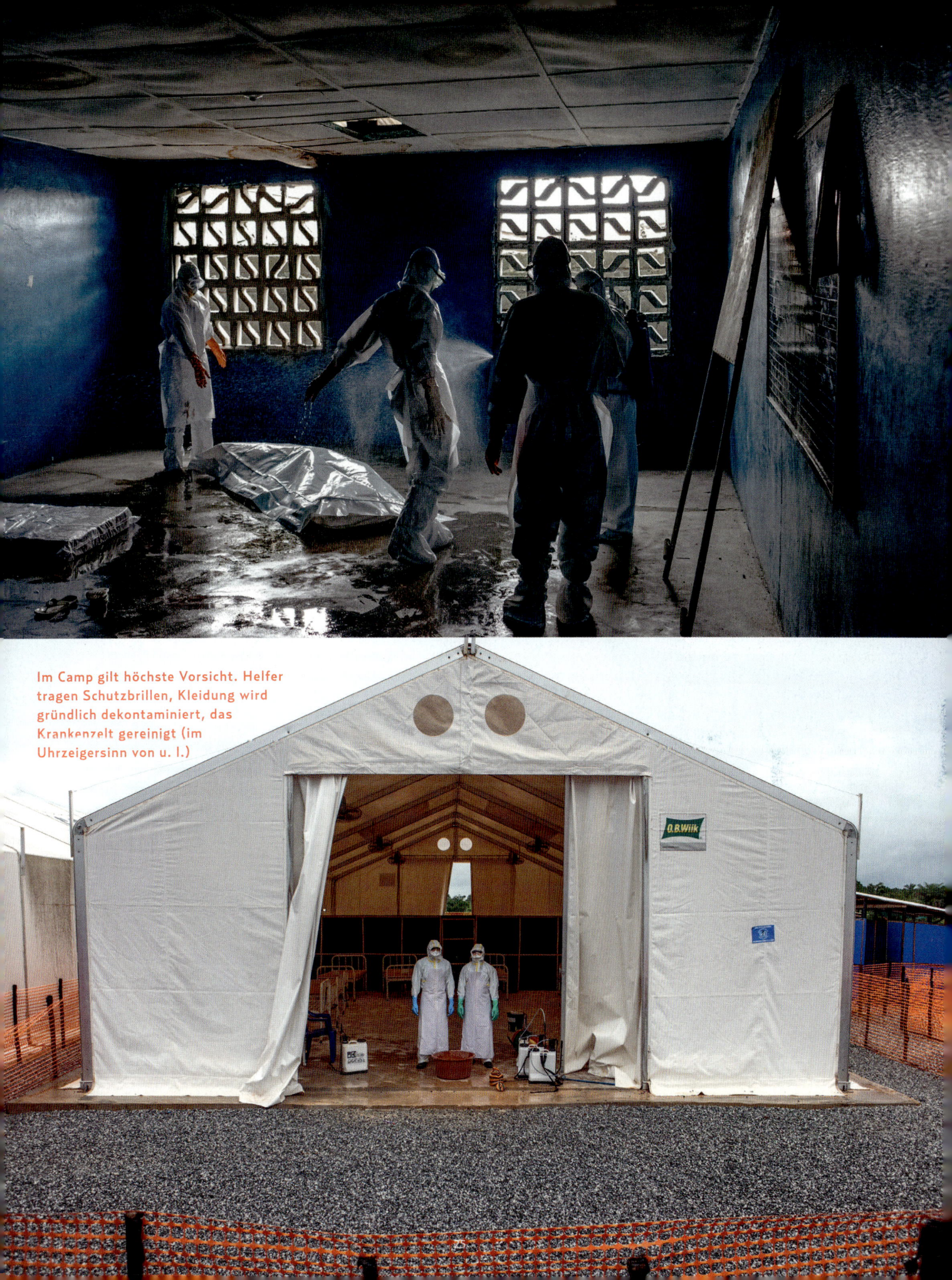

Im Camp gilt höchste Vorsicht. Helfer tragen Schutzbrillen, Kleidung wird gründlich dekontaminiert, das Krankenzelt gereinigt (im Uhrzeigersinn von u. l.)

Die Idee ist so einfach wie genial: Wer ansteckend ist, kommt in Isolation, um andere Menschen zu schützen. So gilt es seit der großen Pest. Aber dann **täuscht ein Kapitän** die Behörden

M

Marseille ist um 1720 der bedeutendste Hafen am Mittelmeer, Umschlagplatz für Waren aus dem Orient, ein Drehkreuz zwischen Nord- und Südeuropa. Es ist die Zeit, als immer noch die Pest auf dem Kontinent wütet: 400 Jahre nachdem sie ihn erreichte.

Vier Wellen der Seuche allein im 17. Jahrhundert – wie anderswo in Europa wissen auch die Menschen in Südfrankreich genau, wie gefährlich die Epidemie ist. Ihre Ratsherren haben daher ein ausgeklügeltes gesundheitspolizeiliches System entwickelt, um die fast 90 000 Bewohner zu schützen: Sie isolieren aus gefährlichen Gebieten kommende Schiffe, deren Passagiere und die Ladung. Sie kontrollieren die Reiseroute und Situation an Bord mithilfe eines Gesundheitspasses, den der Kapitän bei der Einreise vorlegen muss – und dessen Angaben er unter Eid noch einmal zu bestätigen hat.

Denn die Pest breitet sich aus, weil Menschen unterwegs sind, über kurze und weite Strecken. Die bereits gut ausgebaute Infrastruktur und die zunehmende Mobilität in Europa machen es ihr von Beginn an leicht.

Ob die Seuche ihren Ausgang in China oder in Zentralasien nahm – niemand weiß es genau. „Gewiss ist aber, dass die Krankheit sich über kleinräumige Netzwerke, aber auch über den Fernhandel immer großflächiger verbreitete", sagt der Historiker Alexander Berner, ein Experte für die Geschichte der Pest.

Diese Netzwerke waren Teil der legendären Seidenstraße, einer Handelsroute, die China mit dem Mittelmeer verband. Die führte über Astrachan, an die Wolga, den Don. 1347 war die Pest in Kaffa, eine genuesische Siedlung am Schwarzen Meer. Und von dort brachten Seefahrer die Seuche mit ihren Schiffen weiter in den Mittelmeerraum. Ein Jahr später erreichte sie Marseille, Venedig, Pisa. 1353 schließlich Moskau.

Binnen weniger Jahre breitete sich die Pest über ein riesiges Gebiet aus und tötete zwischen 1346 und 1353 allein in Europa rund 25 Millionen Menschen, ein Drittel der Bevölkerung. Und in mehreren Ausbruchswellen noch einmal Millionen in den nachfolgenden Jahrhunderten.

Nichts schien gegen die Seuche zu helfen. Reisende trugen sie weiter, und in Wellen schwappte sie immer wieder zurück.

Doch dann, im Jahr 1377, kam erstmals den

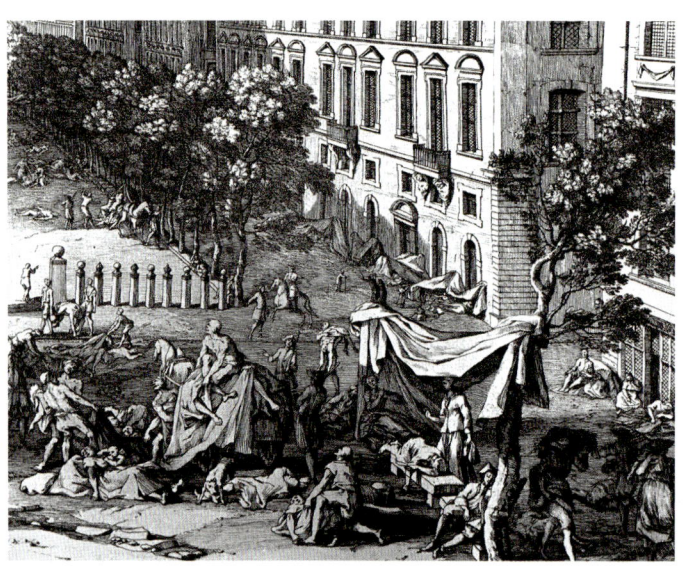

Im Frühjahr 1720 kommt die Pest nach Marseille. Zwei Jahre später ist mehr als jeder zweite Mensch in der Stadt tot

Stadtoberen von Ragusa, dem heutigen Dubrovnik, eine rettende Idee: die Quarantäne. Um das Einschleppen der Krankheit zu verhindern, erließen sie eine Anordnung. Wenn Schiffe einliefen, wurden die Besatzungen 30 Tage isoliert und beobachtet, bevor sie die Stadt betreten durften.

Andere Städte wie Venedig folgten und erweiterten die Schutzzeit auf 40 Tage, italienisch: quarantina di giorni – daher das Wort Quarantäne. In medizinischer Hinsicht waren bereits die 30 Tage mehr als ausreichend, denn die Lungenpest bricht innerhalb von drei Tagen und die Beulenpest innerhalb von sechs Tagen nach der Ansteckung aus.

Die Quarantäne erwies sich als wirksame seuchenhygienische Maßnahme, mit der sich Infektionskrankheiten eindämmen ließen. So ist es bis heute.

In Marseille überwacht im 18. Jahrhundert eine Gesundheitsbehörde das Verfahren, durch das die Pest lange Zeit ferngehalten werden kann. Doch dann, im späten Frühling des Jahres 1720, kommt es zur wohl größten Katastrophe der Stadtgeschichte.

Es ist der 25. Mai, als die „Grand Saint Antoine" sich der Inselgruppe Frioul gegenüber dem Hafen nähert. Zehn Monate war der Dreimaster unterwegs und hat nun 500 Säcke Pottasche, vor allem aber 280 Tonnen von Ballen aus Baumwolle, indischem Tuch und anderem Stoff geladen, das auf Messen in der Champagne verkauft werden soll. Schiff und Ladung gehören vier Eignern, unter anderem dem Kapitän Jean-Baptiste Chataud selbst sowie Jean-Baptiste Estelle, dem ersten Ratsherrn der Stadt.

Doch die „Grand Saint Antoine" hat nicht nur diese wertvolle Fracht an Bord, sondern vor allem eine tückische Krankheit.

Bereits auf der Passage im östlichen Mittelmeer ist ein türkischer Passagier plötzlich gestorben, auf der Reise nach Korsika trifft es fünf Matrosen und den Arzt. Chataud fürchtet das Schlimmste und läuft den italienischen Hafen Livorno an. Die Untersuchung der Toten ergibt, dass sie an einem „bösartigen, pestilenzialischen Fieber" gestorben sind. Nicht die Pest also? „Möglicherweise war hier Bestechung im Spiel, um diese Diagnose zu bekommen", mutmaßt der Historiker Berner.

Nach Ankunft in Marseille gibt Kapitän Chataud bei der üblichen Befragung durch die Gesundheitsbehörde an, ihnen sei „schlechtes Essen" zum Verderben geworden. Die Quarantäne wird daraufhin mit zehn Tagen für die Passagiere, 20 Tagen für das Schiff und 30 Tagen für die Ladung festgelegt.

Ein Monat Wartezeit, das ist für den Schiffsführer kein großes Problem. Tuch verdirbt ja nicht. Aber lügt der Schiffsführer? Hält er sich nicht an die Regeln, um seinen Profit und den seiner Miteigner zu sichern? „Dieser Verdacht liegt sehr nahe", sagt Berner.

Doch die Rechnung geht nicht auf. Der Matrose François Lion zeigt plötzlich beunruhigende Krankheitssymptome und stirbt – gerade mal einen Tag nach Ankunft der „Grand Saint Antoine". Die alarmierten Behörden verlängern daraufhin die Quarantäne auf 40 Tage für die Ladung, 30 Tage für das Schiff, 20 Tage für die Passagiere. Gut zwei Wochen nach Lion stirbt eine der Wachen an Bord, dann der Schiffsjunge, und auch sechs Träger erliegen binnen kurzer Zeit der Krankheit. Sie alle waren in Kontakt mit den Stoffen, in denen sich Flöhe eingenistet haben, die das Bakterium in sich tragen.

Obwohl die Ladung noch gar nicht an Land gebracht wurde, ist die Pest nicht mehr aufzuhalten.

Viele Menschen leben zu dieser Zeit unter miserablen Bedingungen im Stadtkern. Zusammengepfercht in engen Wohnungen, ohne Wasser und mit mieser Hygiene. Zwei Jahre später ist mehr als jeder zweite Mensch in Marseille tot, ebenso viele verlieren im nördlich angrenzenden Gebiet ihr Leben.

Längst ist klar, dass die Ladung der „Grand Saint Antoine" verseucht war.

Eine dritte Quarantäne wird über das Schiff verhängt. Es wird mit Ruderbooten nach Jarre geschleppt, eine unwirtliche Insel südlich von Marseille. Als verflucht gilt es! Die Mannschaft, auch Kapitän Chataud, werden von Booten der Gesundheitsbehörde mit Lebensmitteln versorgt. Sie sind isoliert, aller Kontakt nach außen ist untersagt.

Im September 1720 wird dem Schiffsführer in Abwesenheit der Prozess gemacht. Der Generalstaatsanwalt der Admiralität wirft ihm Lüge und kriminelles Verhalten vor. Er habe nicht nur bei der Einreise die Unwahrheit gesagt, sondern auch Ware in die Stadt geschmuggelt, „sodass er die Ansteckungsgefahr auf das gesamte Königreich übertrug". Aber die Befragung der Zeugen bestätigt die Anklage nicht, es bleiben Zweifel an der Schuld des Kapitäns.

Wenige Tage später wird jedoch das Schiff mit der gesamten Ladung auf Anordnung von Reichsverweser – dem Vertreter des Königs – Jean-Jacques de Gérin, der den Prozess geführt hat, vor der Insel Jarre verbrannt. „Damit löst sich die Hoffnung der Besitzer auf eine Bereicherung in Rauch auf", schreibt der Archäologe Michel Gouri, der das 1978 gefundene, trotz des Feuers erstaunlich gut erhaltene Wrack der „Grand Saint Antoine" untersuchte.

Zwei Jahre lang wütet die Pest in Marseille und der Umgebung. Kapitän Chataud, zwar nicht verurteilt, bleibt während dieser Zeit im Gefängnisturm des Château d'If eingesperrt. Erst im Sommer 1723 wird er entlassen und führt ein zurückgezogenes Leben. Bis zu seinem Tod fünf Jahre später akzeptiert er nicht, offenbar den Tod von 100 000 Menschen verschuldet zu haben – weil er aus Eigennutz die Regeln der Quarantäne missachtete.●

> Die Pest breitet sich aus, *weil Menschen unterwegs* sind, über kurze und weite Strecken

»Ohne *Fürsorge* wäre die *Sterblichkeit* zu hoch gewesen«

Weshalb begannen Menschen, die Heilkunst zu entwickeln? Das erforscht die Archäologin *Penny Spikins* an der University of York in England

GEOkompakt: *Frau Spikins, wann haben Menschen begonnen, sich um ihre kranken Artgenossen zu kümmern?*
Penny Spikins: Unglaublich früh. Eines der ersten Beispiele, die wir kennen, ist eine *Homo-erectus*-Frau, die vor 1,7 Millionen Jahren in Ostafrika lebte. Ihr Skelett haben Paläontologen bereits 1973 am Ufer des Turkana-Sees in Kenia entdeckt.

Homo erectus ... das heißt, fürsorgliches Verhalten trat nicht erst beim modernen Menschen, dem Homo sapiens, *auf, sondern schon bei einem archaischen Vorläufer unserer Spezies?*
Richtig. Am Oberschenkelknochen der Frau finden sich Hinweise, dass sie zu viel Vitamin A zu sich genommen hat. Womöglich hatte sie zu viel von den vitaminreichen Lebern großer Tiere gegessen. Bei einer solchen Hypervitaminose A verändert sich der Stoffwechsel der Knochen, was starke Schmerzen auslöst. Die Frau konnte sich vermutlich kaum mehr bewegen. Trotzdem lebte sie noch Wochen oder Monate. Jemand muss sich um sie gekümmert, ihr Wasser und Essen gebracht haben. Die Belege fürsorglichen Verhaltens aus der Frühzeit der Menschheitsevolution sind allerdings rar. Aus

späteren Phasen finden sich deutlich mehr Hinweise. Es ist beispielsweise inzwischen vollkommen klar, dass Neandertaler ihre Kranken und Verletzten mitfühlend versorgten.

Der Neandertaler galt doch als roher, dumpfer Verwandter des schlauen Homo sapiens ...
Das Bild haben wir schon länger nicht mehr. Nehmen Sie das berühmteste Beispiel, das etwa 50 000 Jahre alte Skelett mit dem Namen „Shanidar 1" aus einer Höhle im Nordirak. An den Knochen dieses Neandertaler-Mannes lässt sich eine unglaubliche Vielzahl von Behinderungen und Verletzungen ablesen. Der Schädel zeigt, dass er in seiner Jugend einen schweren Schlag an den Kopf bekam, wodurch er auf einem Auge erblindete. Sein rechter Arm war mehrfach gebrochen und verkümmert. Aufgrund von Frakturen an einem Bein konnte er wohl nur hinken und unter großen Schmerzen laufen. Und vermutlich war er auch noch ganz oder mindestens teilweise taub. Trotzdem wurde er schätzungsweise 35 bis 45 Jahre alt. Das hätte er ohne die jahrelange Fürsorge und Pflege durch seine Gruppe nie geschafft.

Kranke und Verletzte mit Wasser und Essen zu versorgen, sie vor Angriffen von Tieren zu schützen ist das eine. Aber hatten unsere frühen Vorfahren schon medizinische Kenntnisse?
Ja, spätestens seit den Neandertalern. In Belägen auf fossilen Zähnen finden sich Reste von Kamille und von Weidenrinde, die ähnlich wie Aspirin Schmerzen stillen kann. Beides sind Pflanzen, die keinen Nährwert haben. Einigermaßen sicher wussten Neandertaler auch die Blutungen bei größeren Verletzungen zu stillen. Und sie müssen Substanzen mit antiseptischer Wirkung gekannt haben, denn in den Knochenfunden gibt es erstaunlich wenige Hinweise auf Infektionen nach ernsten Verwundungen.

Verhaltensforscher haben auch schon Schimpansen dabei beobachtet, wie sie medizinisch wirksame Pflanzen nutzen. Sie pflücken und fressen zum Beispiel gezielt raue Blätter, um Parasiten aus dem Darm loszuwerden. Wo liegt da der Unterschied zum Menschen?
Schon das Verhalten der Menschen war komplexer. Sie hatten etwa gelernt, Weidenrinde auf bestimmte Art und Weise zu verarbeiten. Dahinter steckt mehr

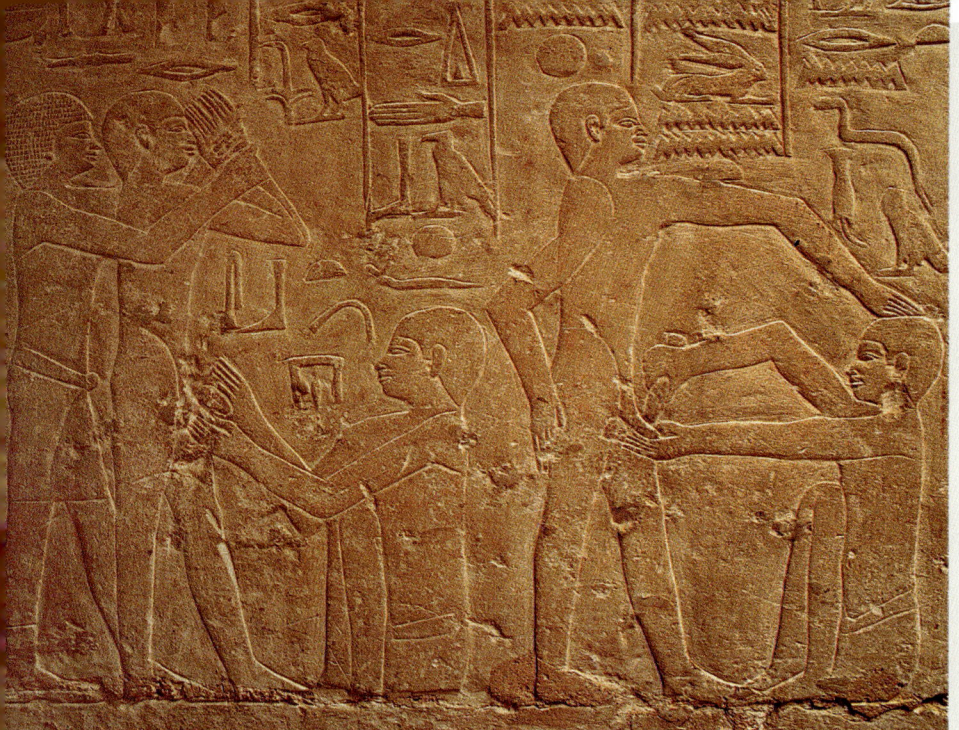

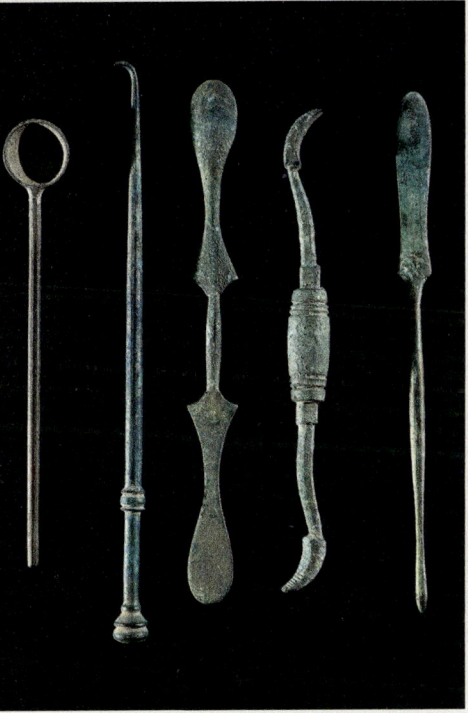

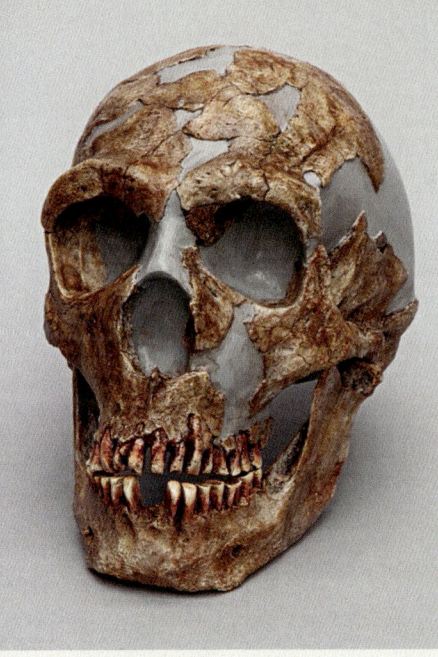

Drang, anderen zu helfen. Womöglich steckt dahinter der biologische Trieb, hungrige und verletzliche Säuglinge zu versorgen, der sich auf hilfsbedürftige Erwachsene erweitert hat. Sich um Kranke zu kümmern, deren Wunden und Brüche zu pflegen erhöhte dabei den Überlebensvorteil der eigenen Gruppe, genauso wie die gemeinschaftliche Jagd und das Teilen von Nahrung.

Einen schwer Geplagten wie den Shanidar-1-Mann in einer kleinen, mobilen Gruppe von Jägern und Sammlern zu versorgen und mitzunehmen war ein beachtlicher Aufwand. Behinderte solche Fürsorge eine Gruppe nicht und geriet ihr zum evolutionären Nachteil?

Man darf nicht vergessen, dass wir in den Fossilfunden lediglich die schweren Verletzungen sehen. Kleinere Leiden wie Verstauchungen, Zerrungen oder Magen-Darm-Beschwerden sind bei Jägern und Sammlern wesentlich häufiger, wie Beobachtungen bei gegenwärtig existierenden Völkern zeigen. Sie machen mehr als 90 Prozent der Gesundheitsbeschwerden aus. Der Aufwand, den Betroffenen zu helfen und ihr Überleben zu sichern, ist klein. Das verringert die Sterblichkeit und lohnt sich also für die Gruppe.

Für Neandertaler waren medizinische Kenntnisse besonders wichtig. Nur so konnten sie überhaupt in ihrem Lebensraum bestehen. Sie jagten Großwild wie Bisons, Mammuts, Hirsche, verfügten aber vermutlich nicht über Distanzwaffen, sondern mussten die Beutetiere aus der Nähe mit einem Speer töten. Das war ausgesprochen gefährlich, und das Verletzungsrisiko war natürlich groß. Ohne Fürsorge wäre die Sterblichkeit zu hoch gewesen.

Galten diese Zwänge auch für den Homo sapiens?

Ja, auch für die frühen modernen Menschen war es eine biologische Notwendigkeit, sich um Gruppenmitglieder zu sorgen, um in ihrer Umwelt zu bestehen. Aber das schließt ja nicht aus, dass das Verhalten zu einer kulturellen Fertigkeit wurde, die sich immer weiterentwickelt hat. Heute animieren Menschen sich gegenseitig, anderen, selbst Fremden, zu helfen. *Interview: Klaus Bachmann*

Operationen wie eine rituelle Beschneidung (oben) waren schon im alten Ägypten Standard. Römische Ärzte verfügten über eine Vielzahl chirurgischer Instrumente (links). Der Neandertaler aus der irakischen Shanidar-Höhle überlebte trotz einer schweren Kopfverletzung – wohl weil er von seiner Gruppe gepflegt wurde

als Instinkt. Außerdem nutzen Tiere Pflanzen nur zur Selbstmedikation. Frühmenschen dagegen versorgten auch ihre Artgenossen mit den medizinisch wirksamen Substanzen.

Die archaische Heilkunst war also eine frühe kulturelle Fertigkeit?

Nein, ich würde sagen, Gesundheitsfürsorge ist eine wichtige, bislang wenig beachtete biologische Anpassung, aus der dann eine kulturelle Errungenschaft wurde. Sie hat tiefe evolutionäre Wurzeln. Es sieht so aus, dass schon archaische und frühe Menschen Mitgefühl füreinander empfanden. Sie spürten einen inneren

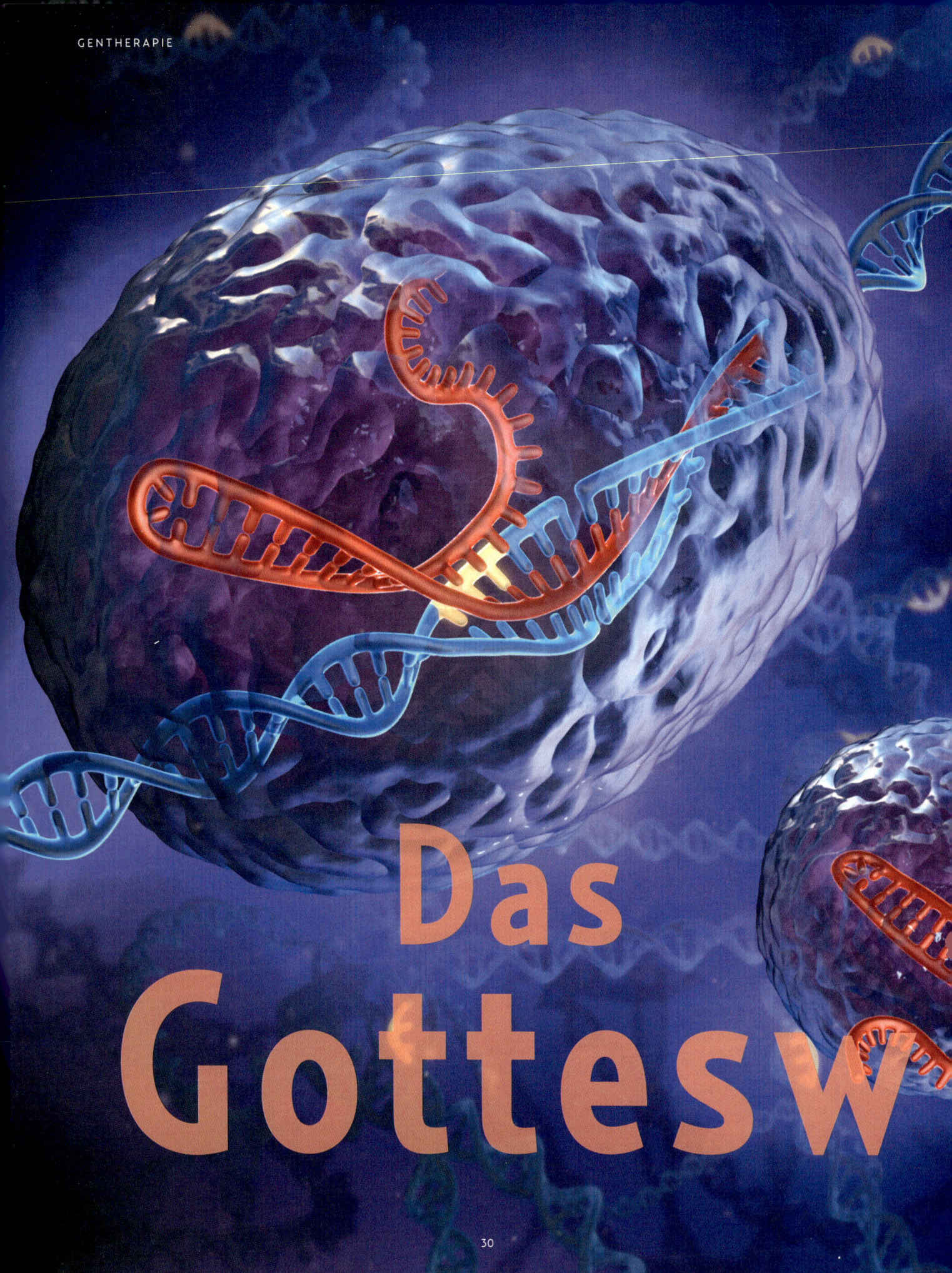

Das Gottesw

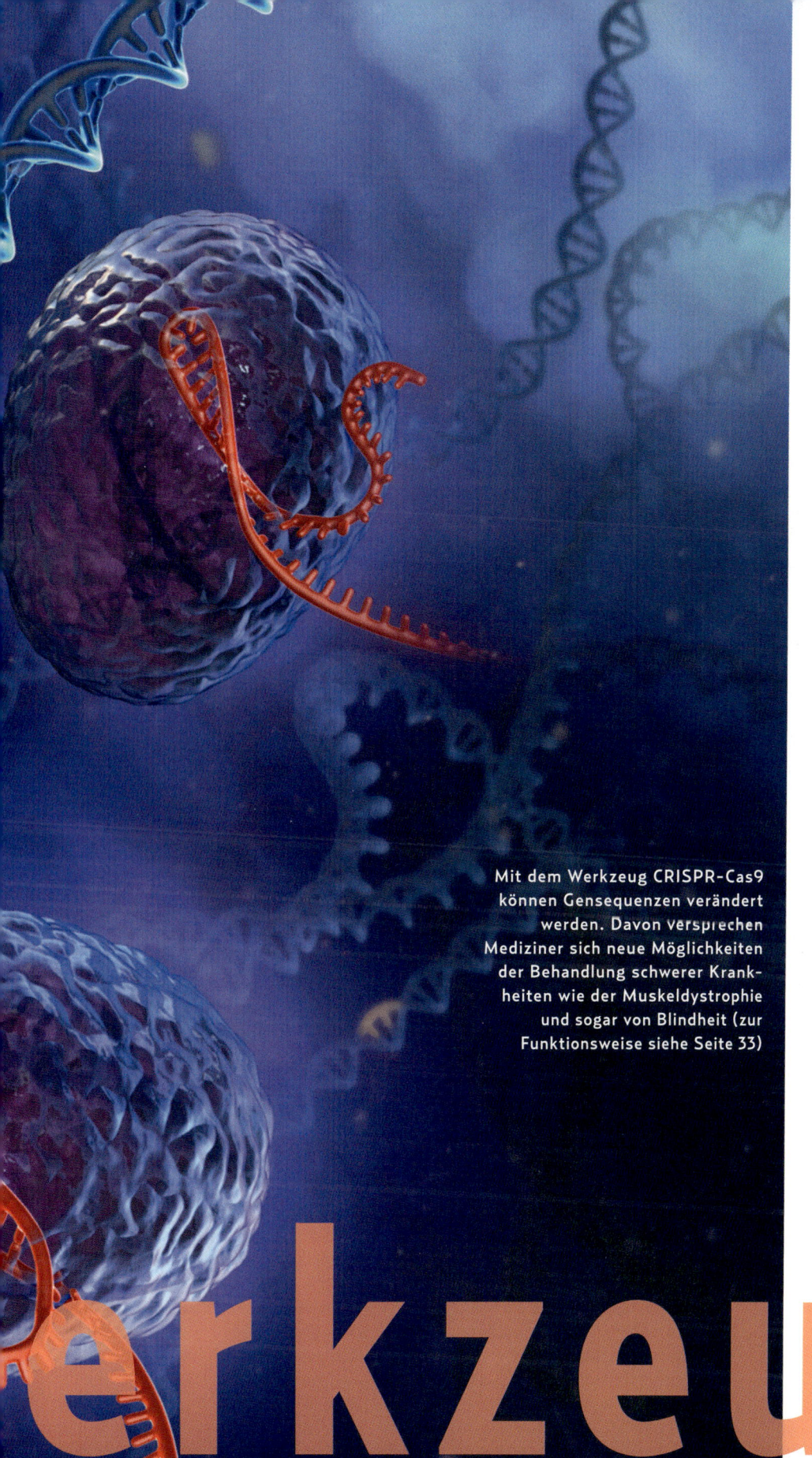

Können Krankheiten durch Eingriffe ins menschliche Erbgut geheilt werden? Seit zwei Forscherinnen das **CRISPR-Cas9-System** entschlüsselten, scheint das möglich

Mit dem Werkzeug CRISPR-Cas9 können Gensequenzen verändert werden. Davon versprechen Mediziner sich neue Möglichkeiten der Behandlung schwerer Krankheiten wie der Muskeldystrophie und sogar von Blindheit (zur Funktionsweise siehe Seite 33)

Text: **Andrea Bannert**

erkzeug

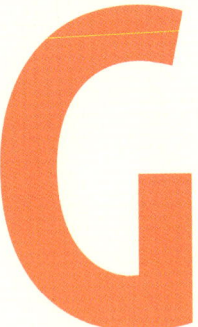

G

Gavriel Rosenfeld aus London ist ein junger Mann mit rundem Gesicht und kurzen braunen Haaren. Selbstsicher lacht er in die Kamera. In seinen Instagram-Videos sendet der 19-Jährige eine Menge positive Energie in die Welt, obwohl ihm selbst die Zeit davonläuft. Gerade während der Corona-Pandemie sei es wichtig, sich nicht unterkriegen zu lassen und seine Leidenschaften zu pflegen, sagt er. Gavriel spielt gern American Football – das kann er auch im Rollstuhl, an den er gebunden ist.

Mit vier Jahren erhielt er die Diagnose: Duchenne-Muskeldystrophie. Das ist eine seltene Erbkrankheit, für die es bisher keine Therapie gibt. Auslöser ist ein fehlerhaftes Gen, das den Bauplan für das Protein Dystrophin liefert. Dieses Eiweiß stabilisiert die Muskelzellen in der umgebenden Matrix. Funktioniert es nicht richtig, werden sie nach und nach zerstört. Das Gen liegt auf dem X-Chromosom, daher erkranken hauptsächlich Jungen – im Schnitt ungefähr einer von 5000. Anders als Mädchen besitzen sie kein zweites X-Chromosom, das eine intakte Kopie des Gens liefern könnte.

Wird die fehlerhafte Sequenz im Erbgut von Gavriels Muskelzellen nicht repariert, werden sich seine Herz- und seine Atemmuskulatur stetig weiter abbauen, bis sie versagen.

Lange schon träumen Mediziner davon, solche Fehler im menschlichen Erbgut zu korrigieren und damit Krankheiten an der Wurzel zu packen – im Idealfall, bevor Symptome entstehen. Dann gelang zwei Forscherinnen, Jennifer Doudna und Emmanuelle Charpentier, im Jahr

2012 der Durchbruch: der *game changer*. Es ist ihrer Forschung zu verdanken, dass Wissenschaftler heute wie nie zuvor in den Bauplan des Lebens eingreifen können. Sie schreiben gezielt Erbgut um. Und finden so ganz neue Möglichkeiten, Menschen zu heilen. Möglicherweise auch Gavriel Rosenfeld.

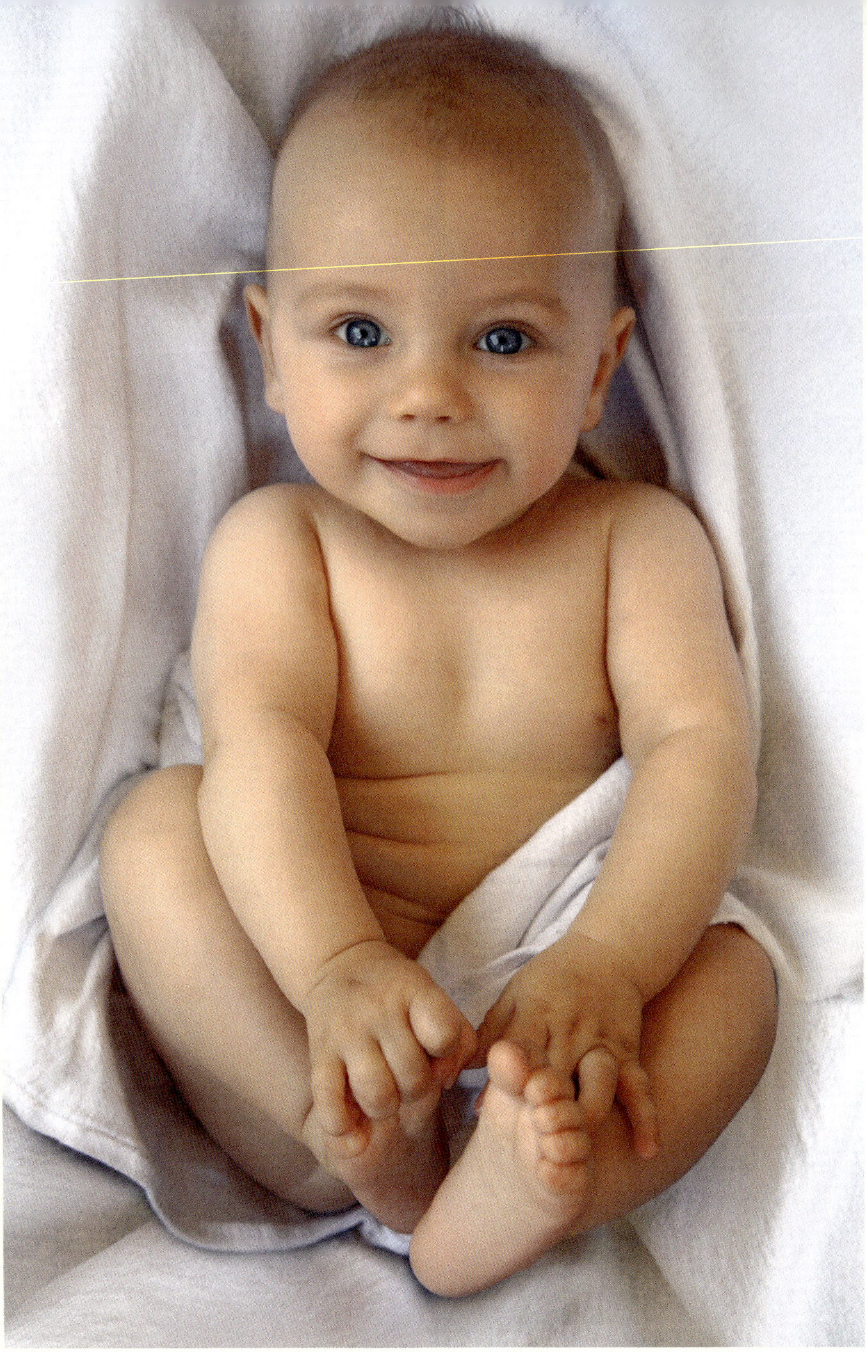

Das molekulare Multifunktionswerkzeug, das die beiden Forscherinnen in Bakterien enträtselten, ist das CRISPR-Cas9-System.

Acht Jahre später, 2020, erhielten Jennifer Doudna von der University of California in Berkeley und Emmanuelle Charpentier, die heute die Max-Planck-Forschungsstelle für die Wissenschaft der Pathogene in Berlin leitet, dafür den Chemie-Nobelpreis. „Dieses machtvolle genetische Werkzeug wird unser aller Leben beeinflussen. Es hat nicht nur die Grundlagenforschung revolutioniert, sondern auch innovative Nutzpflanzen hervorgebracht, und es wird zu bahnbrechenden

CRISPR-Cas9 könnte dazu dienen, Fehler im Erbgut eines Embryos zu beheben. Auch dazu, Gene abzuschalten, die ein bestimmtes Krankheitsrisiko erhöhen. Sogar dazu – besonders umstritten –, die Haar- und Augenfarbe nach Wunsch zu steuern

neuen Behandlungen in der Medizin führen", sagte Claes Gustafsson, der Vorsitzende des Nobelpreis-Komitees, anlässlich der Verleihung.

Das Multifunktionswerkzeug der Genetiker ist eigentlich Teil des ausgeklügelten Immunsystems der Bakterien. So fanden es Doudna und Charpentier beim Bakterium *Streptococcus pyogenes* heraus, das eitrige Mandelentzündungen oder Scharlach hervorrufen kann. Die Forscherinnen entdeckten: Auch Bakterien können sich Viren einfangen. Sie reagieren darauf, indem sie Teile der Virus-DNA in ihr eigenes Erbgut einbauen – und zwar in die sogenannten CRISPR-Bereiche. Nun kennen sie den Feind. Wenn er versucht, ein zweites Mal einzu-

Forscher wollen Krankheiten an der Wurzel packen – am besten vor dem ersten Symptom

PRÄZISE GENSCHERE

Das neue Superwerkzeug der Genetiker besteht aus zwei Teilen: einem maßgeschneiderten Stück RNA, das an eine bestimmte Stelle im Erbgut passt, und einem Enzym (Cas9), das die DNA an dieser Stelle schneidet. Forscher können so sehr gezielt DNA-Bausteine entfernen oder neue in den durchtrennten Strang einfügen – etwa um Gene zu reparieren. Oder sie setzen darauf, dass die Zelle bei der Reparatur des Schnitts Fehler macht. So lassen sich Gene abschalten oder neue Mutationen erzeugen

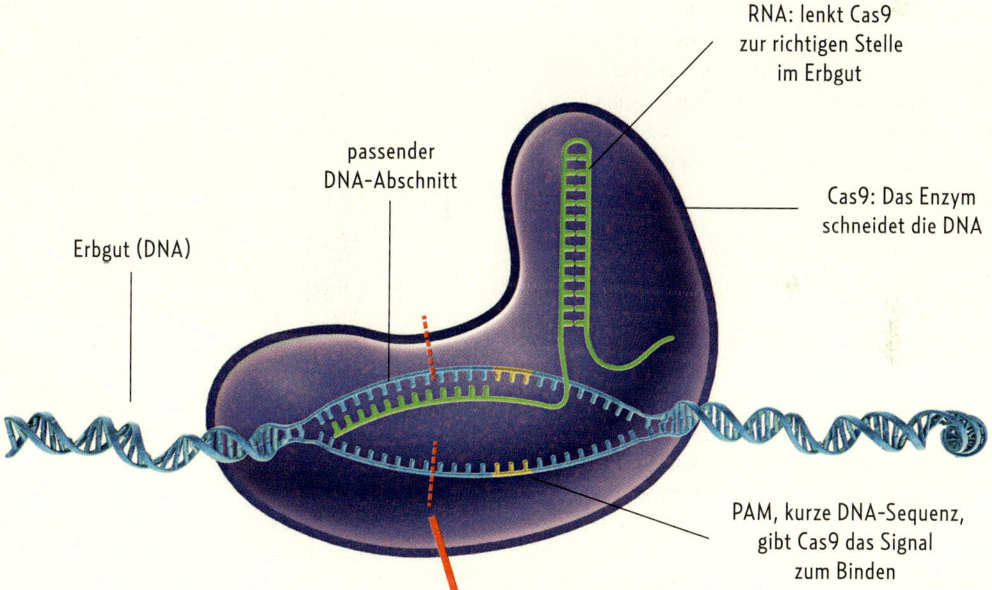

RNA: lenkt Cas9 zur richtigen Stelle im Erbgut

passender DNA-Abschnitt

Cas9: Das Enzym schneidet die DNA

Erbgut (DNA)

PAM, kurze DNA-Sequenz, gibt Cas9 das Signal zum Binden

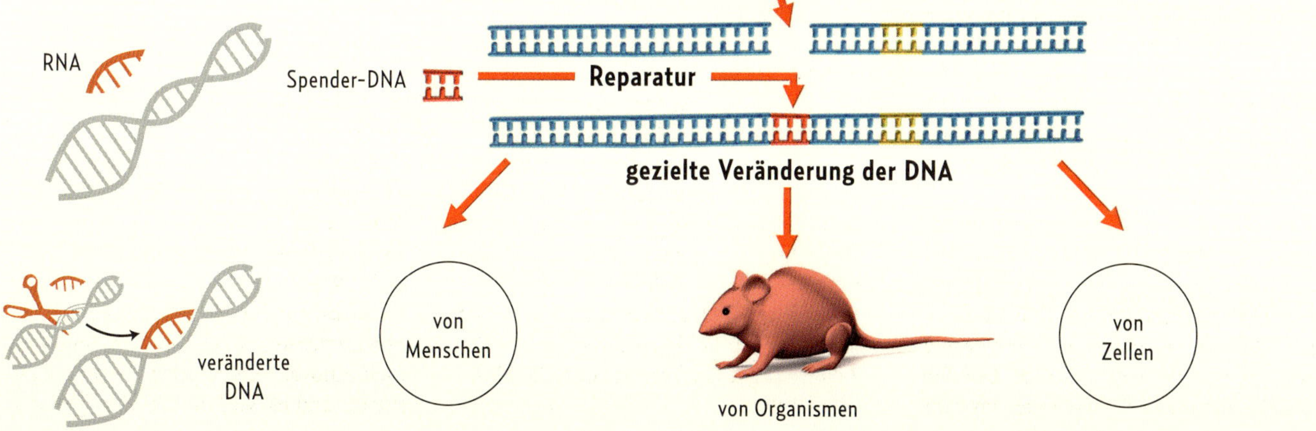

RNA

Spender-DNA

Reparatur

gezielte Veränderung der DNA

veränderte DNA

von Menschen

von Organismen

von Zellen

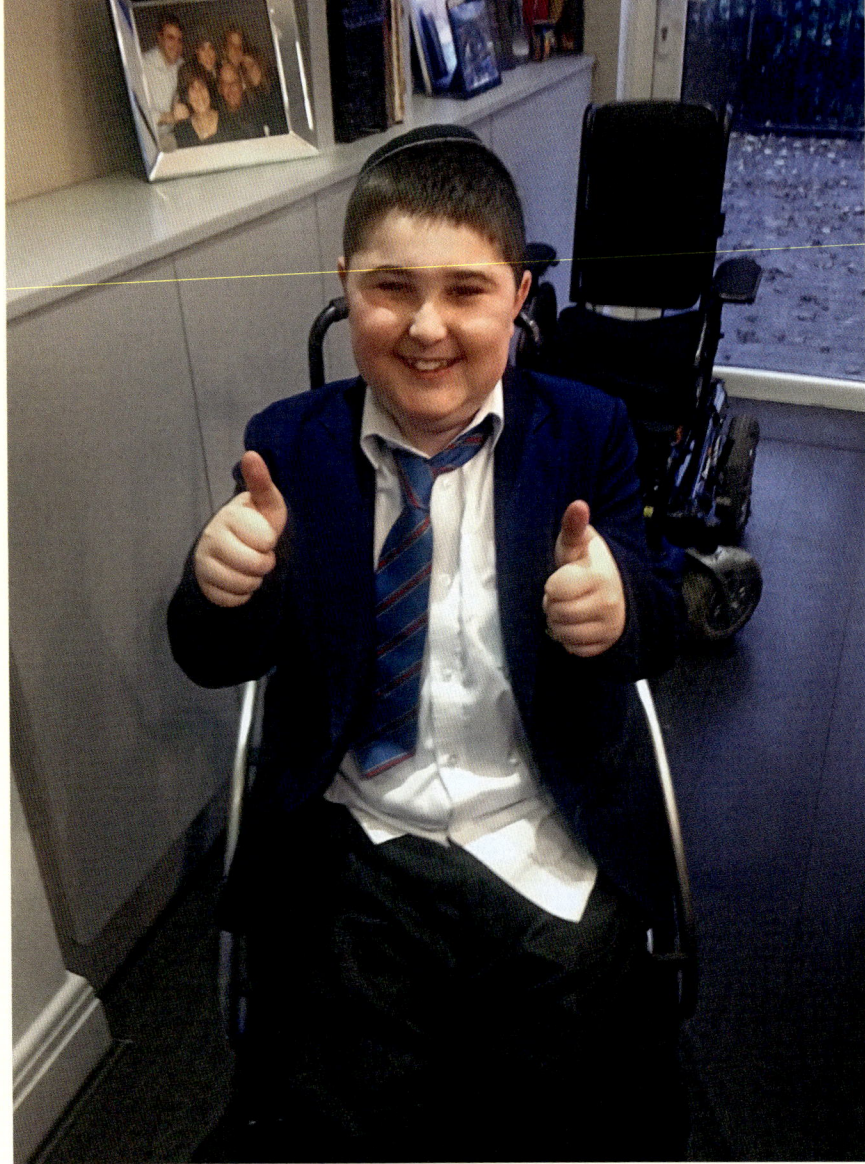

Gavriel Rosenfeld, hier mit 14 Jahren, leidet an der Duchenne-Muskeldystrophie. Die seltene Erbkrankheit führt dazu, dass sich seine Muskulatur immer mehr abbaut. Sein Arzt hofft, ihn mit einer Gentherapie retten zu können

Rosenfelds Muskelkrankheit Duchenne möglicherweise lindern kann.

Am weitesten fortgeschritten ist inzwischen der Einsatz des molekularen Werkzeugs an Blutstammzellen. Diese lassen sich aus dem Knochenmark in die Adern lotsen und entnehmen. Nach der Trennung von den anderen Blutbestandteilen können Experten die Zellen im Labor genetisch verändern, bevor sie dem Patienten zurückgegeben werden.

Das ist ein Hoffnungsschimmer für Menschen, die an Thalassämie leiden. Ihr Blutfarbstoff Hämoglobin ist defekt – eine Substanz, die es den roten Blutkörperchen ermöglicht, Sauerstoff zu transportieren. „Die sogenannten Hämoglobinopathien, also Krankheiten, bei denen der rote Blutfarbstoff nicht richtig funktioniert, sind insgesamt die häufigsten genetischen Erkrankungen", sagt Selim Corbacioglu, der Leiter der Abteilung für Pädiatrische Hämatologie, Onkologie und Stammzelltrasplantation am Universitätsklinikum in Regensburg.

Corbacioglu war der erste Arzt, der CRSIPR-Cas9 2018 in einer klinischen Studie an Patienten einsetzte. Erste Ergebnisse sind vielversprechend: Probanden, die bislang nur überlebten, wenn sie einen passenden Stammzellspender fanden oder alle drei bis vier Wochen eine Bluttransfusion erhielten, benötigten bis heute diese Therapie nicht mehr.

Und bei Testpersonen mit der Sichelzellerkrankung – ebenfalls eine erbliche Erkrankung der roten Blutkörperchen – verschwanden die quälenden Schmerzkrisen. Sie kommen daher, dass die roten Blutkörperchen eine sichelartige Form annehmen und Mikroverletzungen verursachen, wenn sie über die Wand der Blutgefäße schaben.

Um den defekten Blutfarbstoff zu ersetzen, bedienen sich die Forscher eines

dringen, produzieren die Bakterien eine Erkennungssequenz: einen RNA-Schnipsel, der ein Enzym namens Cas9 zum Ziel führt. Diese molekulare Schere dockt ans Erbgut des Virus an, durchtrennt es an der vorgesehenen Stelle – und macht den Eindringling unschädlich.

Ähnlich funktioniert der Eingriff ins menschliche Erbgut.

Die Version der Genschere, die im Labor zum Einsatz kommt, besteht ebenfalls aus zwei Teilen. Ein maßgeschneidertes Stück RNA lotst Cas9 zu jeder Stelle im Erbgut, die verändert werden soll – etwa zu einem defekten Gen. Das Enzym zerschneidet anschließend den Strang. Vergleichbar mit einem Textverar-

beitungsprogramm, kann man so Passagen löschen und neue Informationen einfügen – aber natürlich kein Wort, sondern Teile eines Gens.

Kaum ein Jahrzehnt nach Doudnas und Charpentiers Erkenntnis steht die Medizin scheinbar kurz vor dem Ziel, Patienten, die an schweren Erbkrankheiten leiden, mithilfe der Genschere zu heilen.

„Eine der größten Herausforderungen besteht darin, CRISPR-Cas9 in die richtigen Zellen zu schleusen: Dorthin, wo eine genetische Veränderung vorgenommen werden soll", sagt Ronald Cohn, ein Kinderarzt und Genetiker am Sick-Kids-Hospital im kanadischen Toronto. Er arbeitet an einer Gentherapie, die Gavriel

Wie bei der Textverarbeitung ersetzt man Passagen. Doch keine Wörter, sondern Teile eines Gens

Tricks: Sie aktivieren die im Menschen stillgelegte Information für fetales Hämoglobin. Dieser Blutfarbstoff ist etwas anders aufgebaut als das Hämoglobin von Erwachsenen. Er bindet Sauerstoff stärker, damit das ungeborene Baby im Mutterleib über die Plazenta genügend davon erhält. Nach der Geburt sorgt ein Steuerelement in der DNA (Suppressor genannt) dafür, dass der Körper das fetale Hämoglobin nicht mehr produziert.

Corbacioglu und sein Team steuern mit der Genschere CRISPR-Cas9 das genetische Regulator-Element für fetales Hämoglobin an. Ein RNA-Schnipsel weist erneut den Weg, Cas9 durchtrennt den genetischen Suppressor. Letztlich wird das Gen für fetales Hämoglobin wieder abgelesen, und die Zellen produzieren den intakten Blutfarbstoff.

Genmanipulation kann vermutlich bald selbst Blinde wieder sehen lassen – indem ein defektes Gen repariert wird. Dazu liefern die Ärzte zusammen mit dem CRISPR-Cas9-System ein korrektes Genstück an, das die mutierte Stelle ersetzen soll. Zelleigene Reparaturmechanismen bauen die neue DNA ein.

Mark Pennesi, ein Dozent für Augenheilkunde an der Oregon Health and Science University in Portland, und sein Team waren die Ersten, die im März 2020 die Genschere in das Auge einer nahezu blinden Patientin injizierten – verpackt in ein harmloses Virus als Transportvehikel. Eine Weltpremiere! Zum ersten Mal wurde die Genschere direkt im Körper eines Menschen tätig.

Bei der Erkrankten war das Gen *CEP290* verändert: eines von etwa einem Dutzend Genen, bei denen bestimmte Mutationen die Menschen bereits oft im Kindesalter erblinden lassen. Die Krankheit heißt Lebersche kongenitale Amaurose 10, kurz LCA10. „Sie kommt besonders gut für die Gentherapie infrage, weil

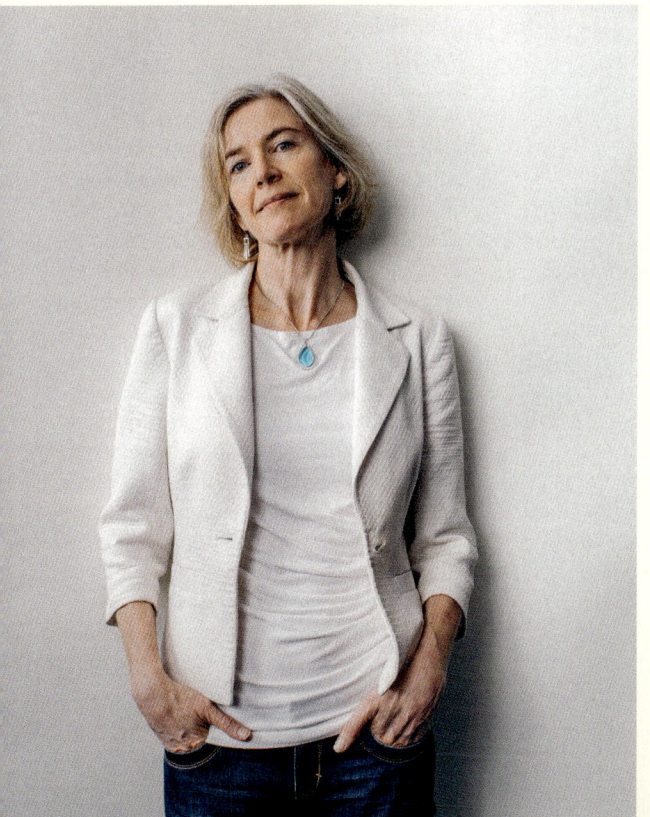

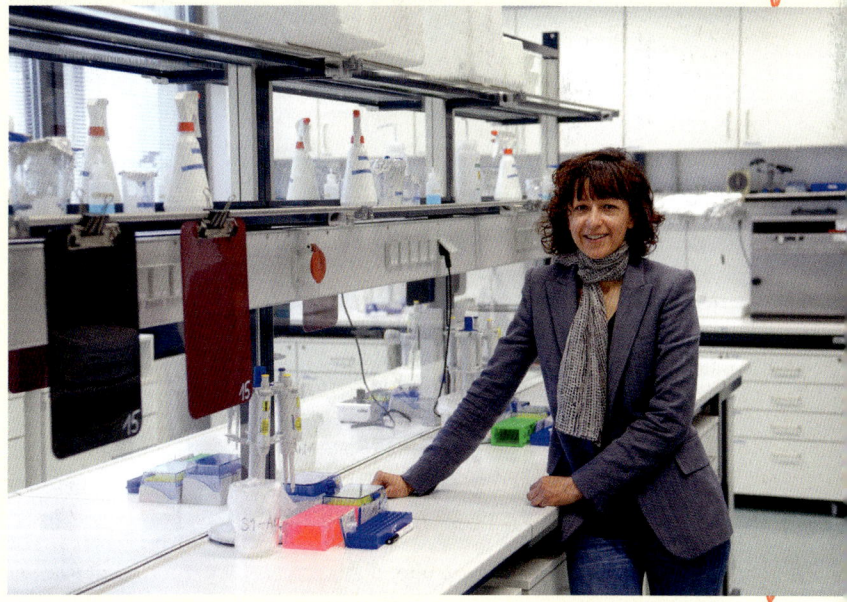

Diese Wissenschaftlerinnen entschlüsselten die Genschere: Jennifer Doudna (links) ist Biologin an der University of California in Berkeley, Emmanuelle Charpentier die Direktorin der Max-Planck-Forschungsstelle für die Wissenschaft der Pathogene in Berlin. Für ihre herausragende Forschung wurden sie 2020 mit dem Nobelpreis für Chemie ausgezeichnet

einige der Fotorezeptoren im Auge wohl defekt, aber noch existent sind", sagt Pennesi. Die Sinneszellen wandeln Lichtreize in elektrische Signale um, die im Sehzentrum des Gehirns verarbeitet werden. „Wir hoffen diese Zellen reaktivieren zu können."

Im Tierexperiment ist das Forschern bereits gelungen. Bis zu 18 Patienten sollen nun in einer ersten klinischen Studie mit der Therapie behandelt werden. „Wenn wir Erfolg haben, würde das den Weg ebnen, die CRISPR-Cas-Technik auch bei anderen Erkrankungen direkt im Patienten einzusetzen", sagt der Augenarzt und Genexperte. Seiner Ansicht nach kann die CRISPR-Behandlung gegen LCA10 schon in fünf bis sieben Jahren zugelassen sein.

Die Forschung treiben auch ethische Fragen um. Dürfen wir eingreifen in die Evolution?

Mücken übertragen viele gefährliche Infektionen wie Malaria, Zika und Denguefieber. Mithilfe von CRISPR-Cas9 haben Forscher nun Moskitos so gezüchtet, dass sie gegen den Malaria-Erreger immun sind und diese Eigenschaft vererben

Der Kinderarzt Ronald Cohn hofft, die CRISPR-Cas-Technik in drei bis fünf Jahren im Rahmen klinischer Studien bei Jungen mit der degenerativen Muskelerkrankung Duchenne verwenden zu können. Auch, um seinem Patienten Gavriel Rosenfeld zu helfen.

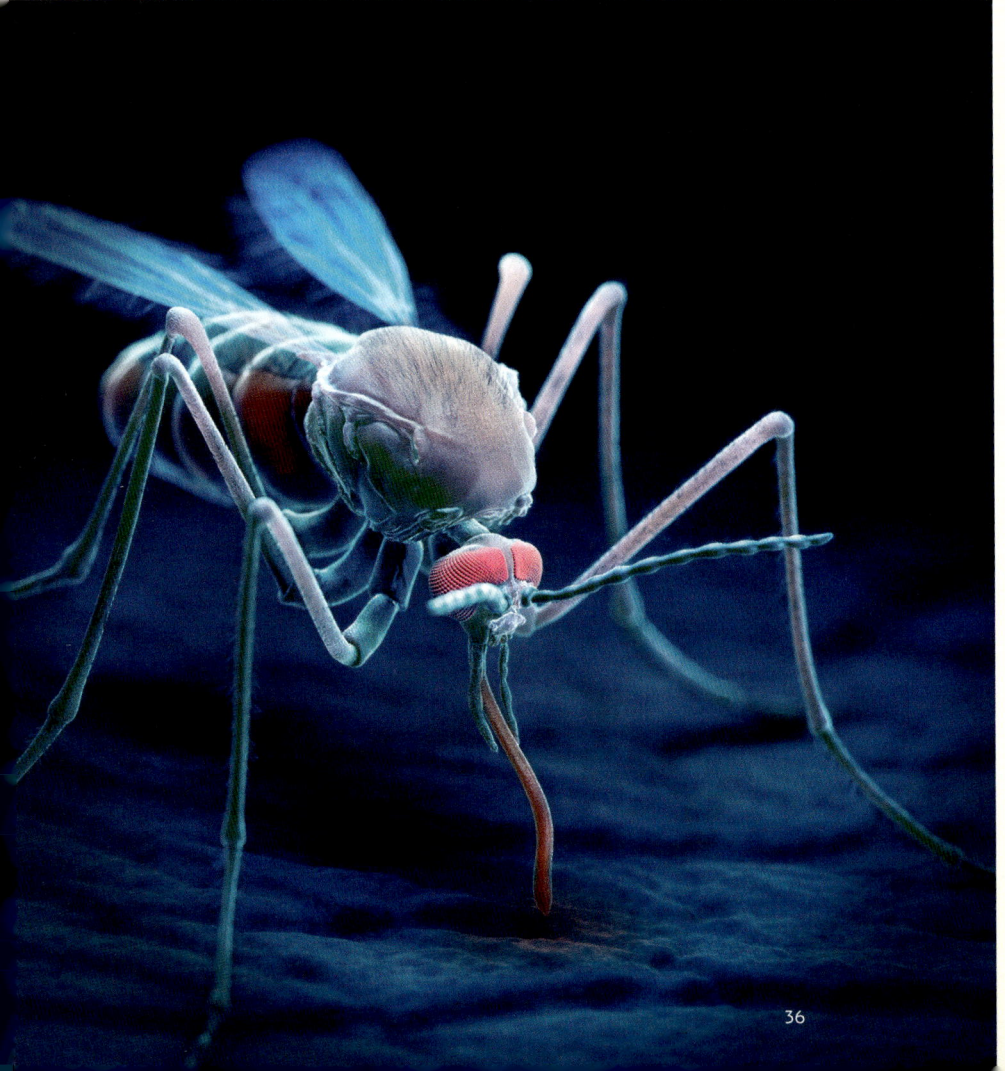

B

Besonders herausfordernd ist der Einsatz von CRISPR-Cas9 bei der Muskeldystrophie. Während sich die Genschere gegen das Augenleiden LCA10 exakt in den Zielbereich nahe den Fotorezeptoren spritzen lässt, finden sich Muskelzellen überall verteilt im Körper. „Man kann unmöglich Hunderte von direkten Muskelinjektionen vornehmen", sagt Cohn. In den bisherigen Tierversuchen mit Mäusen spritzen die Mediziner das molekulare Werkzeug deshalb in die Venen der Nager. Der Blutstrom soll es in so viele Muskelzellen wie möglich transportieren.

Die Korrektur des fehlerhaften Gens bei Duchenne erfolgt dann auf eine elegante Weise. Bei der Erkrankung ist ein Abschnitt im Dystrophin-Gen, der Erbinformation für das lebensnotwendige Mus-

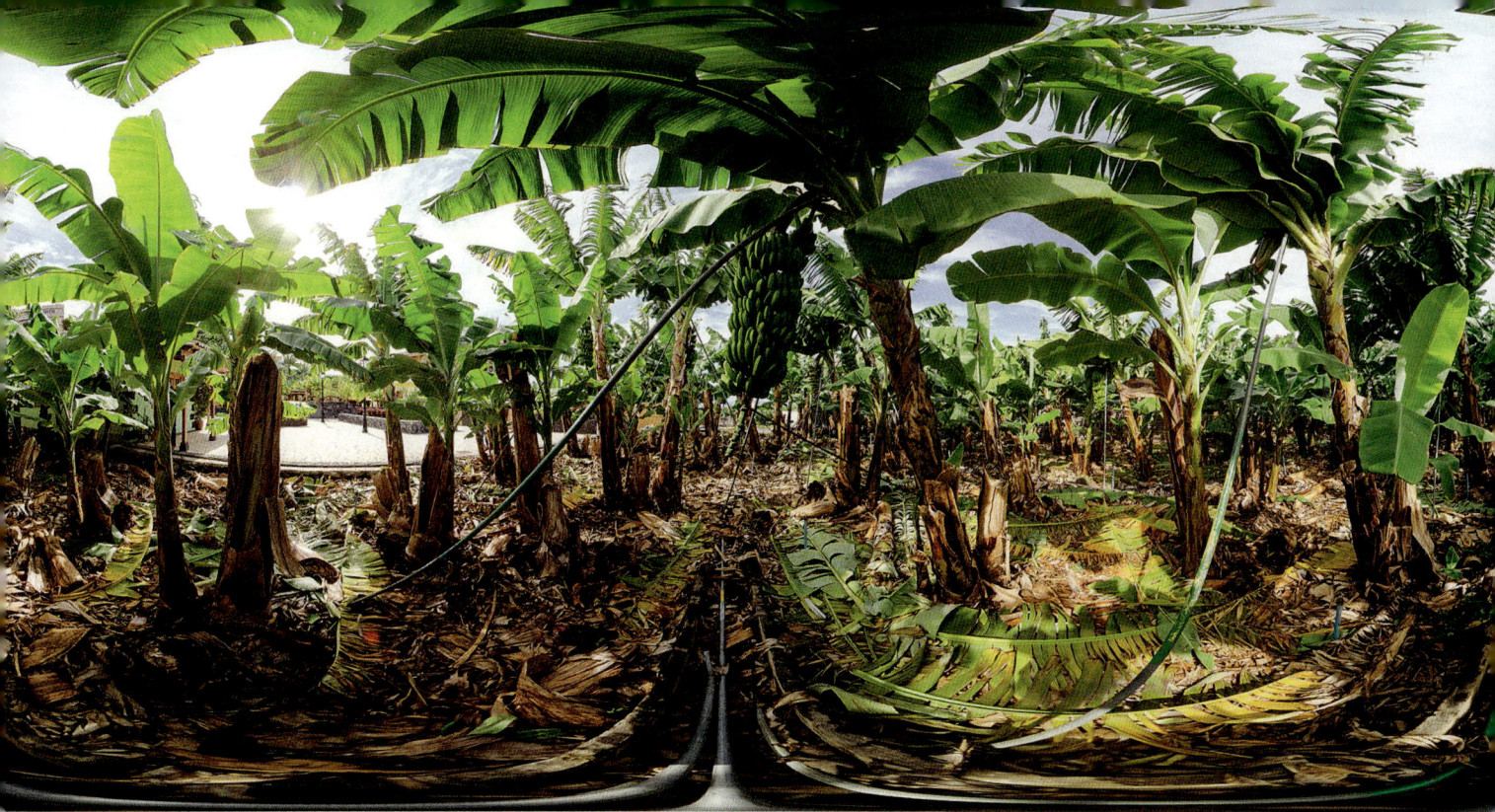

Die Bananensorte Cavendish ist weltweit in Gefahr, weil ein Pilz ihre Stauden befallen hat. Wissenschaftler hoffen, sie mithilfe von CRISPR-Cas9 gegen die Krankheit immun machen zu können. Für Agrarkonzerne bietet die Technologie zudem die Möglichkeit, Pflanzen schneller und einfacher genetisch maßzuschneidern. Kritikern geht diese Manipulation zu weit

kelprotein, zweimal vorhanden. Experten sprechen von einer Duplikation. Entsprechend kommt auch die Erkennungssequenz für die Genschere doppelt vor. Das Enzym setzt daher zwei Schnitte – den einen im Original, den anderen im Duplikat. Auf diese Weise kann der überschüssige Abschnitt des Gens entfernt werden, ohne eine neue DNA-Sequenz einzusetzen. Die zueinander passenden Enden verbinden sich automatisch.

Drei Jahre benötigten die Forscher, um an jungen Mäusen zu zeigen, dass dieses Vorgehen funktioniert. Die Nager entwickelten keine Symptome der Muskelerkrankung. Das Prinzip der Genbehandlung könnte sich später auch auf andere Erkrankungen übertragen lassen. Duplikationen sind häufige DNA-Veränderungen und für fast zehn Prozent aller Erbkrankheiten verantwortlich.

Für Ronald Cohn wäre das ein großer Erfolg, denn er hat zu Gavriel Rosenfeld längst ein persönliches Verhältnis. „Ich kenne den Jungen sehr gut. Er und seine Familie gehören zu meinen besten Freunden", erzählt der Mediziner.

Viele Wissenschaftler, die mit der neuen Genschere arbeiten, treiben jedoch

Kann eine Genschere auch gegen Sars-CoV-2 eingesetzt werden?

Diese Frage stellte sich der Verifikationsredakteur **Götz Froeschke** aus dem **G+J Quality Board** beim Faktencheck des nebenstehenden Beitrags. Und tatsächlich: Inzwischen werden neuartige Genscheren entwickelt, die auch das Erbmaterial RNA statt DNA zielgenau finden und schneiden sollen. Neben neuen Anwendungen zum Vereinfachen diagnostischer Methoden wird derzeit insbesondere an therapeutischen Möglichkeiten geforscht. Australische Wissenschaftsteams veröffentlichten kürzlich eine Studie, der zufolge durch den Einsatz der Genschere CRISPR-Cas13b im Laborversuch die Replikation von Sars-CoV-2 in Säugetierzellen zu mehr als 98 Prozent verhindert werden konnte.

auch ethische Fragen um: Dürfen wir über die Heilung einfacher genetischer Defekte hinausgehen? Ist es gestattet, in die Evolution einzugreifen und uns beispielsweise weniger anfällig für Viren wie Sars-CoV-2 zu machen? Wie wäre es damit, Volkskrankheiten wie den Herzinfarkt zu verhindern, indem ein Schnitt in einem Gen namens *PCSK9* den LDL-Cholesterinspiegel im Blut absinken lässt und so weniger gefährliche Ablagerungen in den Blutgefäßen entstehen.

Was ist mit Veränderungen am Erbgut von Embryonen, von denen sich die meisten Forscher in aller Welt distanzieren. Und was mit unerwünschten Nebeneffekten wie einem Tumorrisiko?

Ein paar Jahre wird es wohl noch dauern, bis Forscher die Risiken der Genschere richtig einschätzen können. Für Duchenne-Patient Gavriel tickt derweil die Uhr. „Meine Arme werden zunehmend schwächer. Ein Glas hochzuheben oder zu duschen und mich anziehen ist inzwischen schwierig", sagt er. Doch der junge Mann bleibt positiv. „Meine Lunge und mein Herz sind stark. Ich glaube, dass es rechtzeitig eine Therapie gegen meine Muskelerkrankung geben wird." •

Die Medizin der Maschi

Text: Lara Hartung

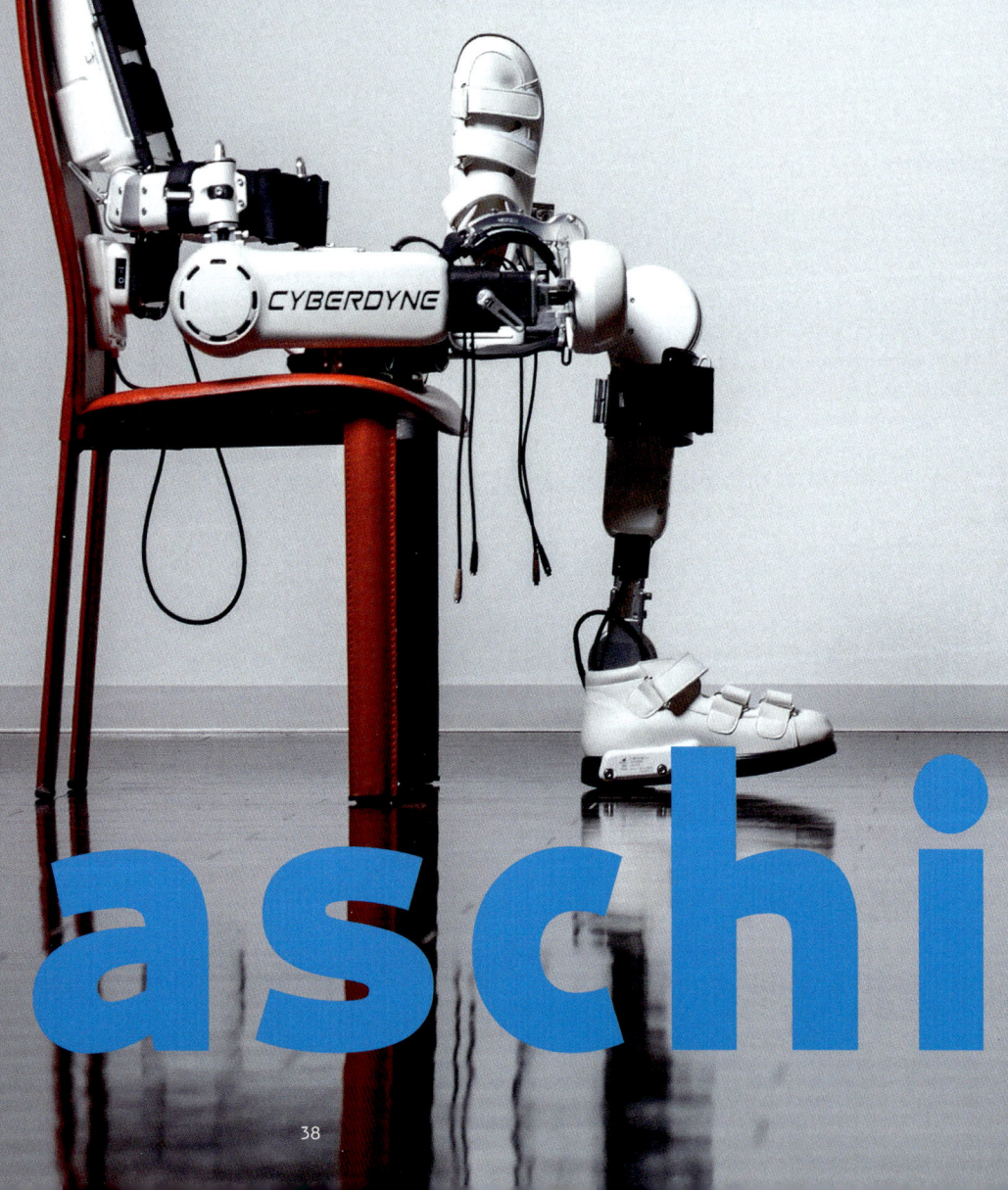

Robotische Systeme sollen die Medizin revolutionieren. **Hightech-Hilfen** lassen Menschen hören. Neuroprothesen ersetzen Gliedmaßen. Und Exoskelette helfen Gelähmten, zu gehen. Und an vielen Kliniken gehören Roboter inzwischen zum Alltag im OP

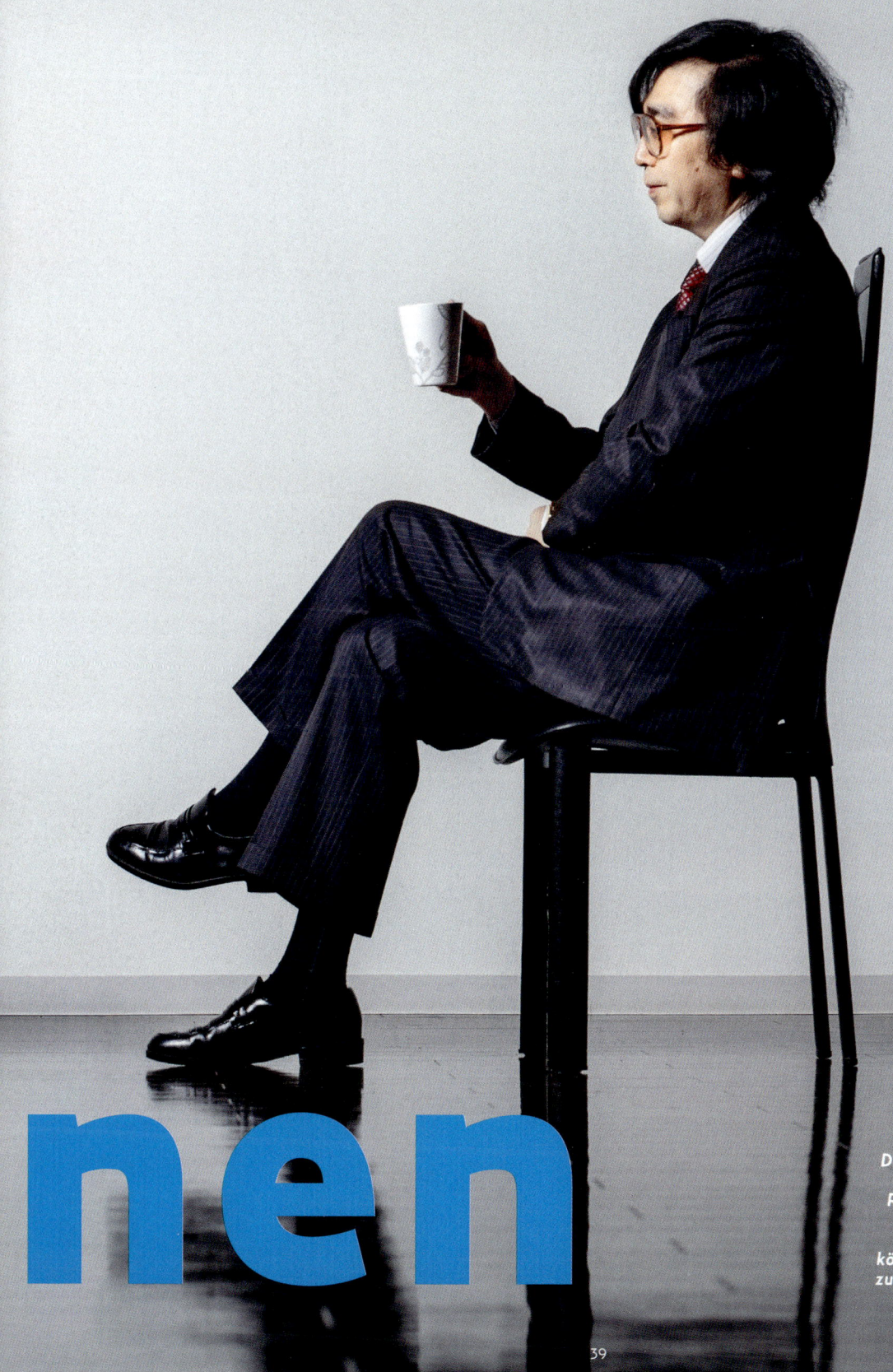

nen

HILFE VON AUSSEN

Der Japaner Yoshiyuki Sankai entwickelt mit seiner Firma Roboter und Exoskelette. Sie sollen die Bewegungen von Menschen unterstützen, die körperliche Behinderungen wie zum Beispiel Lähmungen haben

Gehörlose hören

Ein Cochlea-Implantat hilft, Geräusche wahrzunehmen

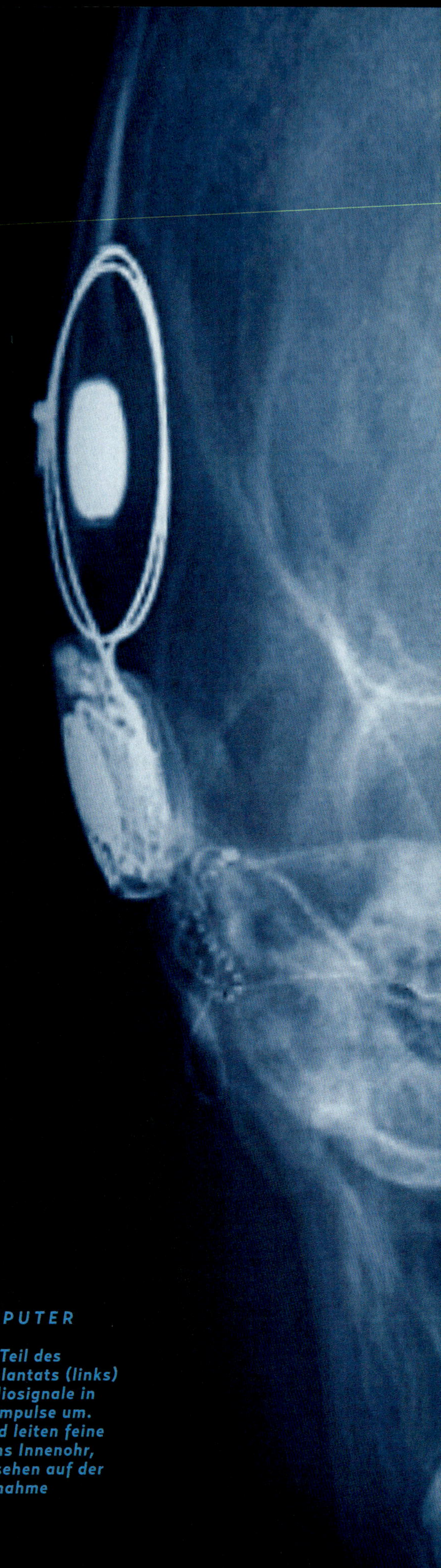

IM INNENOHR, hinter Trommelfell und Hörknöchelchen, verbirgt sich die schneckenförmige Cochlea. In ihr verbiegen Schallsignale auf komplexe Weise kleine „Hörhärchen" und erzeugen so ein elektrisches Signal im Hörnerv, das unser Gehirn als Geräusch verarbeitet. Bei der Mehrheit der gehörlosen Menschen sind diese „Härchen" beschädigt – obwohl ihr Hörnerv gesund ist, kommt kein Signal im Gehirn an.

Dass diese Menschen dennoch hören können, verdanken sie einer Erfindung aus dem Jahr 1957, die seit den 1970er Jahren zum klinischen Alltag gehört: dem Cochlea-Implantat, einem Gerät mit metallischen Elektroden, die ins Innenohr geschoben werden. Dort sendet es Geräusche als elektrische Impulse an den Hörnerv. Der Ton kommt von einem Mikrofon, das hinter dem Ohr angebracht ist. Es nimmt die Signale auf und schickt sie über ein Kabel zu einer runden Sendespule, die sie per Induktion ans Implantat überträgt.

Gehörlose Menschen können so ihre Umwelt akustisch wieder wahrnehmen und ohne Gebärdensprache an Gesprächen teilnehmen. Allerdings gibt es Einschränkungen: Hintergrundlärm lässt sich schwer filtern, Musik klingt blechern. Denn das Implantat kann Signale mit ähnlichen Frequenzbereichen nur schlecht voneinander unterscheiden.

Welche Frequenz erklingt, hängt davon ab, an welcher Stelle sie innerhalb der Cochlea abgebildet wird und den Hörnerv erregt. Um die Frequenzauflösung zu erhöhen, arbeitet ein Forschungsteam aus Göttingen deshalb mit Licht, denn damit können die Wissenschaftler genauer zielen. Zunächst müssen sie dem Hörnerv allerdings beibringen, das Licht zu „hören" und in elektrische Impulse umzuwandeln. Dazu bedienen sich die Forscher der Gentechnik: Im Tierversuch schleusen sie mit einem Vektorvirus den genetischen Bauplan für die Produktion von lichtempfindlichen Kanalproteinen ins Innenohr. Lesen die Zellen diesen DNA-Strang ab, stellen sie Proteine her. Scheint nun rotes Licht auf ein solches Protein, sendet der Hörnerv ein elektrisches Signal ans Gehirn und erzeugt so einen Höreindruck. Von der Anwendung bei Menschen ist das Verfahren jedoch noch einige Jahre entfernt: Die Forscher hoffen auf eine klinische Zulassung bis 2030.

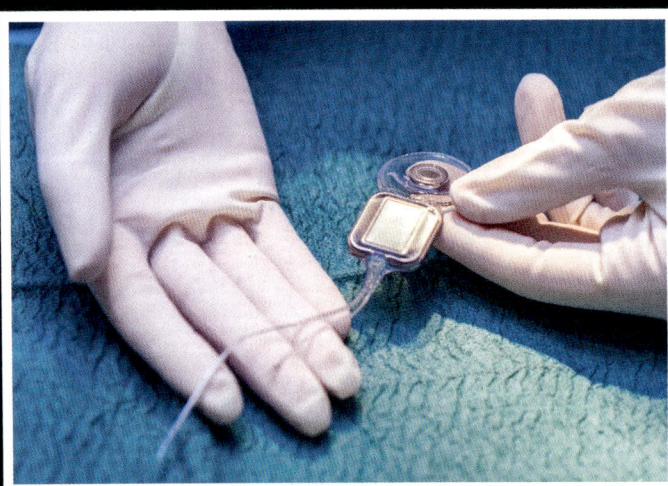

MINICOMPUTER

Der vordere Teil des Cochlea-Implantats (links) wandelt Audiosignale in elektrische Impulse um. Anschließend leiten feine Drähte sie ins Innenohr, deutlich zu sehen auf der Röntgenaufnahme

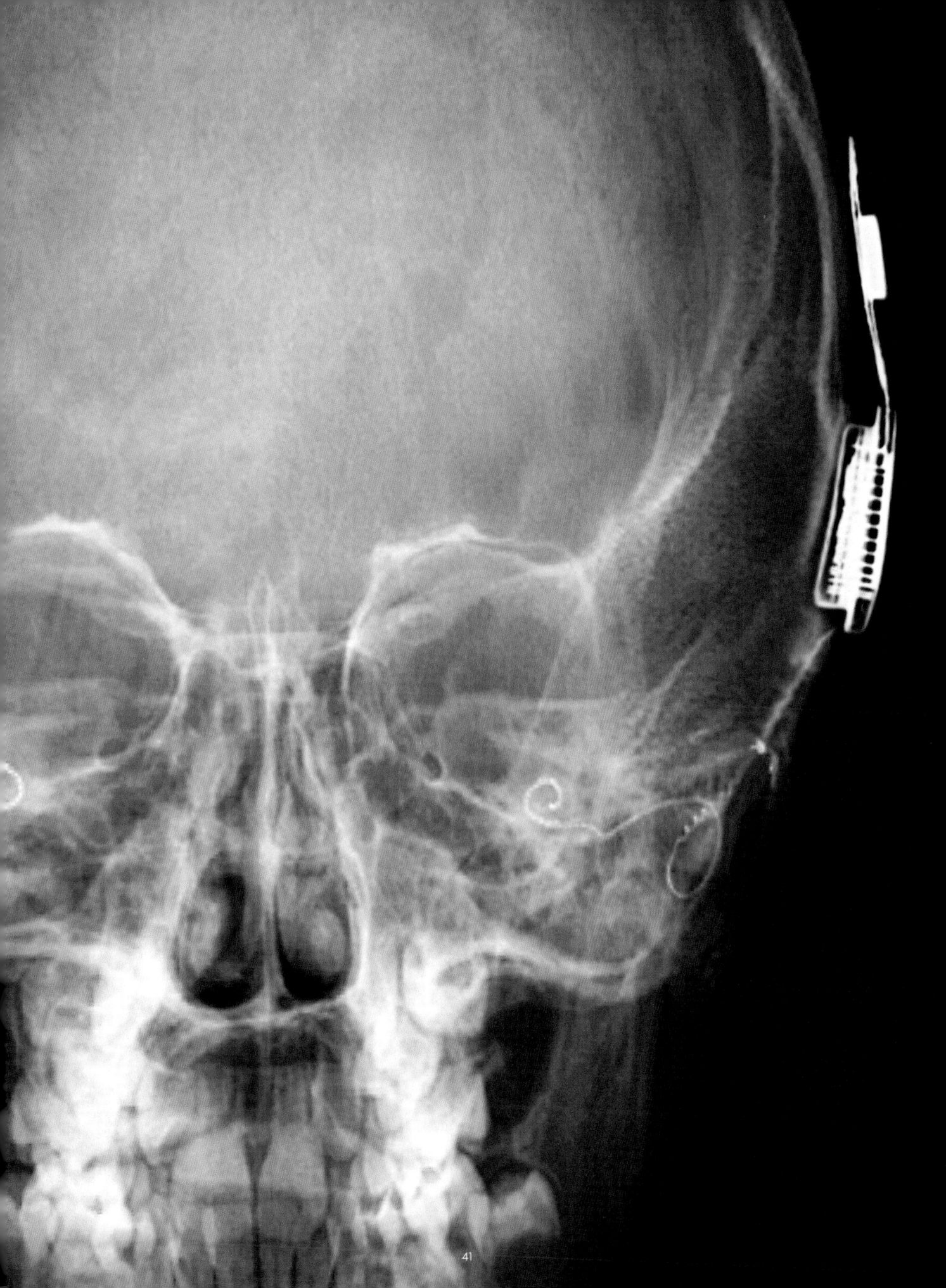

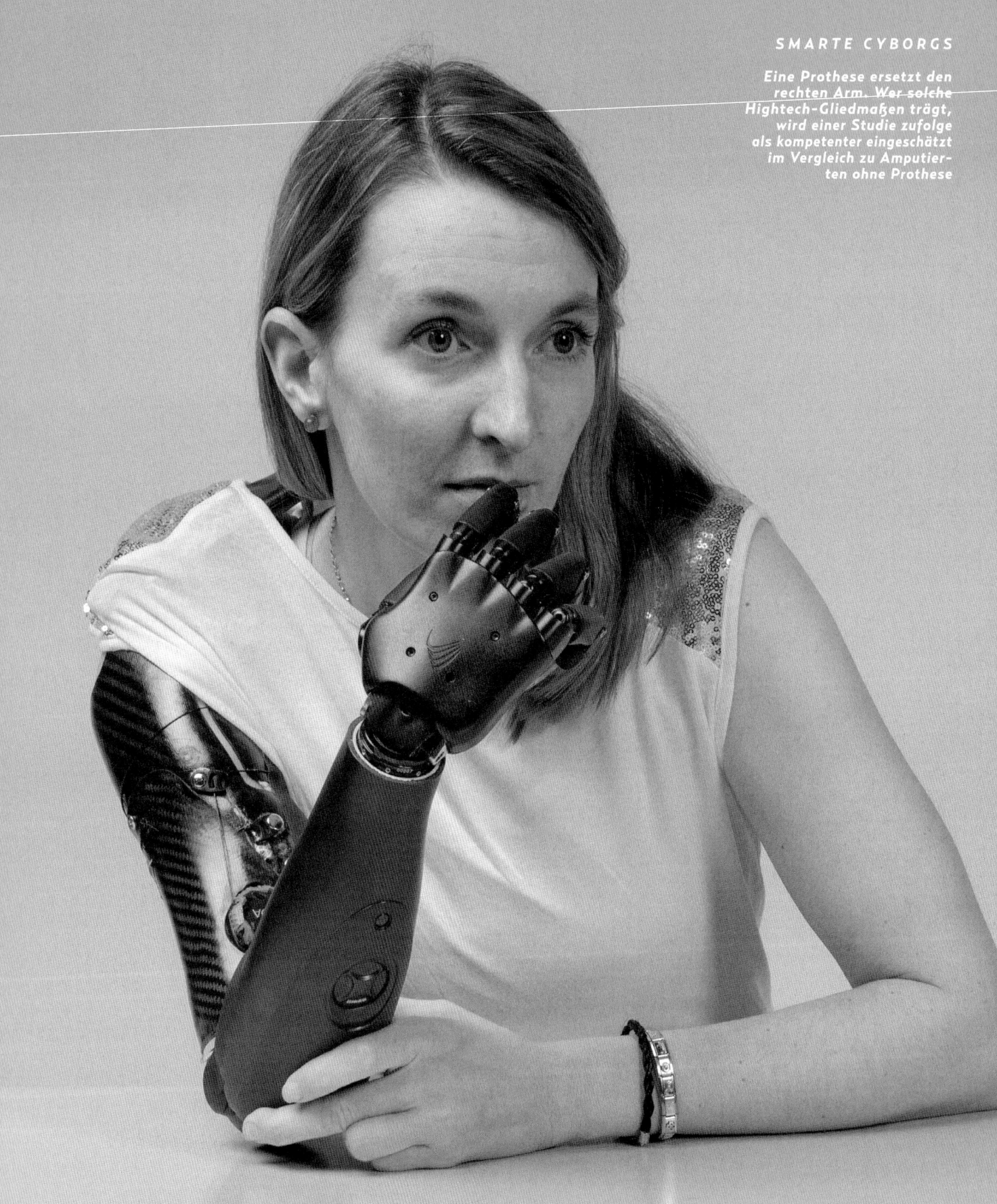

SMARTE CYBORGS

Eine Prothese ersetzt den rechten Arm. Wer solche Hightech-Gliedmaßen trägt, wird einer Studie zufolge als kompetenter eingeschätzt im Vergleich zu Amputierten ohne Prothese

Künstliche Arme fühlen

Neuroprothesen lernen, zu greifen und zu spüren

DIE FÜSSE, AUF DENEN Hugh Herr läuft, hat er selbst gebaut. 1982 verlor der damals 17-jährige US-Amerikaner aus Pennsylvania bei einem Kletterunfall beide Beine; heute ist er einer der führenden Experten für Hightech-Prothesen. Am MIT Media Lab simuliert er, wie sich Gelenke beim Laufen bewegen, und er baut von Motoren unterstützte Hightech-Beine, die natürliche Bewegungen des Laufens nachahmen.

Neurotechnische Prothesen geben Menschen mit Amputationen immer mehr Funktionen zurück. Elektroden messen die elektrischen Signale der verbliebenen Muskelstränge und rechnen sie in entsprechende Bewegungen um, die Motoren in den einzelnen Gelenken dann ausführen. So lernen künstliche Beine zu laufen und künstliche Hände zu greifen.

In der Praxis braucht das allerdings viel Übung. Denn anders als ein gesunder Arm lassen sich die meisten Prothesen nicht intuitiv lenken – der Mensch muss jede Bewegung bewusst aus Einzelbewegungen gestalten. „Das Prinzip ähnelt dem Schalter einer alten Stehlampe: einmal Muskeln anspannen bewegt die Finger, zweimal anspannen das Handgelenk, dreimal den Ellenbogen", so beschreibt es Thomas Stieglitz, Professor für Biomedizinische Mikrotechnik an der Universität Freiburg. In Zukunft könnte eine künstliche Intelligenz die Steuerung vereinfachen: Eine Kamera erkennt, welche Bewegung angemessen ist, überträgt die Information an einen Computer, und der steuert entsprechend den künstlichen Arm.

Vor allem aber sollen die Prothesen der Zukunft fühlen lernen. Dazu implantieren Stieglitz und sein Team Elektroden direkt in die Nerven. „Wir müssen bei jedem Patienten die Fasern erwischen, die für das Gefühl der verlorenen Hand verantwortlich waren", erklärt Stieglitz. Per Trial-and-Error-Verfahren probieren sie Nervenbündel durch – bei einem Nervenstrang aus 20 000 Fasern kann das ein bis zwei Stunden dauern. Dafür können die Probanden danach hartes Plastik von weichen Taschentüchern unterscheiden oder eine Mandarine greifen, ohne sie zu zerdrücken.

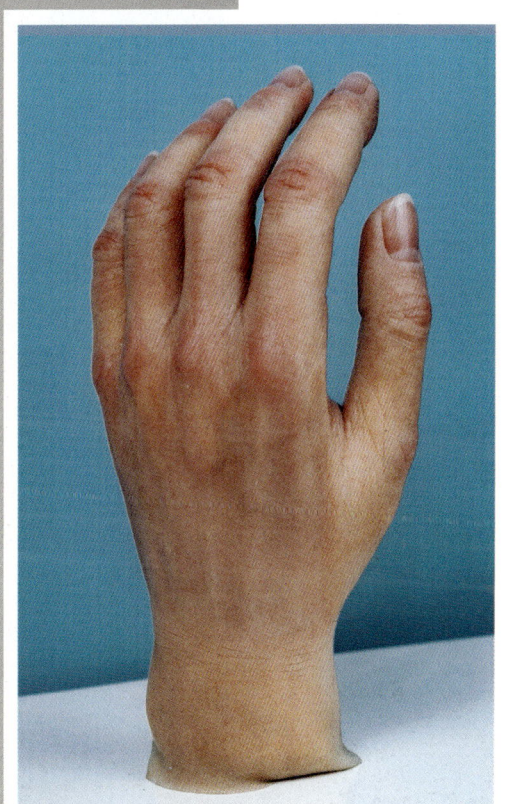

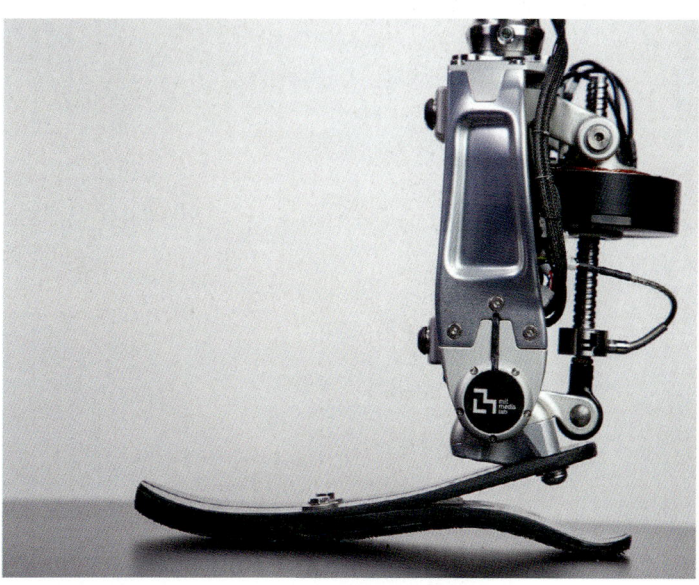

TANZBEINE

Die Knächelprothesen des MIT Media Lab sind fast so beweglich wie echte Gelenke – wer sie trägt, soll sogar tanzen können. Die Prothese oben sieht der natürlichen Hand frappierend ähnlich

Roboter operieren

Ferngesteuerte OP-Systeme machen Eingriffe präziser

WIE DIE HAND EINES RIESEN streckt sich Da Vinci über den Patienten auf dem OP-Tisch. Vier Roboterarme stecken im Bauch, ferngesteuert werden sie von Chirurgen an einer Konsole. Wie mit einem VR-Headset sehen die Ärzte das Innere des Patienten in 3-D: umliegende Organe, Gewebe – und ihre Instrumente. Bis zu zwei Millionen Euro kostet ein solcher Operationsroboter, trotzdem sind seit seiner Einführung im Jahr 2000 weltweit mehr als 5500 Da-Vinci-Systeme in Betrieb. Dazu kommen die Modelle anderer Firmen: Der Markt boomt.

Die Systeme unterstützen die Chirurgen bei immer komplizierteren Operationen. Noch vor ein paar Jahrzehnten hätten Ärzte den Bauch mit einem langen Schnitt geöffnet. Heute gehen sie in vielen Fällen minimalinvasiv vor: Sie führen ihre Instrumente durch mehrere winzige Schnitte an verschiedenen Stellen ein und bewegen sie mithilfe einer Kamera im Bauch. Die Idee dahinter: Kleinere Wunden verheilen schneller; es kommt zu weniger Blutverlust, Narben und Komplikationen. Der Eingriff ist jedoch anspruchsvoller. „Die Operation durch eine so kleine Öffnung ist, als wolle man durch ein Schlüsselloch operieren", sagt Franziska Mathis-Ullrich, Leiterin des Lehrstuhls für Medizinrobotik am Karlsruher Institut für Technologie. „Das ist kompliziert und braucht sehr viel Training."

Ferngesteuerte Operationssysteme wie Da Vinci unterstützen die Chirurgen dabei. Sie ermöglichen ihnen eine ergonomische Sitzhaltung und filtern das Zittern ihrer Hand heraus. Die 3-D-Visualisierung erlaubt, dass erfahrene Operateure die Schnitte mit deutlich höherer Präzision ausführen können.

Für die Zukunft setzt Mathis-Ullrich auf eine Entwicklung zu mehr technischer Autonomie: Ihr Team bringt Operationsrobotern zum Beispiel bei, eigenständig eine Gallenblase zu greifen und zu halten. Damit können die Maschinen die Menschen zwar nicht ersetzen, ihnen aber die Arbeit erleichtern: „Unsere Vision ist, dass die Chirurgin die OP durchführt und viele autonome Instrumente zur Verfügung hat, die Assistenzaufgaben übernehmen", erklärt die Forscherin.

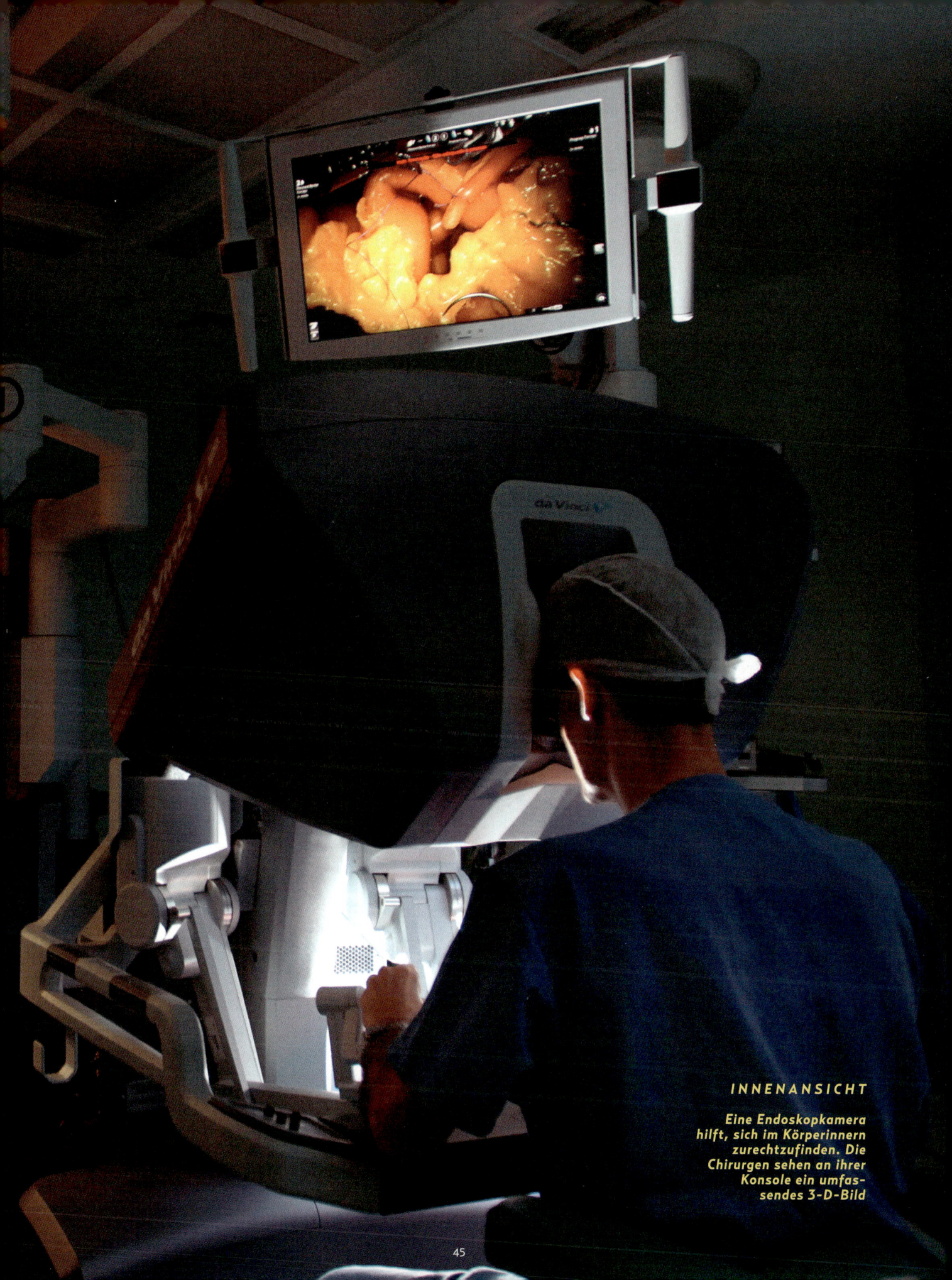

INNENANSICHT

Eine Endoskopkamera
hilft, sich im Körperinnern
zurechtzufinden. Die
Chirurgen sehen an ihrer
Konsole ein umfas-
sendes 3-D-Bild

Gelähmte laufen

Gedankengesteuerte Exoskelette helfen nach Unfall oder Krankheit

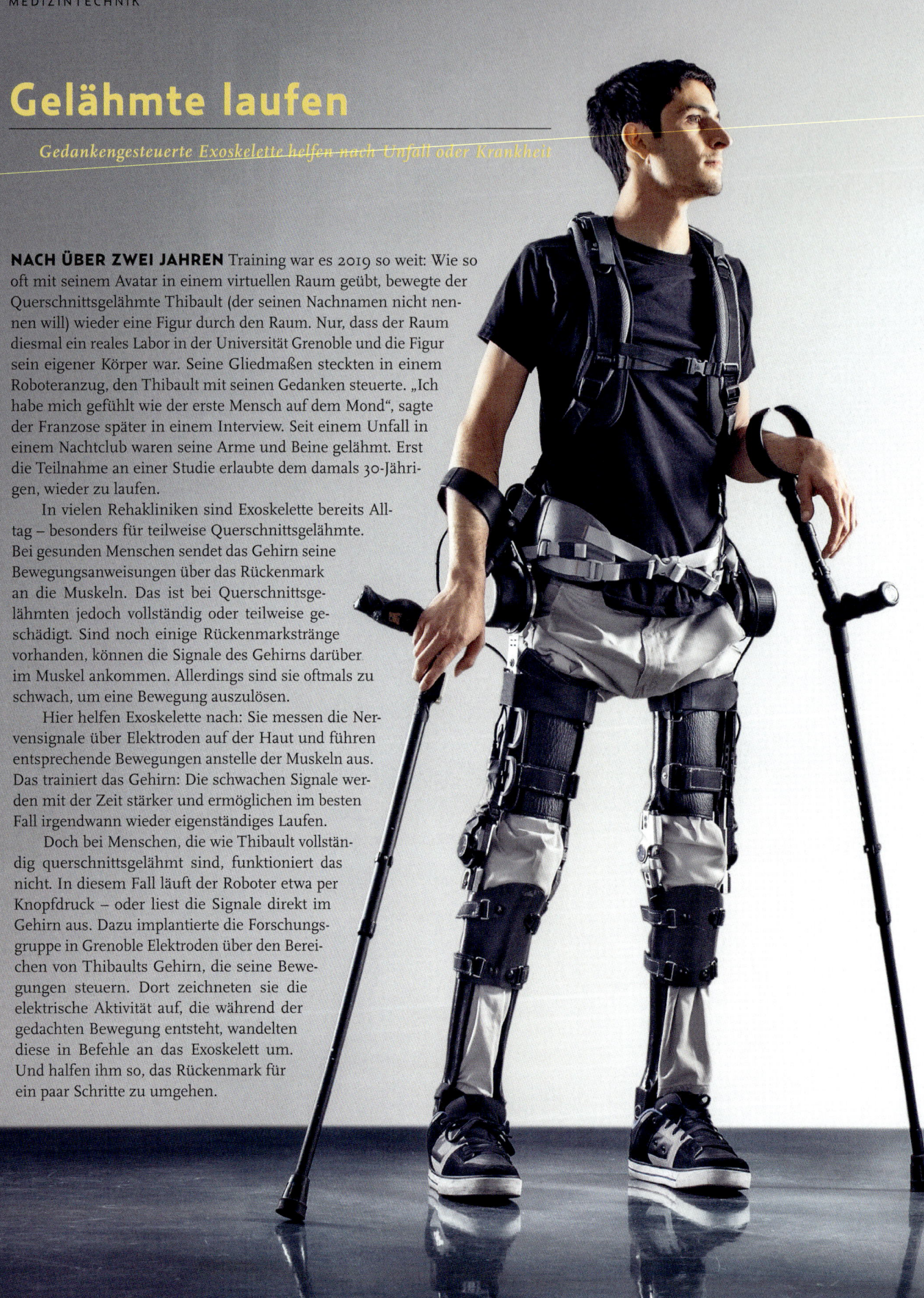

NACH ÜBER ZWEI JAHREN Training war es 2019 so weit: Wie so oft mit seinem Avatar in einem virtuellen Raum geübt, bewegte der Querschnittsgelähmte Thibault (der seinen Nachnamen nicht nennen will) wieder eine Figur durch den Raum. Nur, dass der Raum diesmal ein reales Labor in der Universität Grenoble und die Figur sein eigener Körper war. Seine Gliedmaßen steckten in einem Roboteranzug, den Thibault mit seinen Gedanken steuerte. „Ich habe mich gefühlt wie der erste Mensch auf dem Mond", sagte der Franzose später in einem Interview. Seit einem Unfall in einem Nachtclub waren seine Arme und Beine gelähmt. Erst die Teilnahme an einer Studie erlaubte dem damals 30-Jährigen, wieder zu laufen.

In vielen Rehakliniken sind Exoskelette bereits Alltag – besonders für teilweise Querschnittsgelähmte. Bei gesunden Menschen sendet das Gehirn seine Bewegungsanweisungen über das Rückenmark an die Muskeln. Das ist bei Querschnittsgelähmten jedoch vollständig oder teilweise geschädigt. Sind noch einige Rückenmarkstränge vorhanden, können die Signale des Gehirns darüber im Muskel ankommen. Allerdings sind sie oftmals zu schwach, um eine Bewegung auszulösen.

Hier helfen Exoskelette nach: Sie messen die Nervensignale über Elektroden auf der Haut und führen entsprechende Bewegungen anstelle der Muskeln aus. Das trainiert das Gehirn: Die schwachen Signale werden mit der Zeit stärker und ermöglichen im besten Fall irgendwann wieder eigenständiges Laufen.

Doch bei Menschen, die wie Thibault vollständig querschnittsgelähmt sind, funktioniert das nicht. In diesem Fall läuft der Roboter etwa per Knopfdruck – oder liest die Signale direkt im Gehirn aus. Dazu implantierte die Forschungsgruppe in Grenoble Elektroden über den Bereichen von Thibaults Gehirn, die seine Bewegungen steuern. Dort zeichneten sie die elektrische Aktivität auf, die während der gedachten Bewegung entsteht, wandelten diese in Befehle an das Exoskelett um. Und halfen ihm so, das Rückenmark für ein paar Schritte zu umgehen.

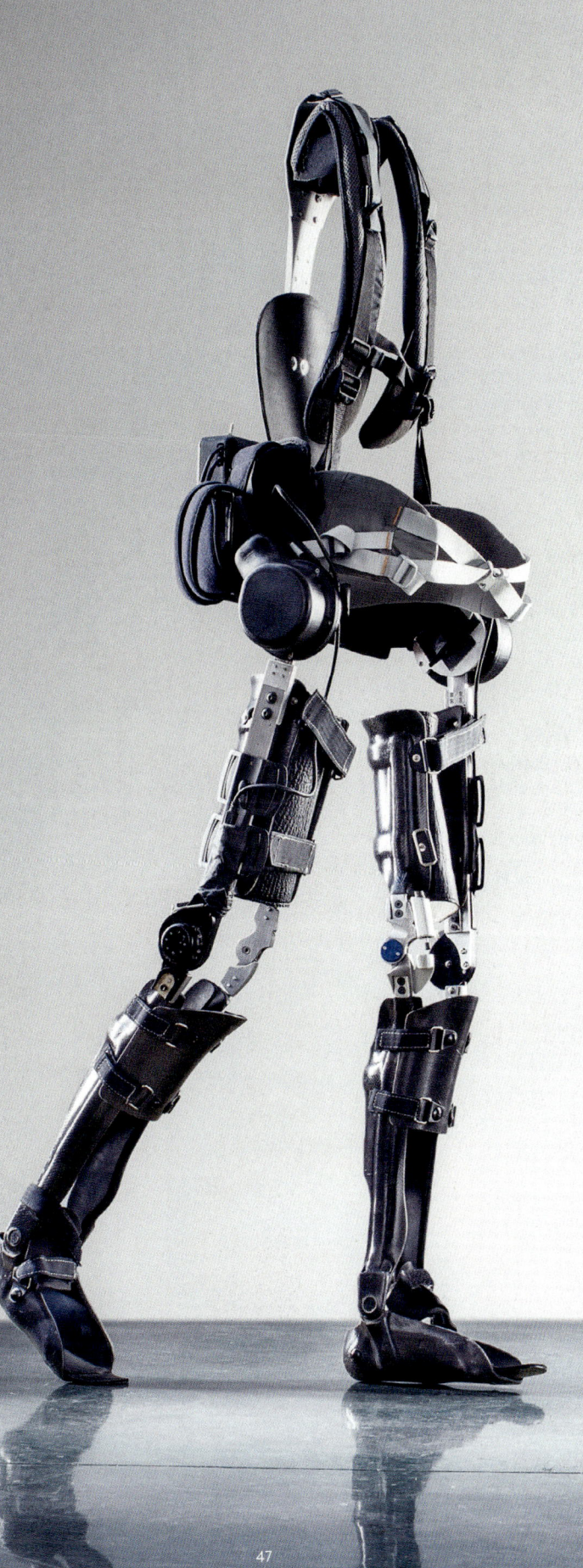

Das Exoskelett »Phoenix«
des US-amerikanischen
Herstellers Suitx (beide
Fotos) ist leichter und
schmaler als viele Konkur-
renten. Wenn es in der EU
zugelassen wird, soll es
Querschnittsgelähmte nicht
nur in der Reha, sondern
auch zu Hause unterstützen

Pillen filmen

Kapselendoskope senden Bilder aus dem Magen-Darm-Trakt

MAGEN- UND DARMSPIEGELUNGEN sind unangenehm. Der Gedanke, einen etwa 1,5 Meter langen Schlauch in den Körper geschoben zu bekommen, schreckt viele ab – gerade von wichtigen Vorsorgeuntersuchungen. Doch die Medizinforschung hat um die Jahrtausendwende eine angenehmere Methode entwickelt: Statt des Schlauches lässt sich die Kamera bequem als Pille schlucken. „Für den Patienten ist das total unproblematisch", sagt Manuel Seckel vom Fraunhofer-Institut für Zuverlässigkeit und Mikrointegration. „Man schluckt die Kapsel, geht seinem Alltag nach, kommt am nächsten Tag wieder und legt das Gerät mit den aufgezeichneten Daten auf den Tisch." Etwa acht Stunden braucht die etwa 2,5 Zentimeter lange Kamerapille, um auf natürlichem Weg den Magen-Darm-Trakt zu durchlaufen. Auf dem Weg nimmt sie jede Sekunde ein Foto oder mehrere Bilder auf und sendet sie an ein Gerät, das der Patient am Gürtel trägt. Ein Arzt analysiert diese Aufnahmen später nach Auffälligkeiten, vor allem die aus dem Dünndarm, da der mit herkömmlichen Endoskopen kaum einsehbar ist.

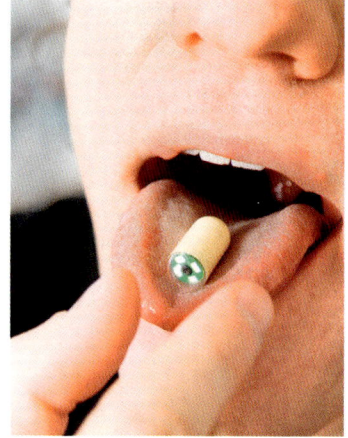

Mittlerweile bieten viele Arztpraxen Kapselendoskopien an. Bei Verdacht auf eine Krankheit kommt allerdings doch der Schlauch zum Einsatz, denn die Auflösung der Kamerapille ist noch zu schlecht. Auch die natürlichen Bewegungen im Magen-Darm-Trakt können die Ergebnisse noch verfälschen. Mal eilt die Kamera an einer auffälligen Stelle vorbei, dann bewegt sie sich eine halbe Stunde gar nicht, und der Arzt klickt sich am Bildschirm durch 1800 identische Bilder.

Deshalb arbeitet Seckels Team daran, die Pille zumindest im Magen per Magnetfeld von außen zu steuern. „Der Magen ist mit einem wassergefüllten Ballon vergleichbar, in dem man die Kapsel frei bewegen kann", beschreibt Seckel.

Bald sollen die Kapseln mehr leisten: Manche Prototypen können sich an der Magenwand festkrallen und so Gewebeproben entnehmen. Seckel und sein Team forschen zudem an einer „e-Pille", die Wirkstoffe an bestimmte Orte im Magen-Darm-Trakt trägt. So können sie überprüfen, wo der Wirkstoff am besten aufgenommen wird, um, so die Hoffnung, Nebenwirkungen deutlich zu verringern.

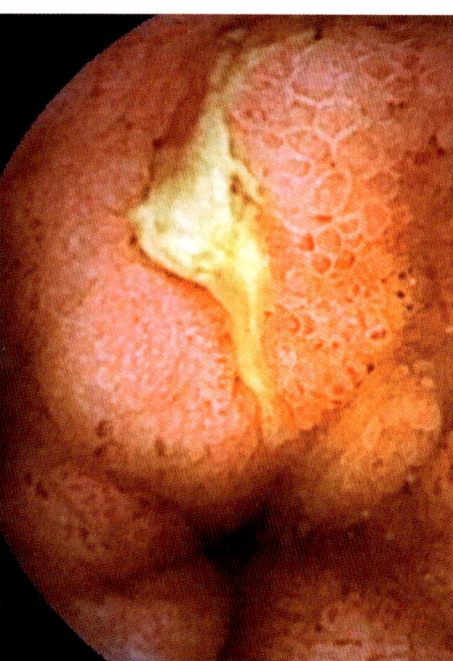

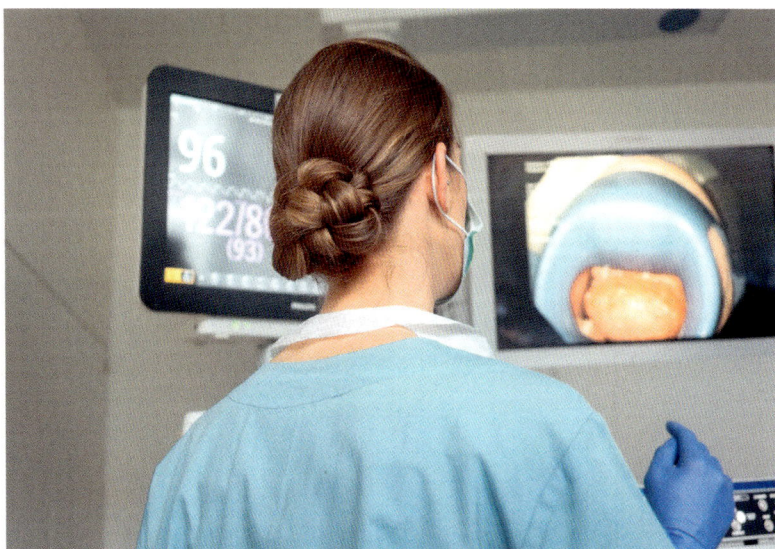

LIVE AUS DEM DARM

Bei einer Darmspiegelung lassen sich Krankheiten am Bildschirm (links) erkennen und beobachten – etwa Morbus Crohn, ein chronisches Leiden, das Schmerzen und Durchfall verursacht. Auf dem Bild oben erkennt man die Folgen: Schwellungen und helle Geschwüre

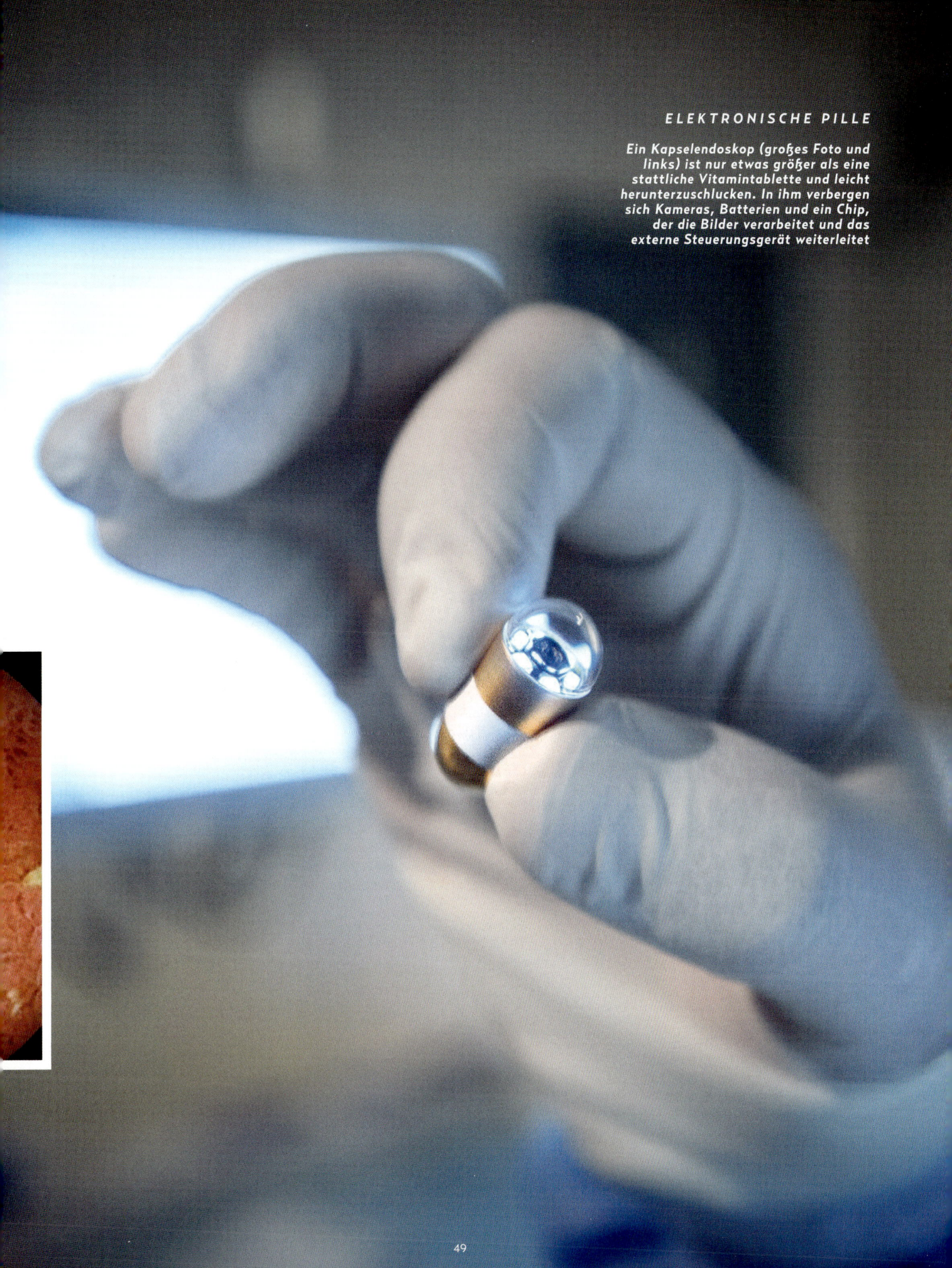

ELEKTRONISCHE PILLE

Ein Kapselendoskop (großes Foto und links) ist nur etwas größer als eine stattliche Vitamintablette und leicht herunterzuschlucken. In ihm verbergen sich Kameras, Batterien und ein Chip, der die Bilder verarbeitet und das externe Steuerungsgerät weiterleitet

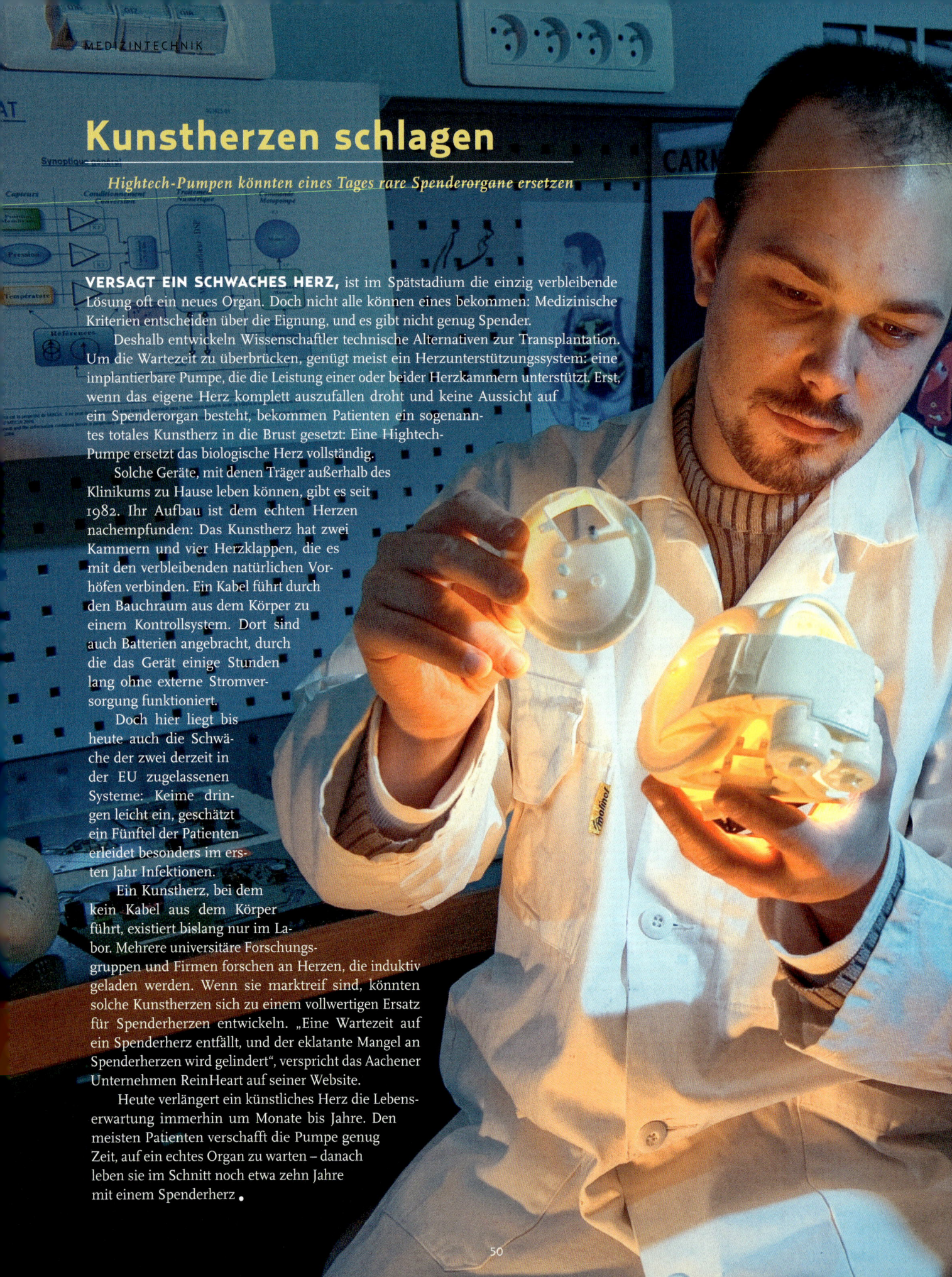

Kunstherzen schlagen

Hightech-Pumpen könnten eines Tages rare Spenderorgane ersetzen

VERSAGT EIN SCHWACHES HERZ, ist im Spätstadium die einzig verbleibende Lösung oft ein neues Organ. Doch nicht alle können eines bekommen: Medizinische Kriterien entscheiden über die Eignung, und es gibt nicht genug Spender.

Deshalb entwickeln Wissenschaftler technische Alternativen zur Transplantation. Um die Wartezeit zu überbrücken, genügt meist ein Herzunterstützungssystem: eine implantierbare Pumpe, die die Leistung einer oder beider Herzkammern unterstützt. Erst, wenn das eigene Herz komplett auszufallen droht und keine Aussicht auf ein Spenderorgan besteht, bekommen Patienten ein sogenanntes totales Kunstherz in die Brust gesetzt: Eine Hightech-Pumpe ersetzt das biologische Herz vollständig.

Solche Geräte, mit denen Träger außerhalb des Klinikums zu Hause leben können, gibt es seit 1982. Ihr Aufbau ist dem echten Herzen nachempfunden: Das Kunstherz hat zwei Kammern und vier Herzklappen, die es mit den verbleibenden natürlichen Vorhöfen verbindet. Ein Kabel führt durch den Bauchraum aus dem Körper zu einem Kontrollsystem. Dort sind auch Batterien angebracht, durch die das Gerät einige Stunden lang ohne externe Stromversorgung funktioniert.

Doch hier liegt bis heute auch die Schwäche der zwei derzeit in der EU zugelassenen Systeme: Keime dringen leicht ein, geschätzt ein Fünftel der Patienten erleidet besonders im ersten Jahr Infektionen.

Ein Kunstherz, bei dem kein Kabel aus dem Körper führt, existiert bislang nur im Labor. Mehrere universitäre Forschungsgruppen und Firmen forschen an Herzen, die induktiv geladen werden. Wenn sie marktreif sind, könnten solche Kunstherzen sich zu einem vollwertigen Ersatz für Spenderherzen entwickeln. „Eine Wartezeit auf ein Spenderherz entfällt, und der eklatante Mangel an Spenderherzen wird gelindert", verspricht das Aachener Unternehmen ReinHeart auf seiner Website.

Heute verlängert ein künstliches Herz die Lebenserwartung immerhin um Monate bis Jahre. Den meisten Patienten verschafft die Pumpe genug Zeit, auf ein echtes Organ zu warten – danach leben sie im Schnitt noch etwa zehn Jahre mit einem Spenderherz.

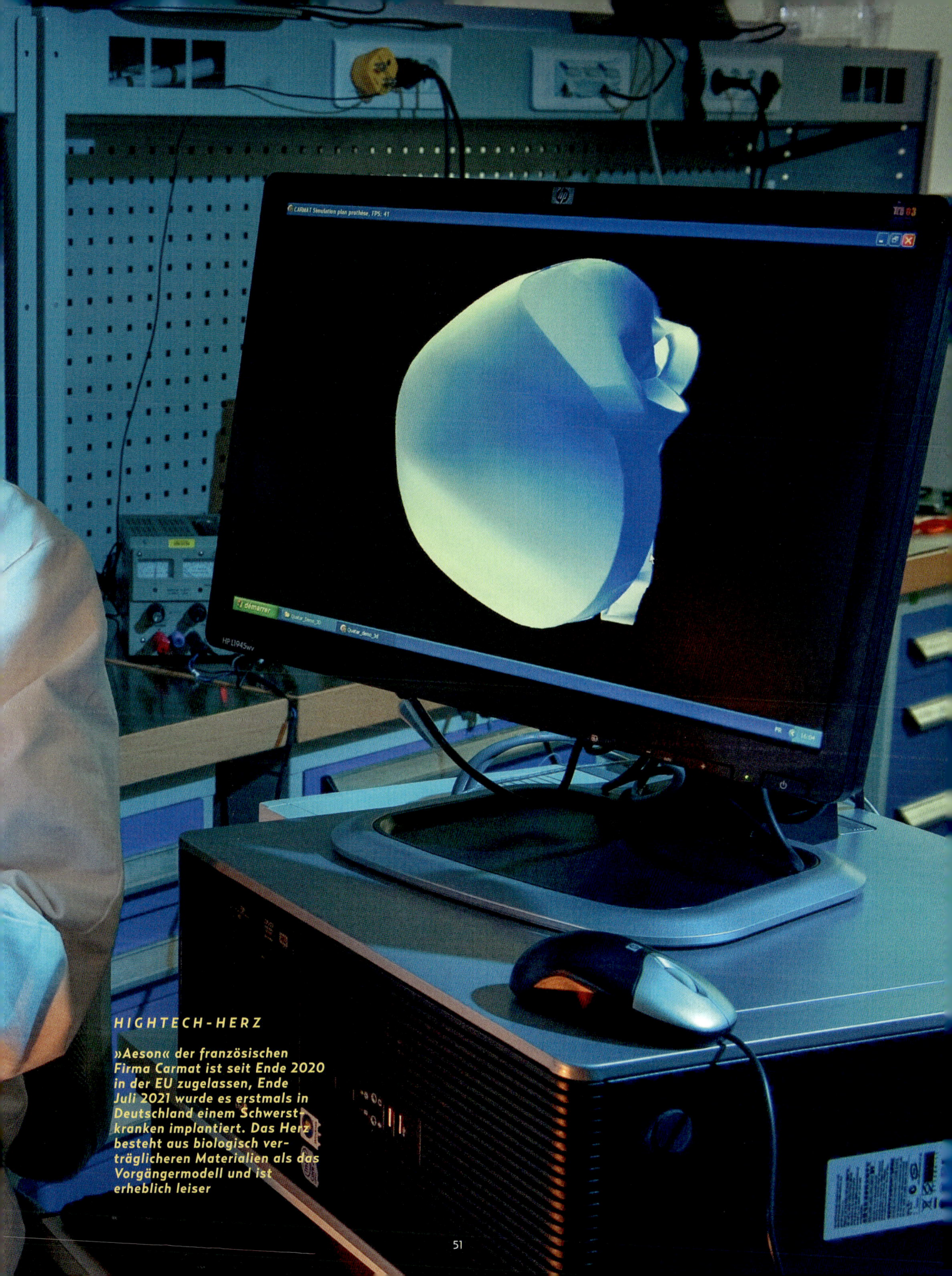

HIGHTECH-HERZ

»Aeson« der französischen
Firma Carmat ist seit Ende 2020
in der EU zugelassen, Ende
Juli 2021 wurde es erstmals in
Deutschland einem Schwerst-
kranken implantiert. Das Herz
besteht aus biologisch ver-
träglicheren Materialien als das
Vorgängermodell und ist
erheblich leiser

Das neue Bild des Menschen

Im 16. Jahrhundert entdeckt
die Wissenschaft einen fremden
Kosmos: das Innere unseres
Körpers. Wegbereiter dieser
Expedition ist der Chirurg und
Anatom Andreas Vesalius

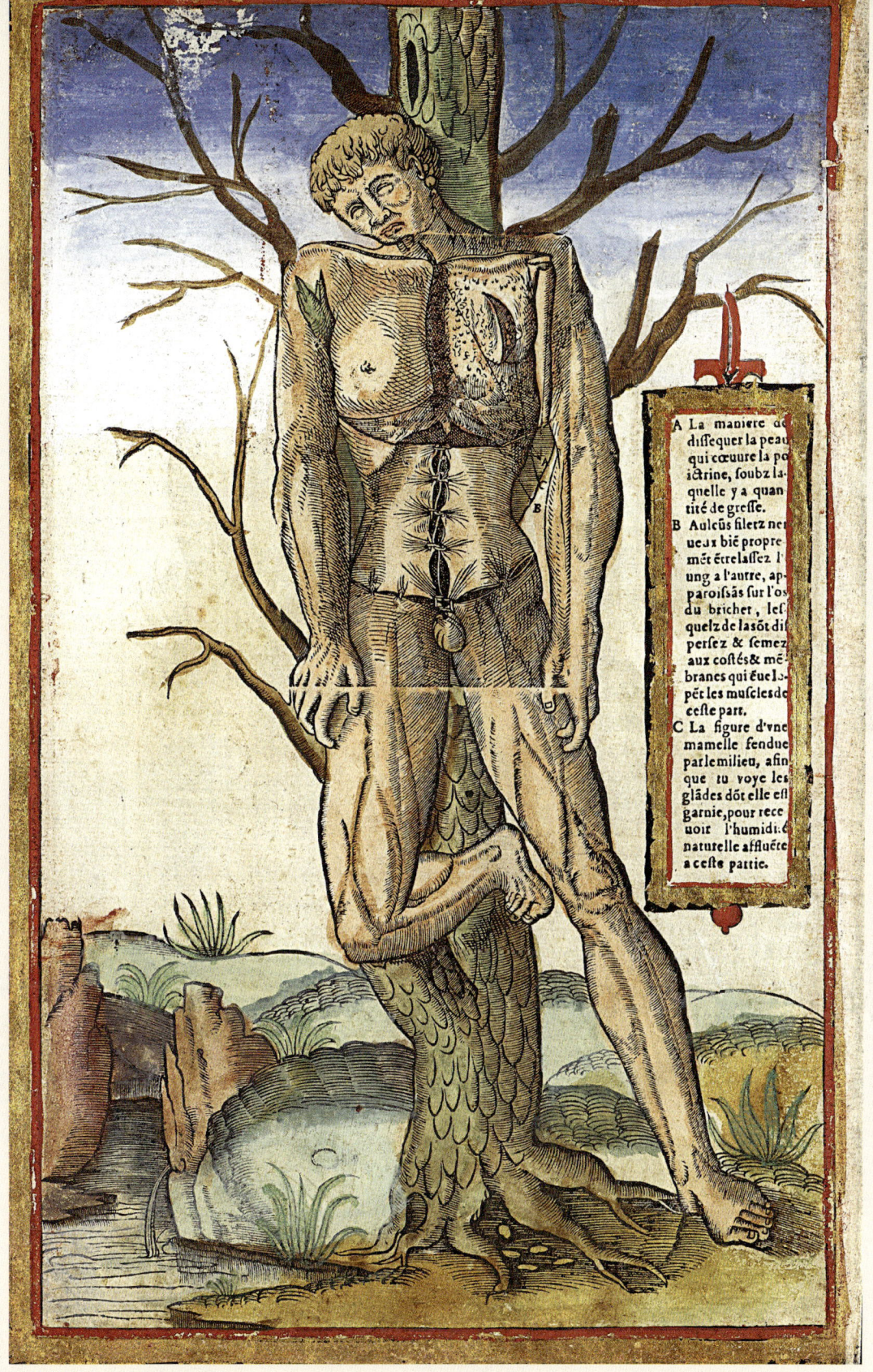

The following text appears within the illustration on a scroll:

A La maniere de
disſequer la peau
qui cœuure la po
ictrine, ſoubz la
quelle y a quan
tité de greſſe.
B Aulcũs ſiletz ner
ueux bié propre
mēt ētrelaſſez l'
ung a l'autre, ap
paroiſſãs ſur l'os
du brichet, leſ
quelz de laſõt diſ
perſez & ſemez
aux coſtés & mē
branes qui ēuelͻ
pēt les muſcles de
ceſte part.
C La figure d'vne
mamelle fendue
par le milieu, afin
que tu voye les
glādes dõt elle eſt
garnie, pour rece
uoir l'humidi.é
naturelle affluéte
a ceſte partie.

TIEFER BLICK

Diese von Vesalius 1543 veröffentlichte Illustration (links) besticht durch anatomische
Genauigkeit, aber auch durch ihre künstlerische Raffinesse. Wer sie schuf, ist
unbekannt. Oben ein kolorierter Holzschnitt aus einem Mitte des 16. Jahrhunderts
in Frankreich erschienenen Lehrbuch, das die »ästhetischen Freuden« der
anatomischen Studien preist

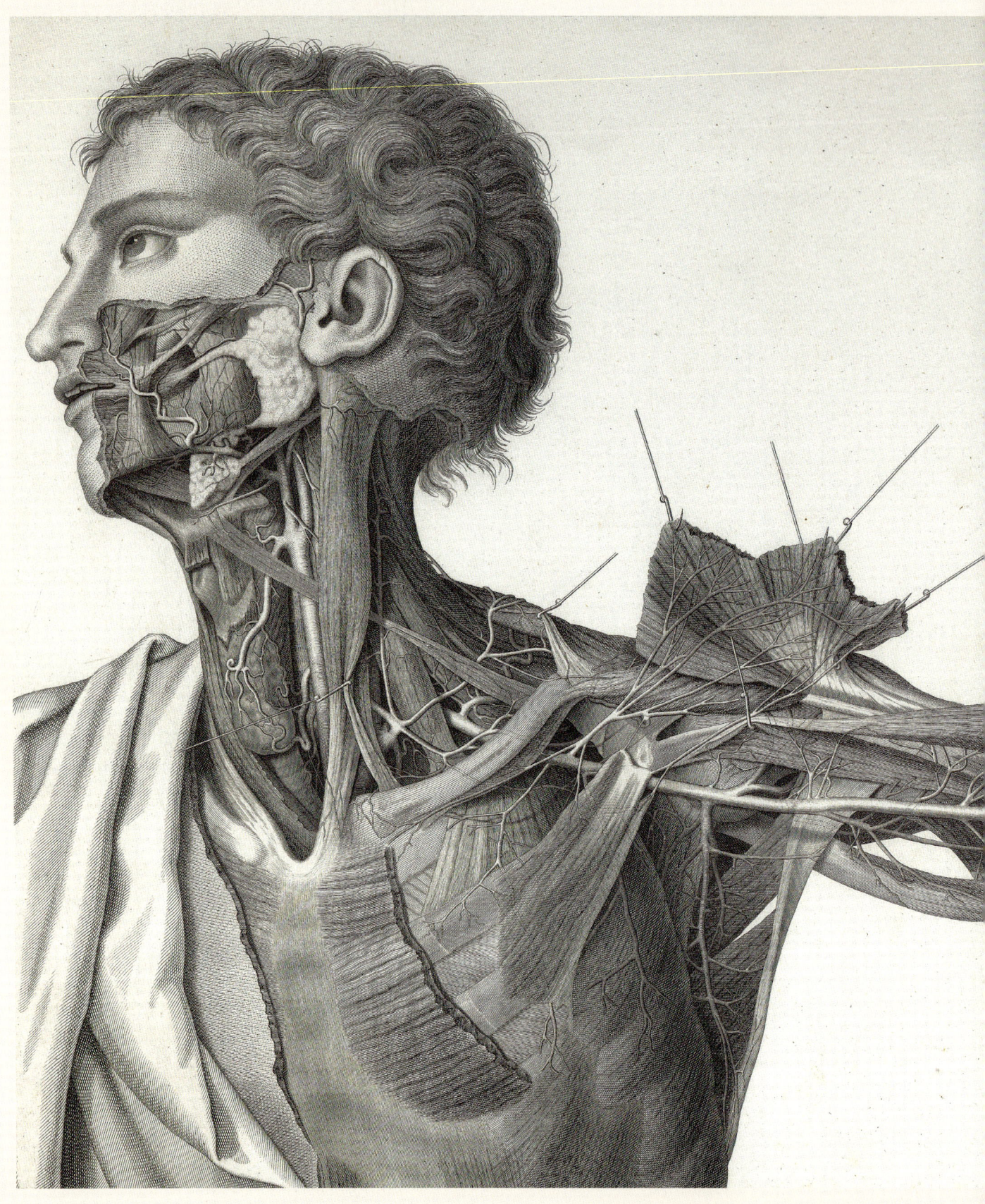

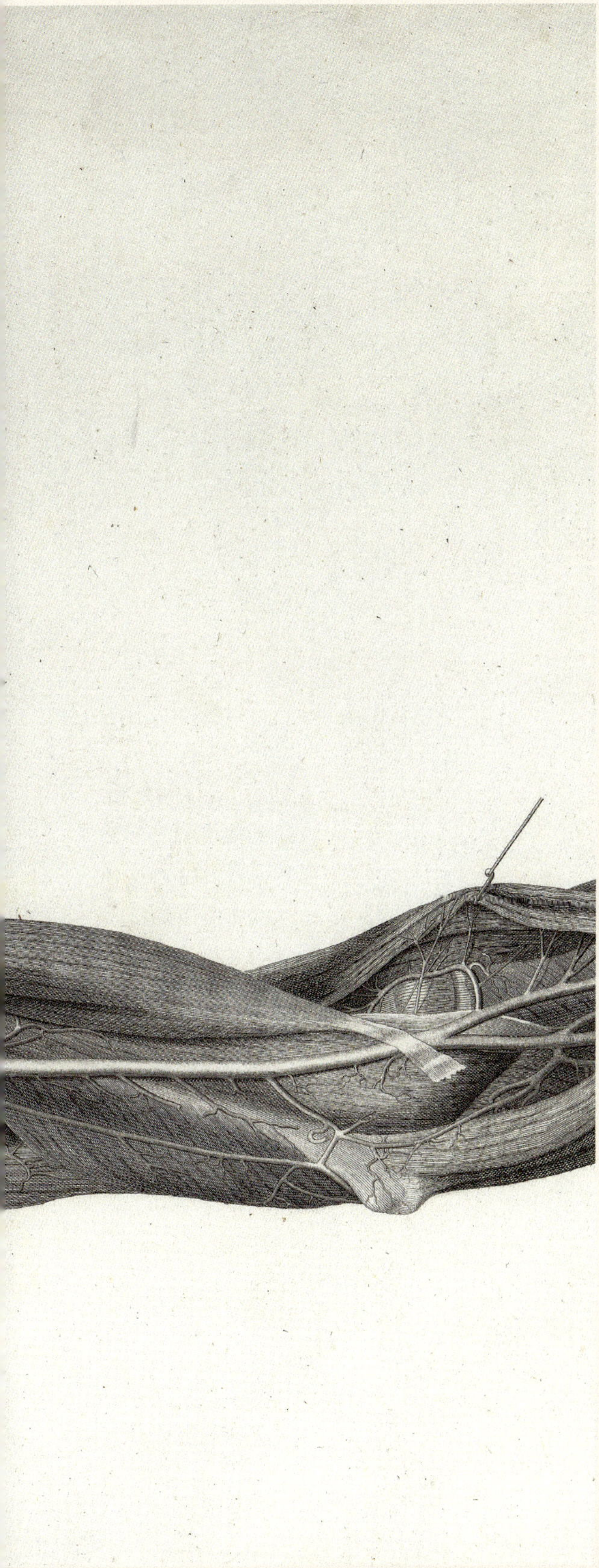

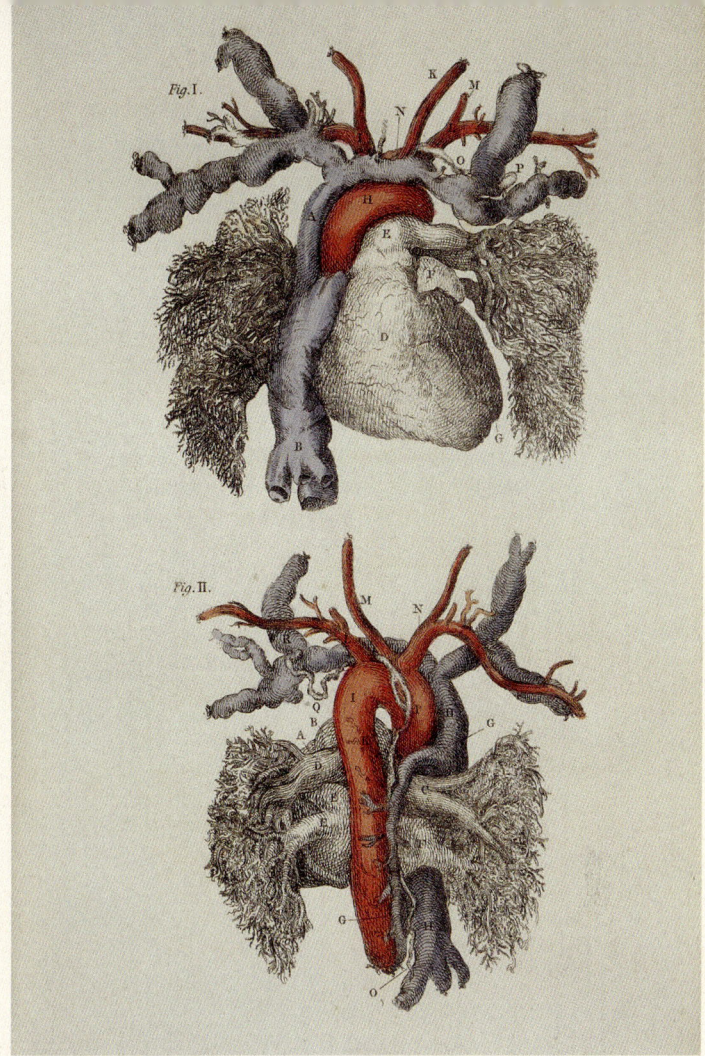

UNTER DER HAUT

Im Laufe der Zeit nimmt die wissenschaftliche und künstlerische Qualität der Illustrationen zu, wie eine Adern-Darstellung des Anatomen und Chirurgen Antonio Scarpa von 1804 zeigt (links). Oben: Diese Vorder- und Rückansicht des Herzens stammt aus einem Lehrbuch von Charles Bell (kolorierte Radierung, 1811)

Andreas Vesalius (1514–1564), eigentlich Andries Witting van Wesel, geboren in Brüssel, ist Professor der Chirurgie und Anatomie an der Universität in Padua. Im Jahr 1539 veröffentlicht er Zeichnungen für angehende Mediziner, vier Jahre später folgt sein Hauptwerk: „Sieben Bücher über den Aufbau des menschlichen Körpers". Darin bildet er detailliert die Lage der Muskeln, das Geflecht der Blutgefäße, die Knochen und inneren Organe ab.

Es ist das erste vollständige Lehrbuch der menschlichen Anatomie. Vesalius erkennt die für den Körper wichtigen Funktionen der Organe – und er stößt den griechischen Arzt Galenos von Pergamon, seit der Antike ein

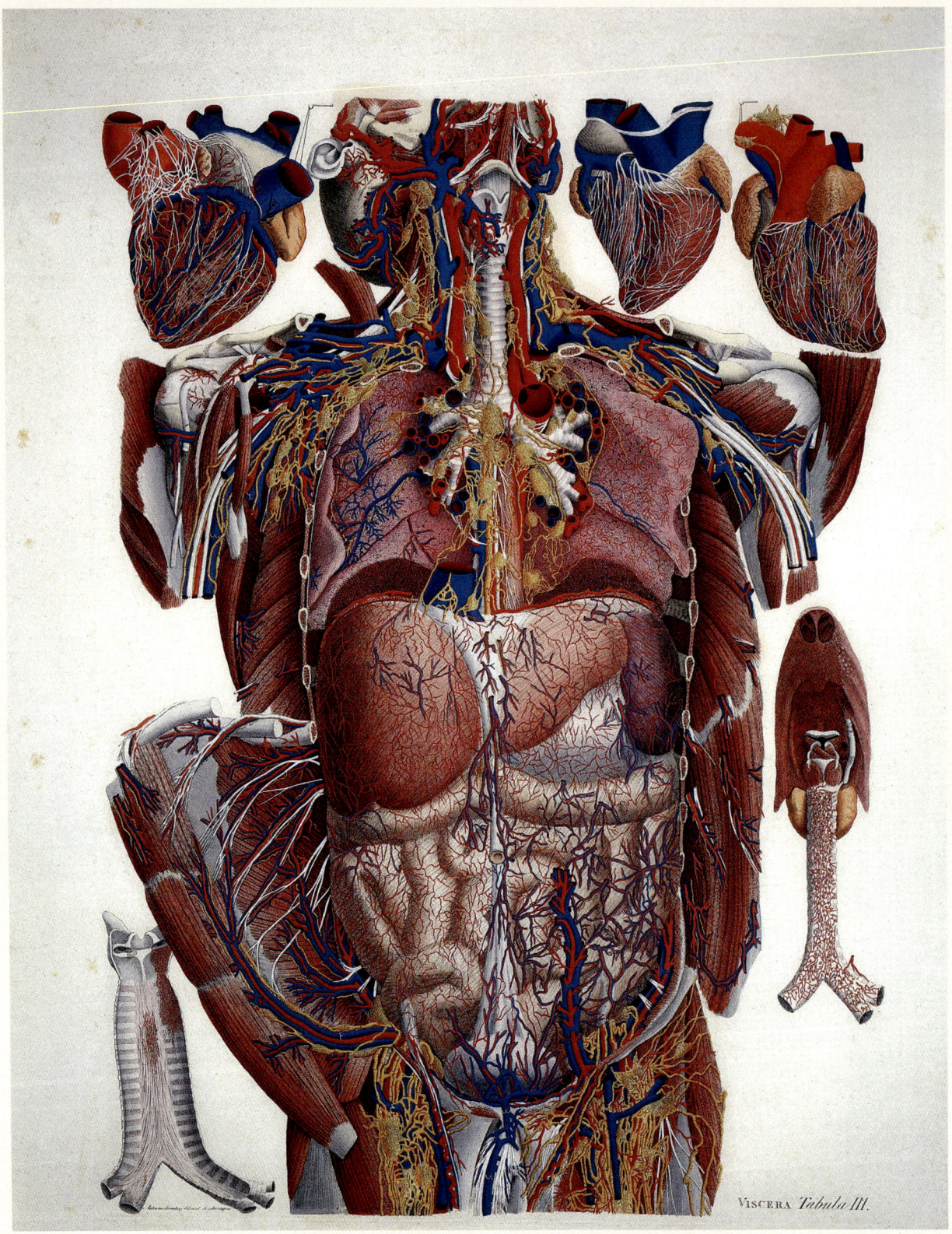

EIN WUNDERWERK

Die »Anatomia universa« des Paolo Mascagni enthält 44 kolorierte Stiche.
Sie zeigen die verschiedene Körperregionen in Lebensgröße – und lassen sich zu einem
anatomischen Gesamtatlas zusammenfügen (19. Jahrhundert)

DIE LEBENSADERN
»Ärzte ohne Anatomie sind Maulwürfen gleich: Sie arbeiten im Dunkeln«,
sagte Friedrich Tiedemann, Direktor des Anatomischen Instituts Heidelberg, der dieses
Schaubild zum Verlauf der Arterien in Auftrag gegeben hat (1822)

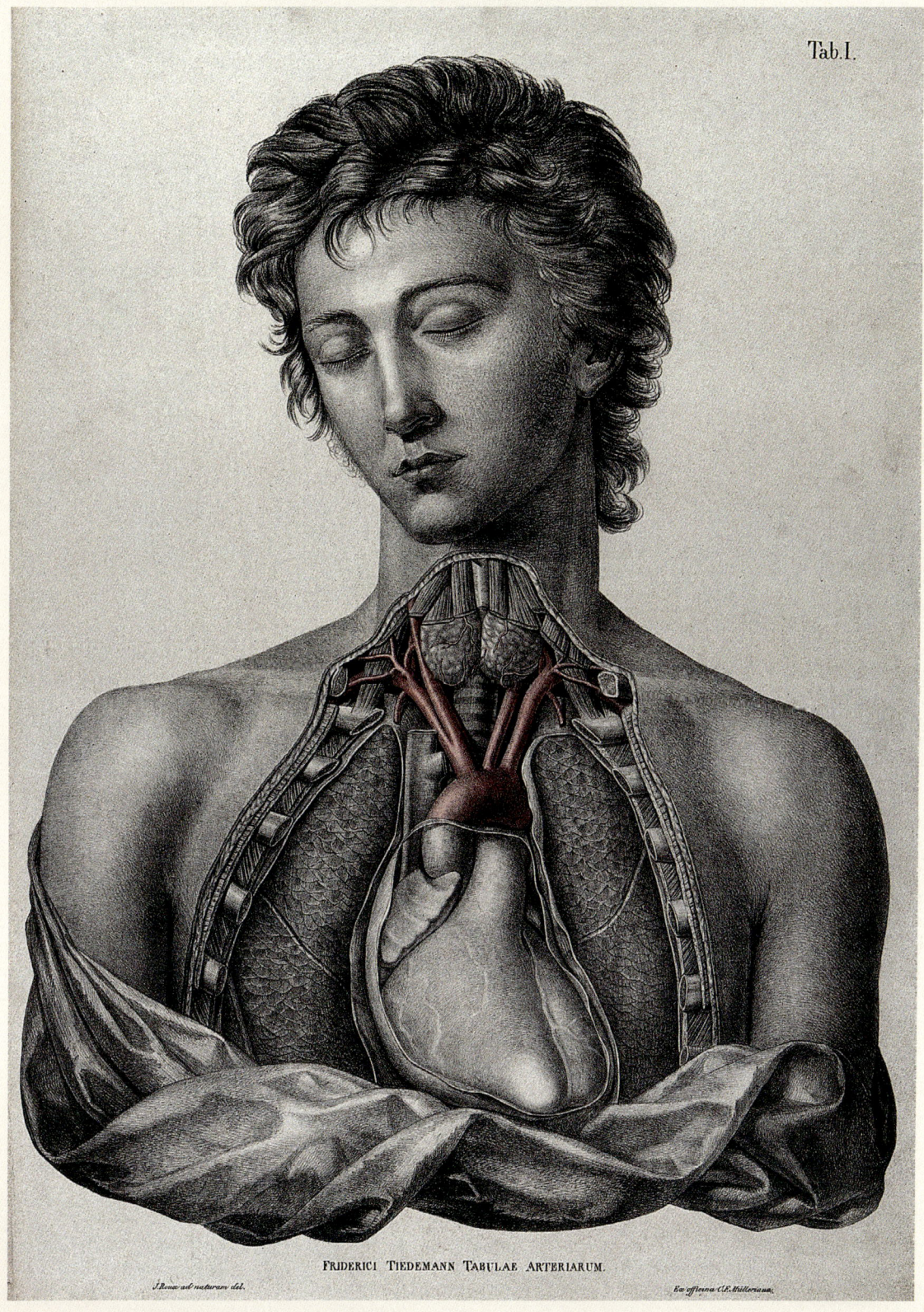

Tab. I.

FRIDERICI TIEDEMANN TABULAE ARTERIARUM.

WUNDEN DES KRIEGES
Was Waffen anrichten können: Darstellung in einem englischen Manuskript (um 1450)

AUS FERNEN KULTUREN
Das Bild aus Tibet zeigt, wo ein Mensch am besten zur Ader gelassen wird und welche Stellen bei der Moxa-Therapie gezielt erwärmt werden (16. Jahrhundert)

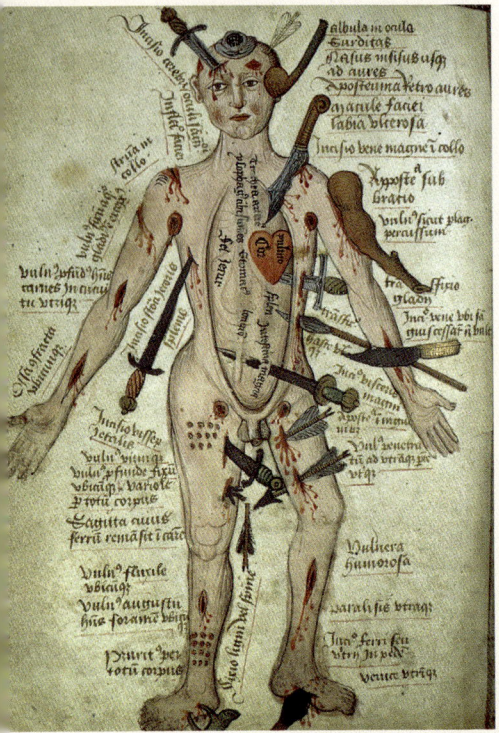

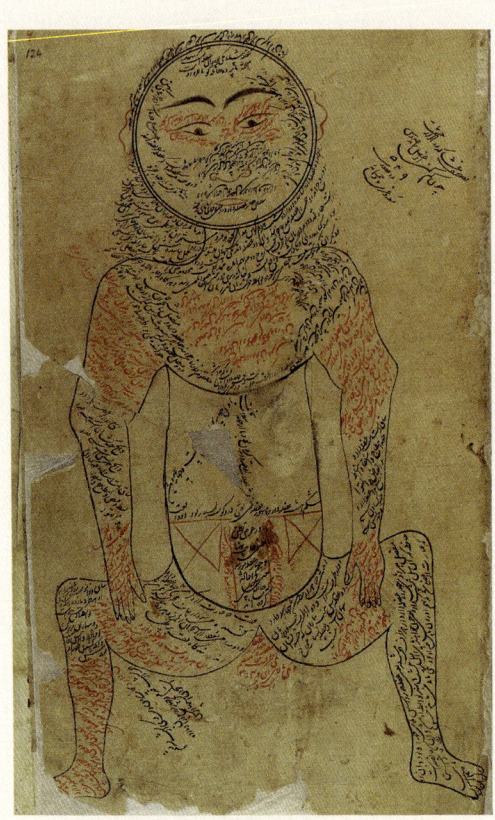

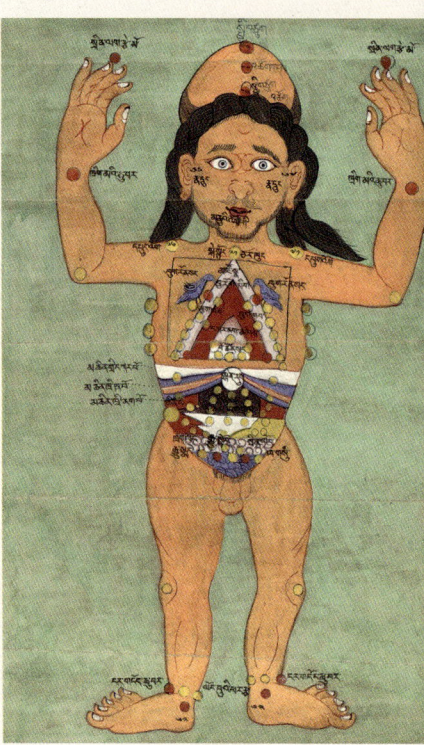

ORTE DER KRAFT
Die Muskeln, wo sie liegen, wie sie funktionieren: Illustration aus dem »Kanon der Medizin« des persischen Gelehrten Avicenna (1632)

Übervater der Heilkunst, vom Sockel. Mit der Renaissance und der Aufklärung beginnt eine neue Epoche auch in der Medizin. In Padua, an Vesalius' Wirkungsstätte, entsteht um 1590 das vermutlich erste anatomische Theater. Studenten aus ganz Europa reisen an, um den Sektionen beizuwohnen. Auch die Öffentlichkeit ist fasziniert, in einer Mischung aus Schaulust, Sensationsgier und Wissensdurst. Vor großem Publikum werden Schädel seziert, Leichen geöffnet. Das anatomische Theater wird zu einem ersten Forum der Populärwissenschaft.

Vesalius inspiriert auch die Künste, die anatomische Illustration wird zu einem eigenen Genre. Zwar hat bereits Leonardo da Vinci (1452–1519) Geniales auf diesem Gebiet geleistet, doch als Ausnahmetalent. Jetzt lässt die enge Zusammenarbeit von Künstlern und Anatomen medizinische Illustrationen von außergewöhnlicher Qualität und in vergleichsweise großer Zahl entstehen. Welche Wirkung sie in den folgenden Jahrhunderten entfalten, veranschaulichen die Abbildungen auf diesen Seiten. Sie zeigen auch, wie andere Kulturen Atlanten vom Inneren des Körpers erschufen.

Zwei Jahrhunderte später veröffentlicht der Schweizer Universalgelehrte Albrecht von Haller (1708–1777), ein heute fast vergessenes Genie der Aufklärung, eine so simple wie bahnbrechende Erkenntnis: Muskeln und Nerven haben unterschiedliche Funktionen. Von Haller ist ein Visionär auf der Suche nach Antworten. Welche Kräfte treiben den Körper an? Gibt es unterschiedliche Typen von Gewebe? In Tierversuchen, systematisch durchgeführt wie nie zuvor, weist er nach: Der Organismus besitzt aktive und reaktive Eigenschaften. Reizt er Muskeln, so ziehen sie sich zusammen, reagieren also mit Bewegung; reizt er Nerven, ist eine Schmerzreaktion zu beobachten •

DIE SCHÖNHEIT DES RÜCKENS

Dieses Bild von Jacques-Fabien Gautier d'Agoty entsteht 1746 am Seziertisch des Anatomen, zeigt also
eigentlich eine Leiche. Doch der Künstler nimmt ihm die akademische Kälte und haucht der Dame wieder Leben ein

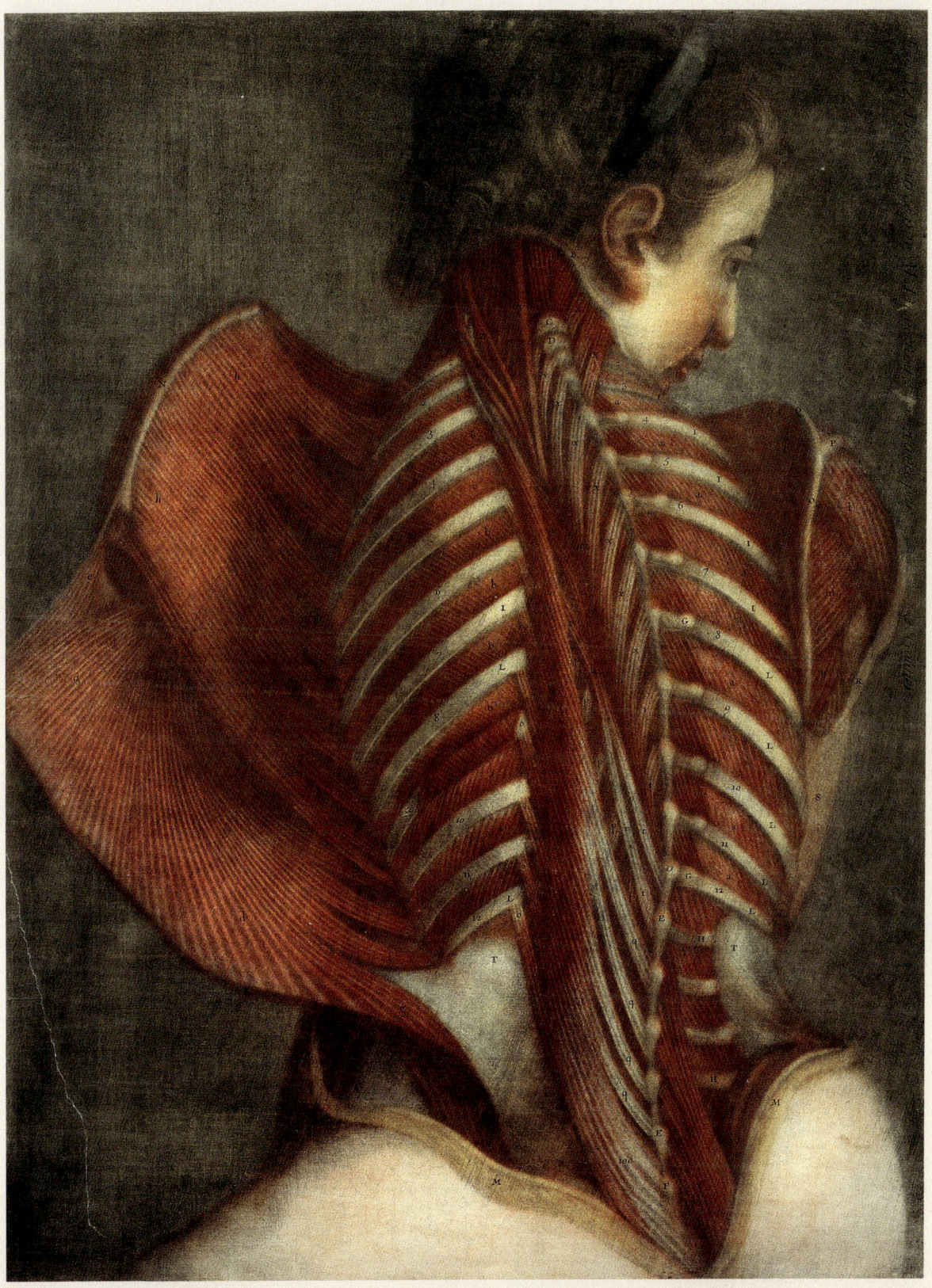

Wie **polierter Reis** zu den **Treibstoffen** des Lebens führte

Casimir Funk und die Entdeckung der Vitamine

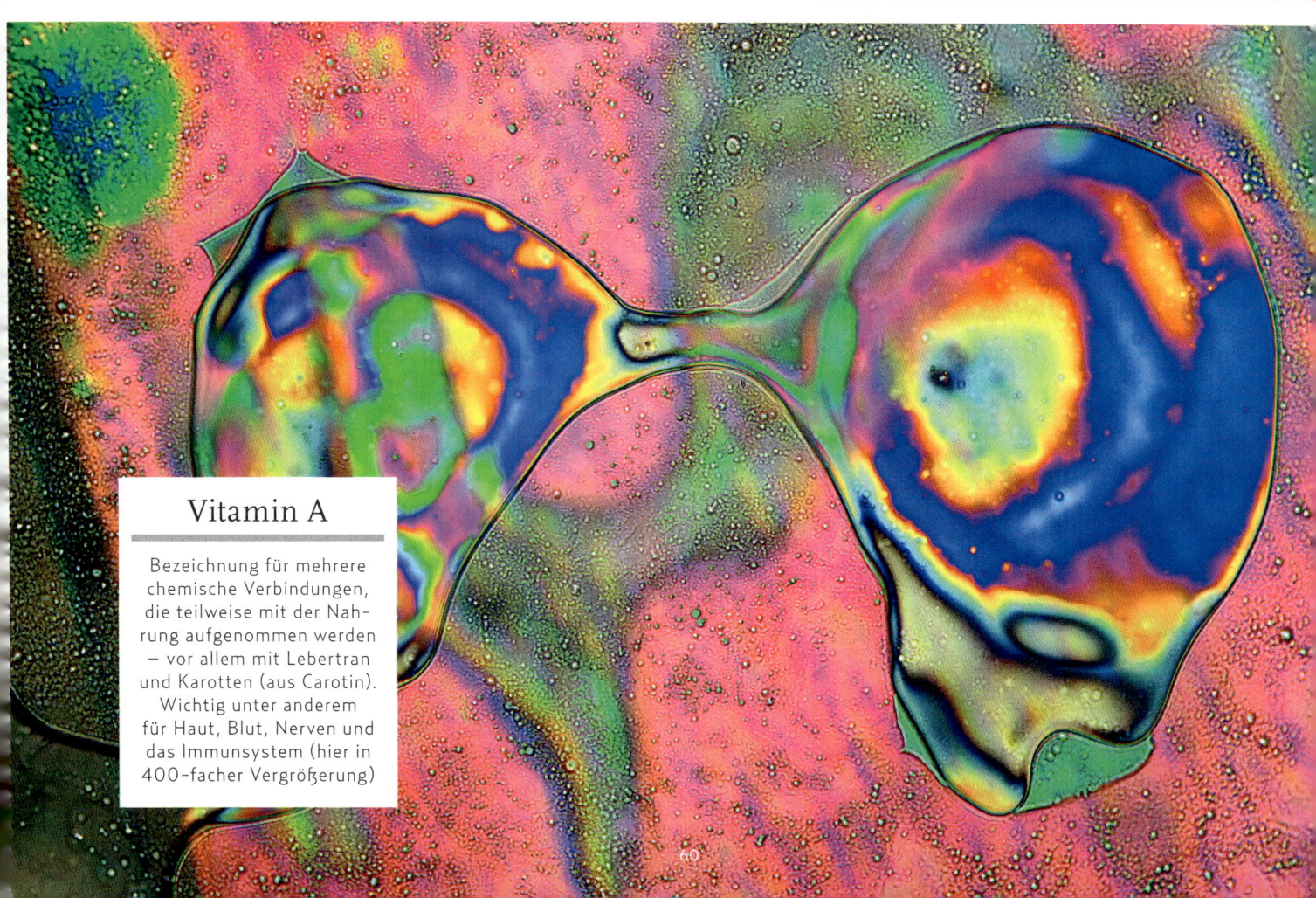

Vitamin A

Bezeichnung für mehrere chemische Verbindungen, die teilweise mit der Nahrung aufgenommen werden – vor allem mit Lebertran und Karotten (aus Carotin). Wichtig unter anderem für Haut, Blut, Nerven und das Immunsystem (hier in 400-facher Vergrößerung)

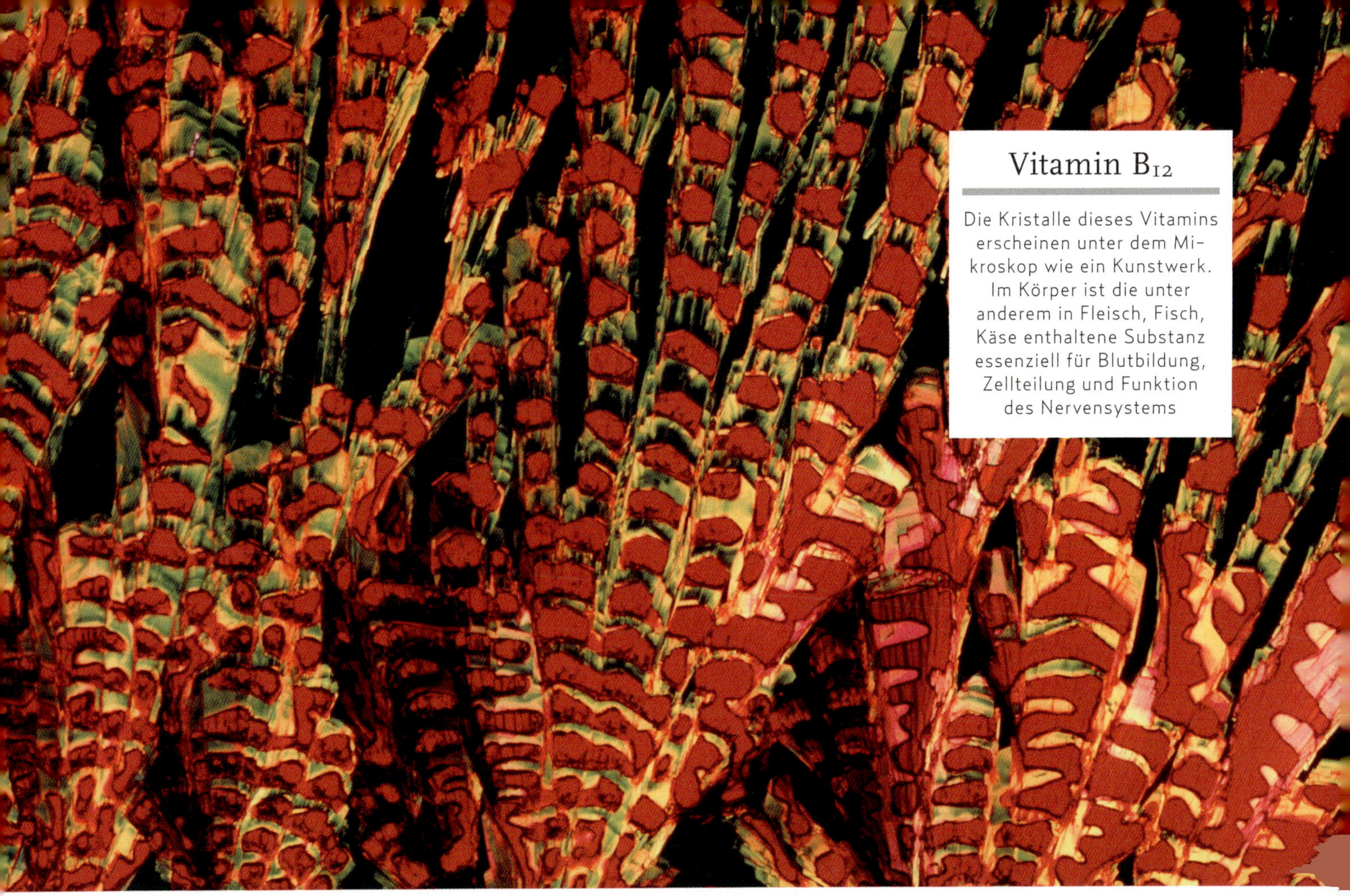

Vitamin B₁₂

Die Kristalle dieses Vitamins erscheinen unter dem Mikroskop wie ein Kunstwerk. Im Körper ist die unter anderem in Fleisch, Fisch, Käse enthaltene Substanz essenziell für Blutbildung, Zellteilung und Funktion des Nervensystems

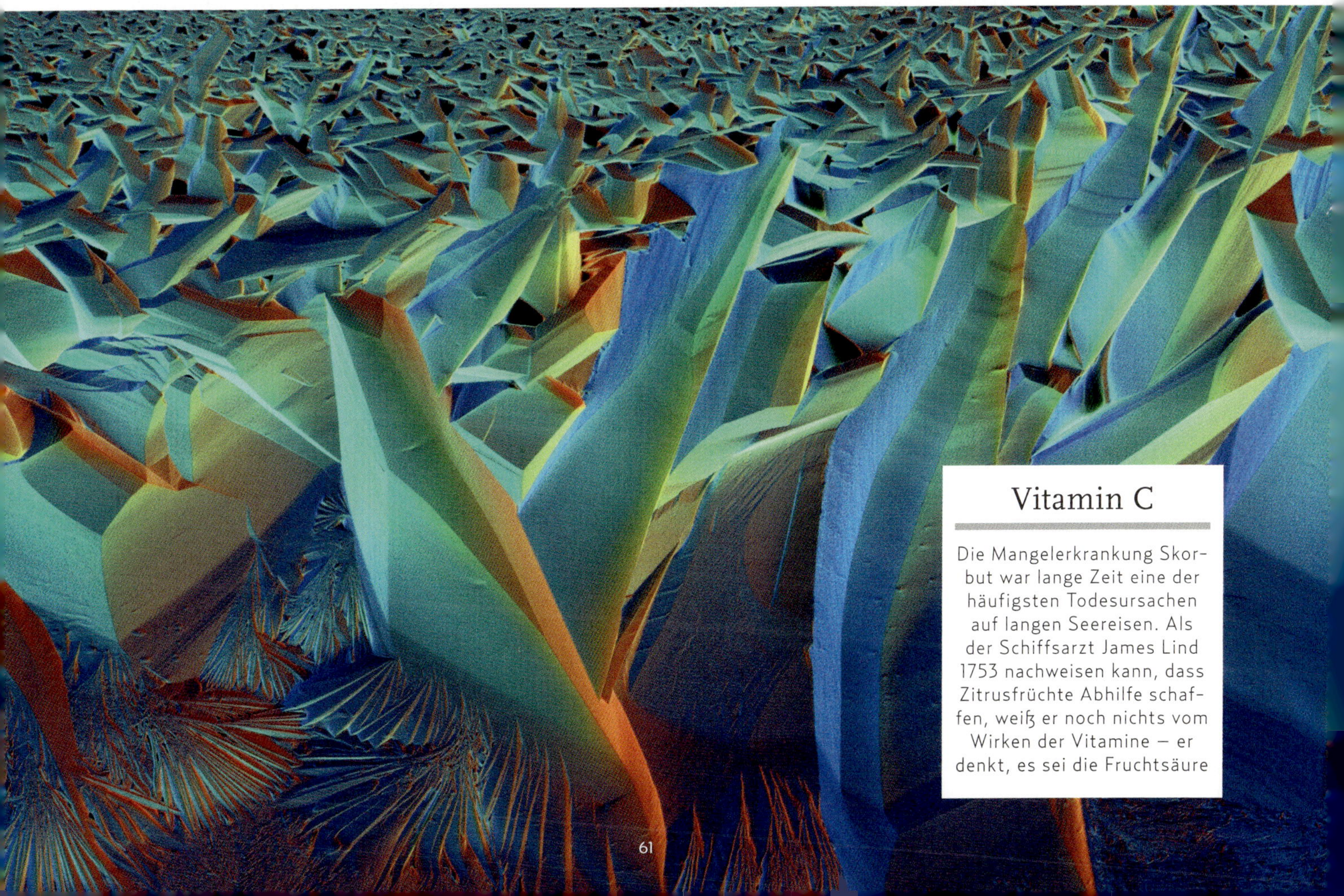

Vitamin C

Die Mangelerkrankung Skorbut war lange Zeit eine der häufigsten Todesursachen auf langen Seereisen. Als der Schiffsarzt James Lind 1753 nachweisen kann, dass Zitrusfrüchte Abhilfe schaffen, weiß er noch nichts vom Wirken der Vitamine – er denkt, es sei die Fruchtsäure

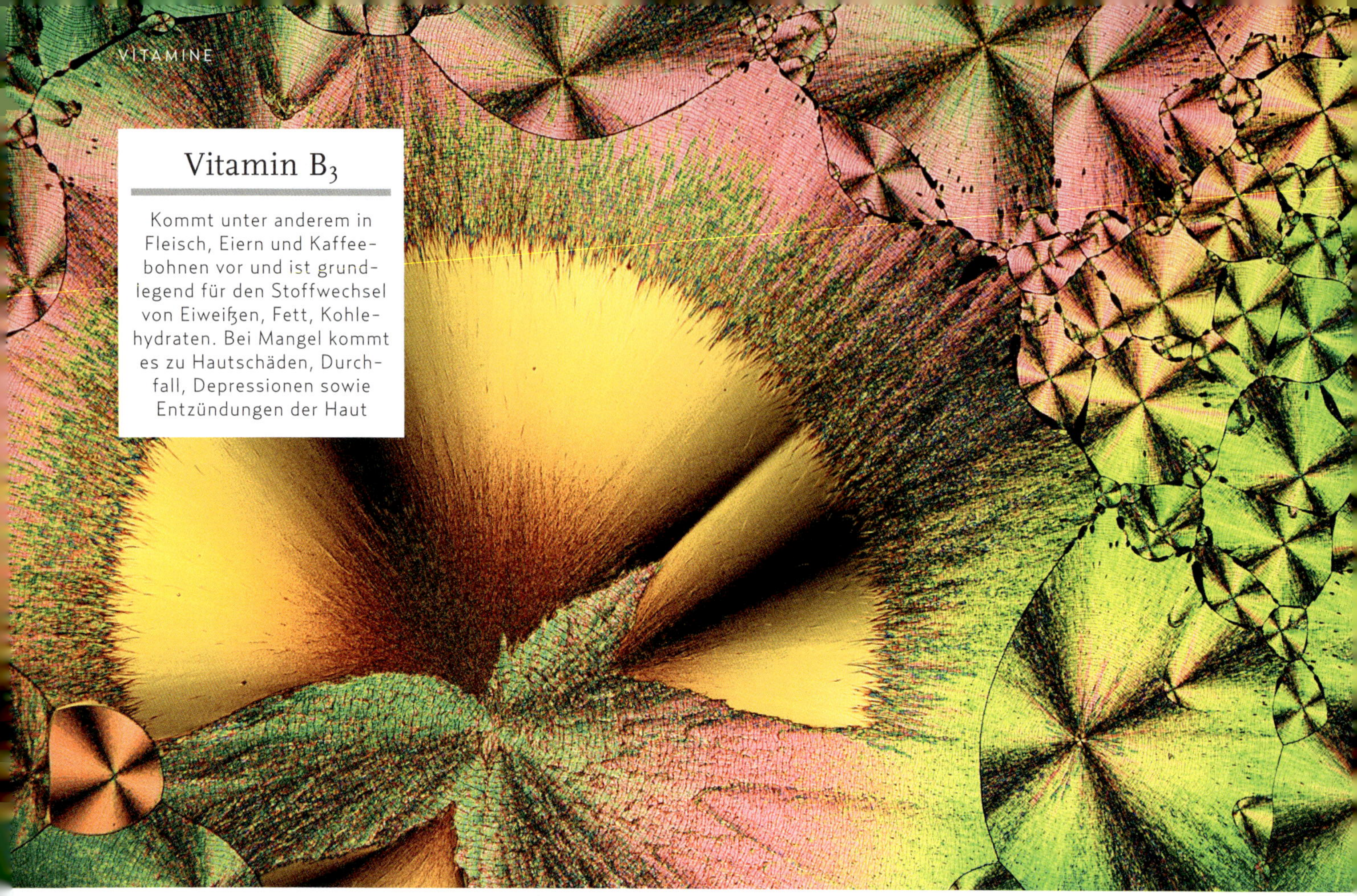

Vitamin B₃

Kommt unter anderem in
Fleisch, Eiern und Kaffee-
bohnen vor und ist grund-
legend für den Stoffwechsel
von Eiweißen, Fett, Kohle-
hydraten. Bei Mangel kommt
es zu Hautschäden, Durch-
fall, Depressionen sowie
Entzündungen der Haut

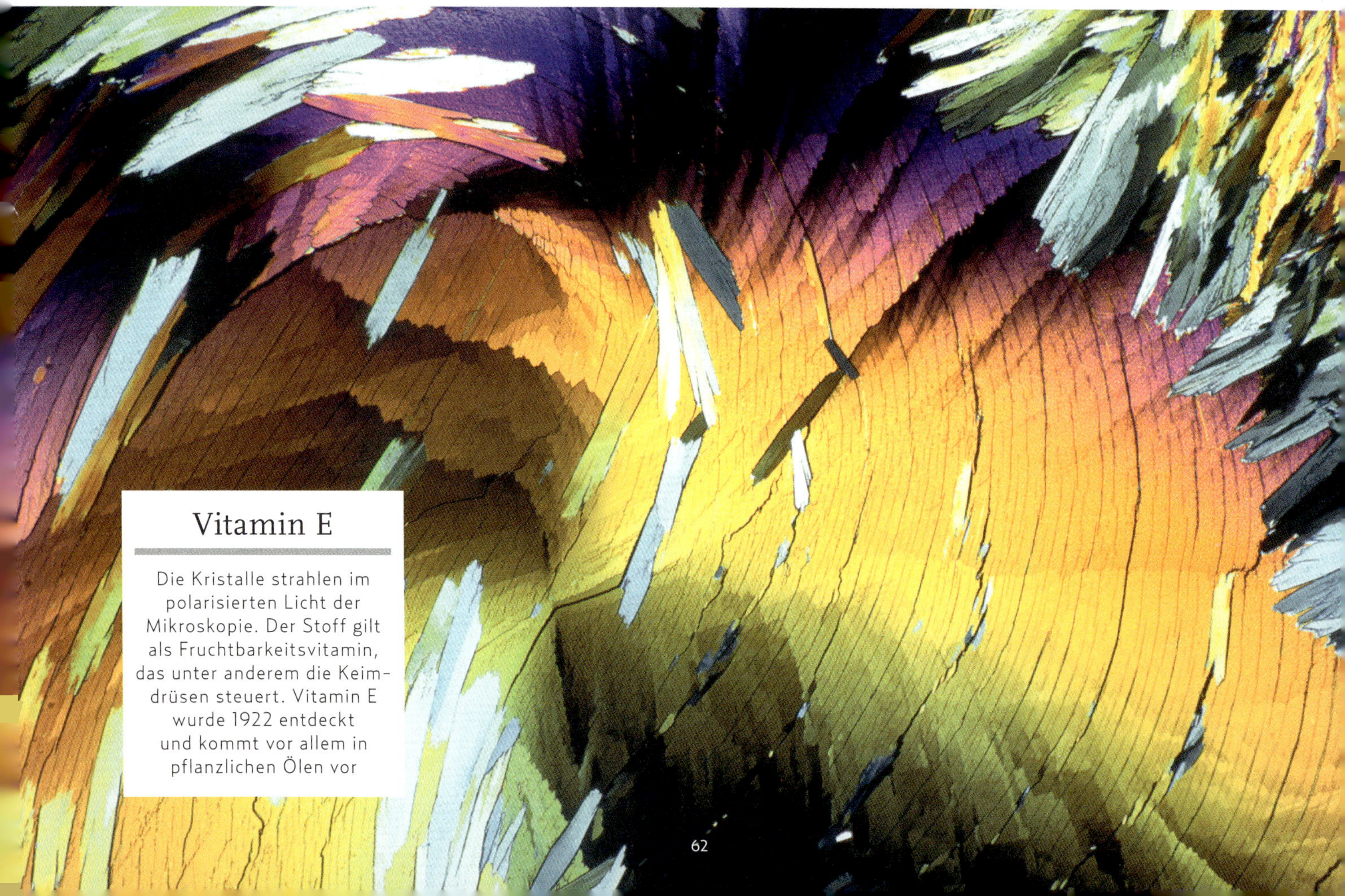

Vitamin E

Die Kristalle strahlen im
polarisierten Licht der
Mikroskopie. Der Stoff gilt
als Fruchtbarkeitsvitamin,
das unter anderem die Keim-
drüsen steuert. Vitamin E
wurde 1922 entdeckt
und kommt vor allem in
pflanzlichen Ölen vor

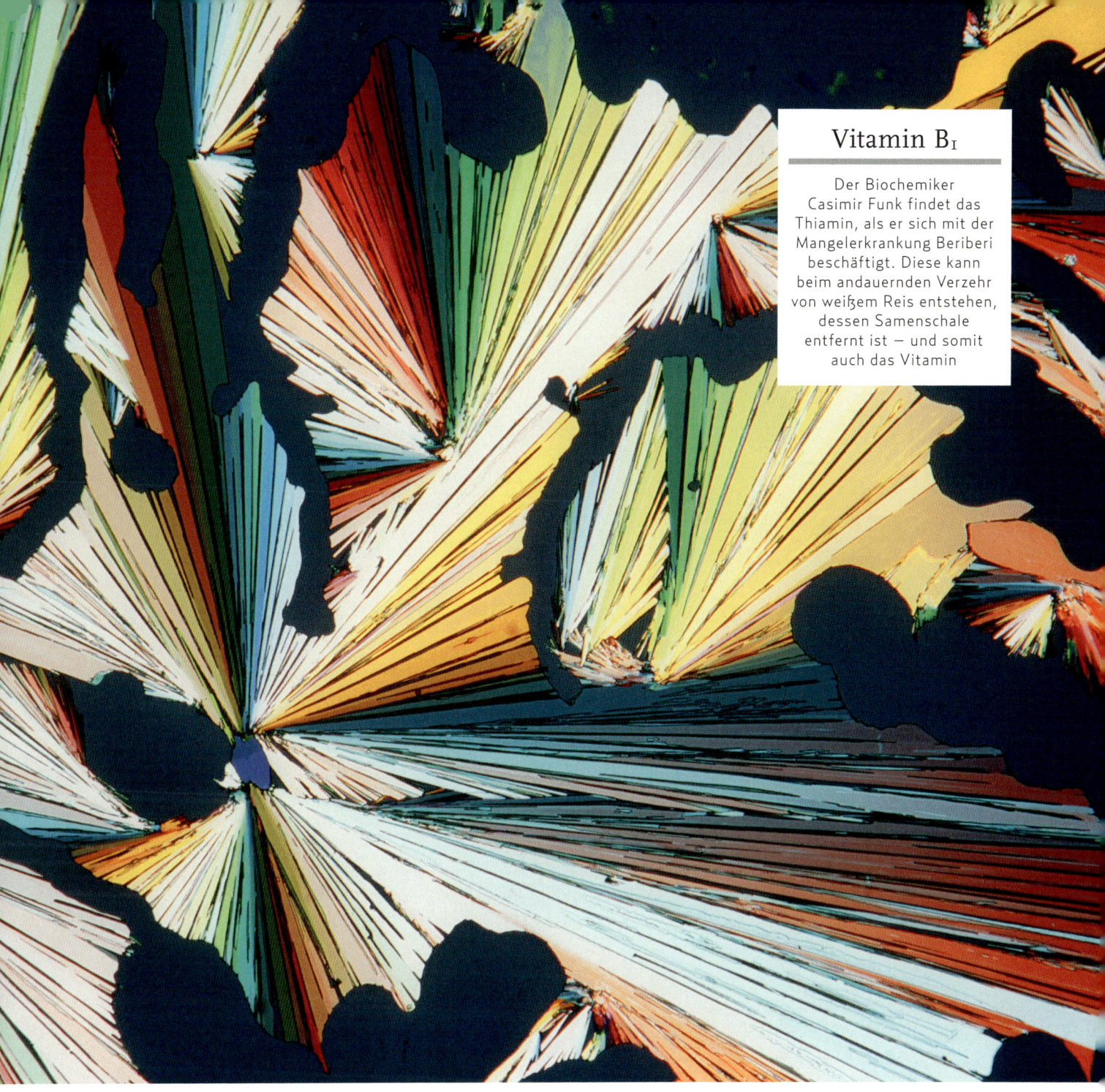

Als zu Beginn des

20. Jahrhunderts in einigen Regionen Asiens Reisschälmaschinen eingeführt werden, treten bei vielen Menschen plötzlich Mangelerkrankungen auf. Wie kann das sein? 1912 löst der polnisch-amerikanische Biochemiker Casimir Funk (1884–1967) das Rätsel. Das Problem liegt in der modernen Technik. In der von den Maschinen entfernten Reiskleie findet Funk einen Stoff, der für den Organismus wichtig ist, um Nährstoffe zu verarbeiten: das Vitamin B$_I$, auch Thiamin genannt.

Bis 1941 werden alle 13 für den Menschen essenziellen bekannten Vitamine entdeckt: lebensnotwendige Stoffe, die an vielen Reaktionen des menschlichen Körpers beteiligt sind und dem Organismus von außen zugeführt werden müssen. Sie sind von unschätzbarem Wert – werden zuweilen aber überschätzt. So löste Linus Pauling, Träger des Chemie- wie auch des Friedensnobelpreises, 1968 mit seiner These von der Heilkraft hoch dosierter Vitamingaben und vor allem von Vitamin C eine bis heute geführte Debatte aus. Sind Nahrungsergänzungsmittel tatsächlich sinnvoll? Studien deuten eher darauf hin: Massive Vitamingaben schaden unter Umständen mehr, als dass sie nützen. Wie auch immer – unter dem Mikroskop betrachtet, sind Vitaminkristalle faszinierend schön .

Der grausame Zug der Cholera

Ein Bakterium wandert um die Welt und tötet Zehntausende. Schließlich kommt ein Arzt ihm in **detektivischer Kleinarbeit** auf die Spur

Im Juli 1832 ist New York eine Stadt in Angst. Mehr noch: in Panik! Auf den Ausfallstraßen drängen überfüllte Postkutschen hochbeladene Droschken ab, Reiter preschen vorbei, die Gesichter von Panik gezeichnet. Geschrei und Chaos. Raus, nur raus aus der Stadt!

Ein nie da gewesener, ein Furcht einflößender Krankheitserreger ist über die Stadt gekommen. Die bessergestellten Bürger flüchten sich aufs Land, die Ärmeren müssen in ihren Häusern bleiben. Gespenstische Stille liegt über dem Broadway.

Die Cholera hat es über den Atlantik geschafft. Mehr als 3500 Menschenleben wird sie allein in New York fordern. Doch woher kommt sie? Wie gelingt ihr der todbringende Siegeszug um den Globus?

Es beginnt wohl 1817 in Indien. Als regionales Phänomen ist die Cholera lange bekannt, eine Infektionskrankheit vorwiegend des Dünndarms. Er führt zu starkem Brechdurchfall und großem Flüssigkeitsverlust.

Dass die Seuche sich zur Pandemie auswachsen kann, hat wohl mit Klimaschwankungen zu tun, ausgelöst durch

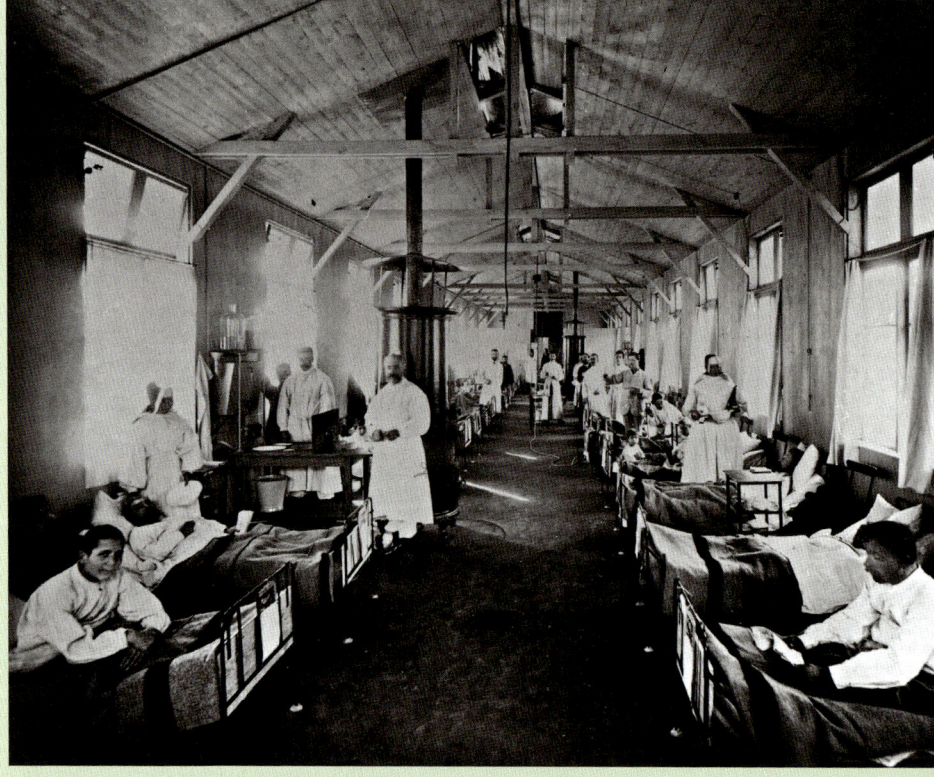

Eine Cholera-Baracke in Hamburg, Sommer 1892. Die Seuche konnte erneut ihre zerstörerische Kraft zeigen — obwohl ihr Zusammenhang mit der Hygienesituation längst klar war. Die Stadt ignorierte ihn. 8605 Menschen starben

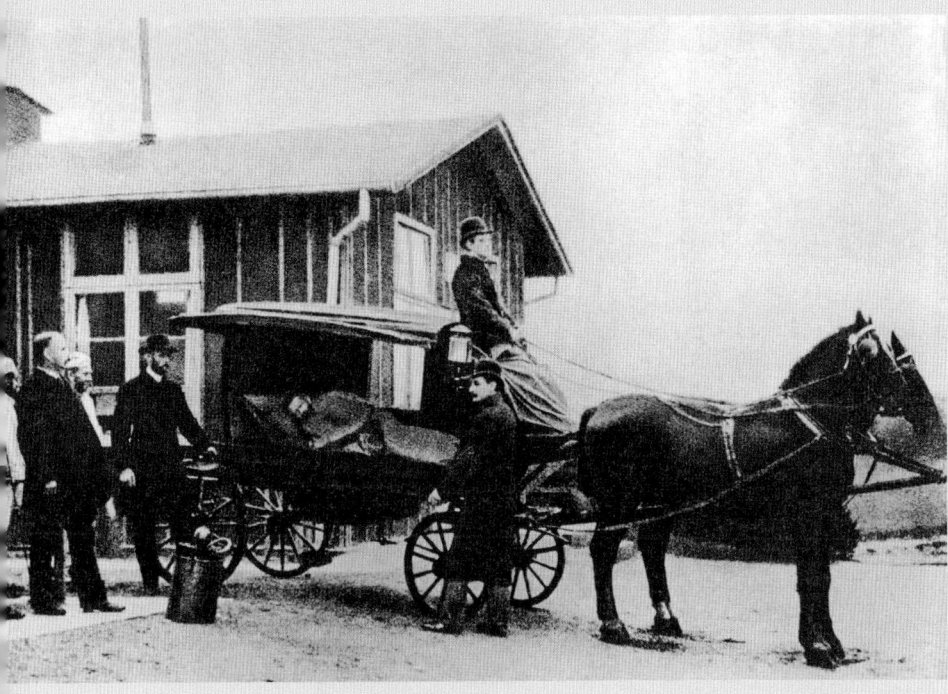

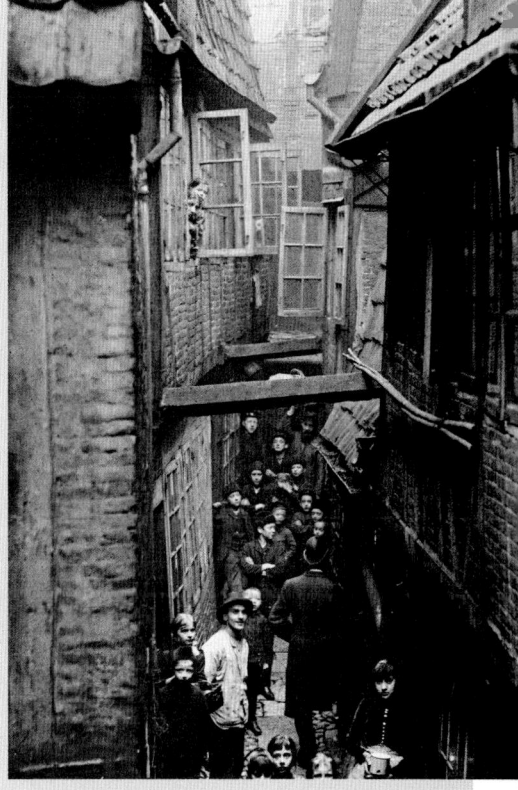

Mit Pferdewagen wurden die Erkrankten in Hamburg zu Quarantäne-Stationen gebracht. Auch die Totengräber waren im Dauereinsatz

Fatal waren die Lebensbedingungen. Im Gängeviertel hausten die Menschen dicht gedrängt, das Trinkwasser wurde ungefiltert der Elbe entnommen

den gewaltigen Ausbruch des Vulkans Tambora auf der indonesischen Insel Sumbawa. Für Monate ist die Sonne verfinstert, es kommt zu Ernteausfällen, in weiten Teilen der Erde leiden die Menschen Hunger.

Mit anhaltenden Unwettern in Indien stürzen die Temperaturen, kühlt das Wasser im Golf von Bengalen ab, wo das Bakterium *Vibrio cholerae* heimisch ist. Das Wetterchaos schafft neue Daseinsbedingungen für den Erreger. Und es schwächt die Widerstandskraft der Menschen. Sie sind ausgehungert, anfälliger für Krankheiten. In großer Zahl machen sie sich auf den Weg, fort aus den Elendszonen. Die Katastrophenflüchtlinge tragen den Erreger aus dem Gangestal.

Sein weiterer Weg in die Welt ist genau dokumentiert: Mit britischen Kolonialtruppen gelangt die Cholera nach Nepal und Afghanistan, breitet sich vom Kaspischen Meer die Wolga hinauf bis ins Baltikum aus. In Europa und Nordamerika, wo das Bakterium in den übervölkerten Slums der boomenden Städte ideale Bedingungen findet, kommt die Cholera zu Beginn der 1830er Jahre an.

In Berlin fordert sie 1500 Menschenleben, in Paris 18500. Jeden kann sie hier treffen. Auch der Philosoph Georg Wilhelm Friedrich Hegel stirbt an ihr.

Von den Seehäfen aus reist *Vibrio cholerae* in die Neue Welt. Währenddessen läuft die fieberhafte Suche nach dem Erreger. Seit dem ausgehenden Mittelalter gibt es zwei Theorien über die Ausbreitung von Seuchen: Übertragung durch Ausdünstungen („Miasmen") oder durch die Berührung von Kranken. Doch keine dieser Annahmen kann die Cholera Epidemien erklären. Die Medizin ist ratlos, findet kein Mittel gegen diese Geißel.

Erstmals beschrieben wird der Erreger 1854 durch den italienischen Anatomen Filippo Pacini. Im selben Jahr, während der Cholera-Epidemie in London, die 10 655 Todesopfer fordert, kommt der britische Arzt John Snow dem Erreger in detektivischer Kleinarbeit auf die Spur. Snow zeichnet die Epidemiefälle in einer Karte ein, kann die Ausbreitung rekonstruieren – und erkennt eine Trinkwasserpumpe im Stadtteil Soho als Ansteckungsherd. Es ist das Jahr, von dem an unsere Städte ihr Aussehen verändern. Denn Snow erkennt, dass die Cholera durch lebende Organismen hervorgerufen wird. Genauer: von Bakterien. Und zwar in verschmutztem Trinkwasser.

Nachdem klar ist, dass die hygienischen Verhältnisse schuld sind an all den vielen Toten, werden Elendsquartiere saniert, werden Trinkwasserversorgung und Gesundheitspolitik zu öffentlichen Aufgaben. Der Dreck fließt nicht weiter durch die Straßen in die Flüsse, aus denen das Trinkwasser stammt; New York, London, Hamburg (wo noch im heißen Sommer 1892 besonders in Elendsvierteln mehr als 8600 Menschen an der Cholera starben) errichten ihre großen Abwassernetze. Die Seuche hat Krankheit und Tod über die Menschheit gebracht, der Sieg über sie modernisiert unsere Städte. Doch anderswo, oft in ärmeren Ländern, ist die Krankheit noch immer aktiv .

Vom Dunkel ins *Licht*

Der graue Star wird bei uns seit Langem behandelt, nicht aber in vielen armen Ländern. Ein Hilfsprojekt in Indien *schenkt Blinden das Augenlicht.* Wenige Minuten nur dauert die Operation, die ein Leben in Dunkelheit beendet. Zugleich erfahren die Forscher, wie der Mensch das Sehen lernt

Text: Alexander Krex
Fotos: Helena Schätzle

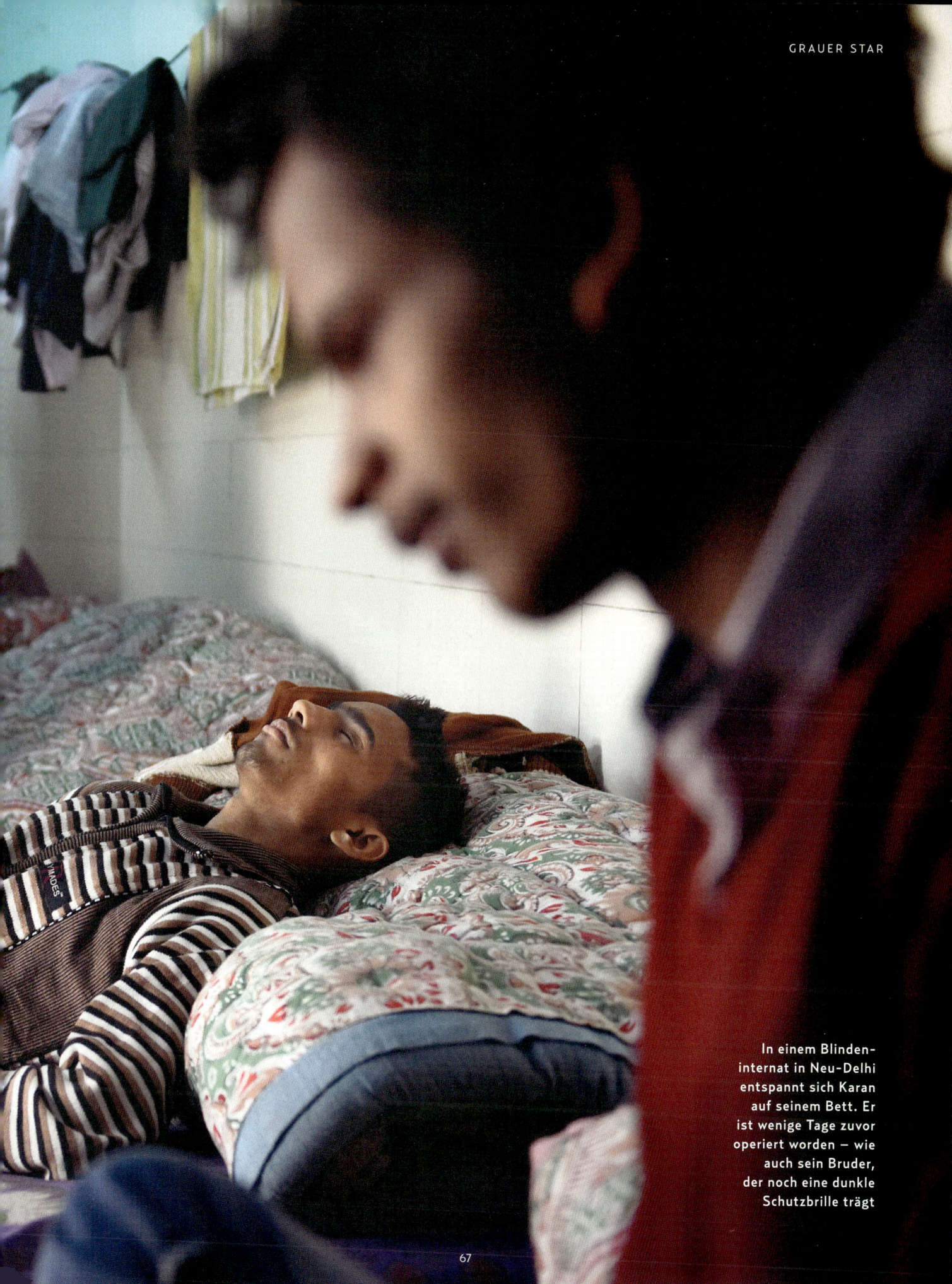

In einem Blinden-internat in Neu-Delhi entspannt sich Karan auf seinem Bett. Er ist wenige Tage zuvor operiert worden – wie auch sein Bruder, der noch eine dunkle Schutzbrille trägt

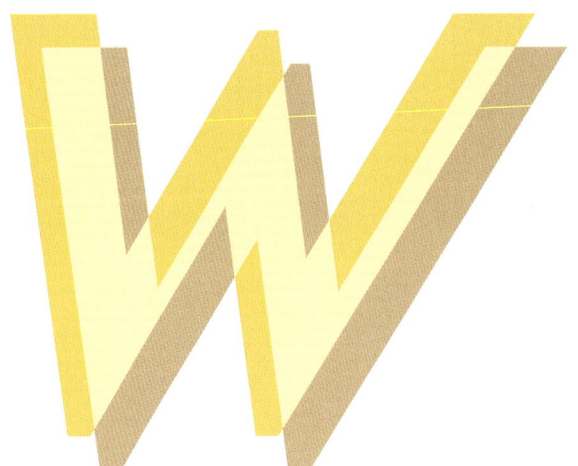

Wenn der Arzt den Blinden die Augenbinde abnimmt, das Licht auf ihre Netzhaut fällt und die Welt erst als Ahnung, als heller Blitz oder tanzende Farben auftaucht, wird es oft ganz still. Ein junger Mann etwa, er sitzt auf einem Stuhl, blinzelt nur und rührt sich kaum, neigt bloß leicht den Kopf. Sofern man überhaupt etwas in seinem Blick erkennt, dann: Überforderung. Freude oder Dank, sagt Pawan Sinha, das komme meist viel später, nach Monaten und Jahren. Die Patienten müssen das ja erst noch lernen: sehen.

Im Jahr 2005 gründete Sinha, Professor für Neurowissenschaften am Massachusetts Institute of Technology in den USA, das Project Prakash. Eine Hilfsorganisation, die blinden Kindern und Jugendlichen in Sinhas Heimatland Indien ihr Augenlicht schenken möchte – und Forschern die einzigartige Möglichkeit gibt, zu verstehen, wie der Mensch das Sehen lernt. Zweimal im Jahr kommt Pawan Sinha selbst nach Neu-Delhi. Er hält Vorträge, spricht mit Mitarbeitern, dreht Videos, um die Momente des Augenöffnens festzuhalten, die ersten Orientierungsversuche. Magische Momente seien das, sagt er. Er sagt auch: „Jedes heilbare blinde Kind sollte geheilt werden."

Ein wahnwitziges Vorhaben, ein unmögliches vielleicht.

Sinha steht im Innenhof des Dr. Shroff's Charity Eye Hospital, einer Augenklinik in Neu-Delhi, und schaut empor zu den Wandelgängen. Kinder und junge Erwachsene mit dunklen Sonnenbrillen laufen dort entlang, manche haben die Augenoperation erst seit wenigen Tagen hinter sich.

Die Krankheit, an der die meisten Patienten litten, war mit bloßem Auge erkennbar: Weißliche Schlieren trübten ihre Linse ein, verhinderten so, dass Licht hindurchfiel und die Netzhaut erreichte.

Der graue Star ist eine Volkskrankheit, von den knapp 40 Millionen Blinden auf Erden leidet etwa die Hälfte daran, oft ist er eine Alterserscheinung. Manchmal aber ist der graue Star angeboren – wegen eines Gendefekts zum Beispiel oder einer

Manche Eltern lassen

ihre blinden Kinder

von Scharlatanen

mit glühenden Eisen

behandeln

Virusinfektion der Mutter während der Schwangerschaft.

In Deutschland gehört die Operation im Erwachsenenalter zum häufigsten Eingriff am menschlichen Körper. Erkrankte Kinder werden hier bereits in den ersten Monaten nach der Geburt operiert. In Schwellen- und Entwicklungsländern wie Indien werden sie oft nicht behandelt. Die meisten der Kinder leben auf dem Land, fast alle sind arm.

In dörflichen Gegenden, wo schon eine Brille als Makel zählt, gelten Blinde oft als verflucht. Manche Eltern lassen ihre Kinder von Scharlatanen behandeln, die versuchen, sie mit glühenden Eisen von „Dämonen" zu befreien. Mitarbeiter des Project Prakash suchen Familien deshalb in ihren Dörfern auf und bieten an, Kinder kostenlos zu behandeln.

Karan etwa, ein schlanker Teenager, sitzt auf seinem Bett im ersten Stock der Augenklinik und findet keine Antwort auf die Frage, wie er sich fühlt, sechs Tage nach der Operation. Nestelt am Pflaster auf seiner Hand, gerade wurde die Kanüle gezogen. Ein roter Fleck im Weiß seiner Augen ist alles, was an den Eingriff erinnert.

Karan ist der Sohn eines Bauern, seit seiner Geburt konnte er nur hell und dunkel unterscheiden. Gemeinsam mit seinem Bruder, der ebenfalls erkrankt ist, wohnt er in einem Blindenheim in Neu-Delhi mit angeschlossener Schule. Das Schulgeld wird vom indischen Staat bezuschusst. Karan besitzt nichts außer ein paar Kleidungsstücken und einem Schläger, um Blinden-Cricket zu spielen.

Die Operation, die seine Zukunft ändern soll, war vergleichsweise simpel. Ein Chirurg öffnete Karans Augapfel mit winzigen Schnitten, zerteilte die trübe Linse, saugte sie ab und setzte eine künstliche Linse aus Acryl ein. Etwa 20 Minuten

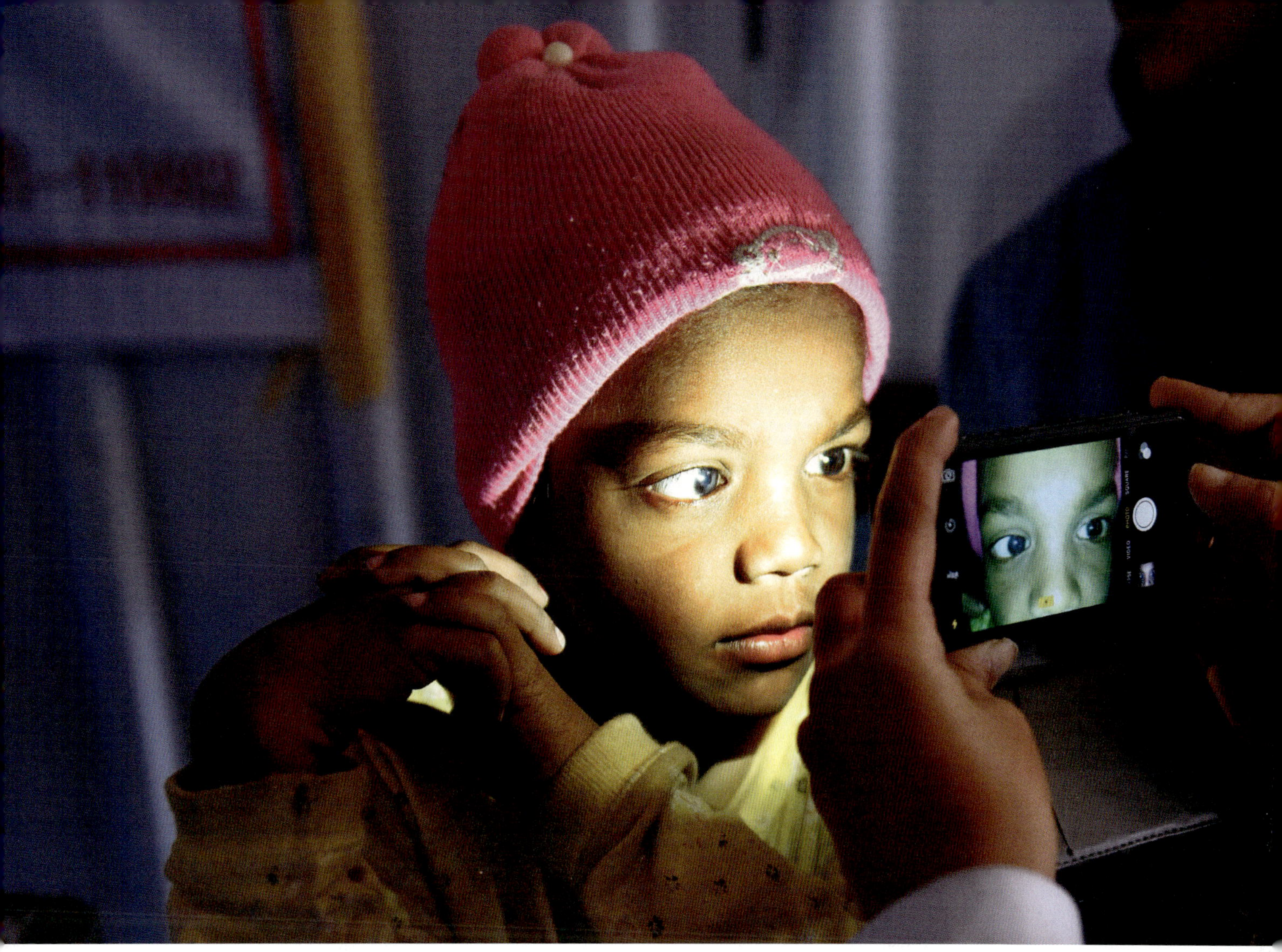

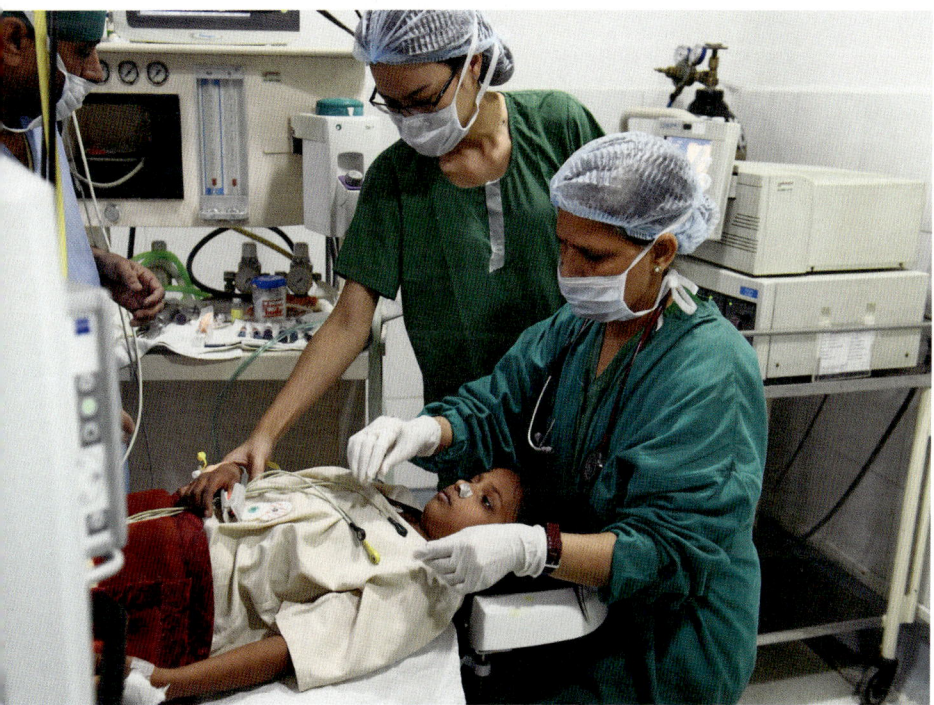

In einer Notunterkunft fotografiert ein Arzt einen obdachlosen Jungen. Später will er sich mit Kollegen beraten, ob das Kind an einer Augenkrankheit leidet

Im Charity Eye Hospital in Neu-Delhi wird die zehnjährige Kaminidevi untersucht. Sie hofft, bald die Welt um sie herum sehen zu können

69

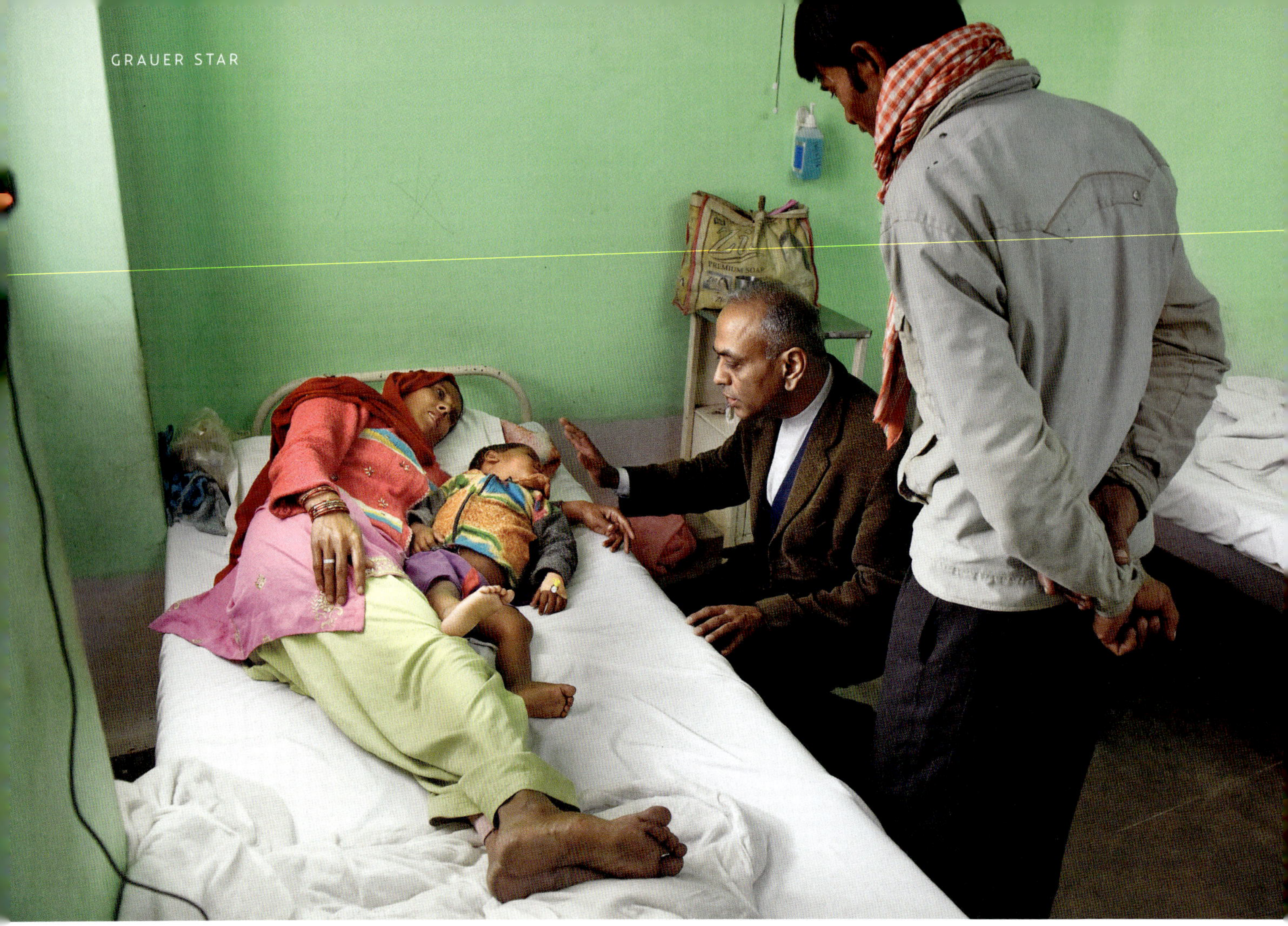

Der Neurowissenschaftler Pawan Sinha (Mitte) gründete das Hilfsprojekt Prakash. Hier sitzt er vor einem schwer sehbehinderten Kind, das seiner Hand kaum folgen kann. Es soll in wenigen Tagen operiert werden

Operationszeit, um die Blindheit zu beenden. So die Hoffnung – und das Problem.

Denn Karans Gehirn hat nie gelernt, jene Signale zu verarbeiten, die es dank der Operation von den Augen empfängt. In gewisser Weise ist ein blind geborener Mensch, der nach einem Eingriff sehen lernt, einem Neugeborenen ähnlich, das erstmals die Augen aufschlägt.

Bei beiden trifft Licht durch die Pupille auf die Linse, wird gebrochen und gelangt so in Bündeln auf die Netzhaut. Dort erregt es Millionen von Sinneszellen, Stäbchen und Zapfen, die Lichtreize in die Sprache der Nervenzellen übersetzen, als neuronale Impulse. Schon hier wird eine erste Auswahl darüber getroffen, was wir sehen und was nicht. Über die Sehbahn gelangen die Informationen schließlich bis in die Sehrinde im Großhirn. Erst

dort entsteht das eigentliche Bild unserer Umwelt. Hunderttausende Impulse beider Augen müssen dafür sortiert, gewichtet und zugeordnet werden.

Am Ende bildet sich ein System, mit dem wir Millionen Farbabstufungen unterscheiden können, mit dem wir imstande sind, Formen, Bewegungen, Objekte, Personen und Helligkeitsunterschiede wahrzunehmen; ein System, mit dem wir die Sterne am Himmel, aber auch ein Haar auf unserer Haut erkennen können.

Die Fähigkeit, zu sehen, gleicht einem Wunder. Säuglinge erlernen diese Fähigkeit so gut, weil ihr Gehirn hochplastisch ist, also in der Lage, seine Anatomie und Funktion effektiv zu verändern. Dafür spannt es nach der Geburt ein Netz aus Abermillionen neuronaler Verbindungen zwischen den verschiedenen Hirnrealen

auf; Bereiche spezialisieren sich, stimmen sich aufeinander ab, und nutzlose Verknüpfungen werden beseitigt.

Schritt für Schritt erlernt ein Säugling so, die Informationen aus der Netzhaut zu verarbeiten. Sieht er nach der Geburt oft nur wenige Zentimeter weit scharf, verändert sich sein Blick auf die Welt innerhalb des ersten Lebensjahres rasant; das Kind beginnt Objekte und Gesichter zuzuordnen und auf Bewegungen gezielt zu reagieren.

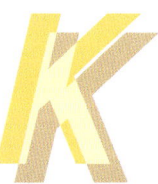

Kann das Gehirn des Jungen Karan diese Meisterleistung noch vollbringen? Können Bereiche seines Gehirns, die niemals

Sehinformationen auszuwerten gelernt haben, jetzt noch anspringen? Ist dies möglich: ein Wunder nachzuholen? Der Neurowissenschaftler Pawan Sinha sagt Ja.

Es ist schwer zu erforschen, wie der Mensch das Sehen lernt, weil oft die passenden Versuchspersonen fehlen. Säuglinge liegen in der MRT-Röhre nicht still, noch können sie erzählen, was sie sehen und was nicht.

In den 1960er Jahren behalfen sich die Mediziner Torsten Wiesel und David Hubel deshalb mit Katzenjungen. Direkt nach der Geburt vernähten sie den Tieren die Augen. Mit Messverfahren konnten die Wissenschaftler nachweisen, dass die Katzenhirne daraufhin Zellen und neuronale Verbindungen, die für das Sehen von Bedeutung sind, nicht ausbildeten.

Ein Defekt, der kaum rückgängig zu machen war: Als Hubel und Wiesel den Tieren nach drei Monaten die Augen wieder öffneten, erholte sich das Hirn zwar geringfügig, die Katzen konnten aber selbst ein Jahr später noch nicht richtig sehen.

Schritt für Schritt
lernt ein Baby,
visuelle Eindrücke zu verarbeiten.
Können Erwachsene
das nachholen?

Die Schlussfolgerung war klar: Es gibt eine „sensible Phase" dafür, Sehen zu lernen. Kommen in den ersten Monaten nach der Geburt keine Signale aus dem Auge im Gehirn an, schließt sich das Fenster auf die Welt nach und nach.

Aufgrund dieser Lehrmeinung, sagt Pawan Sinha, hätten in Indien manche Ärzte Patienten abgewiesen, die um eine Operation baten. Ein Fehler, wie er glaubt: Die Ergebnisse der Katzenversuche seien

voreilig auf den Menschen übertragen worden.

Deshalb sei nicht nur blinden Kindern die Hilfe verwehrt worden – indische Ärzte verkannten auch, welche Schätze für die Wissenschaft sie nach Hause schickten: Menschen, blind geboren und nicht direkt nach der Geburt operiert – Patienten, die es in der westlichen Welt kaum gibt. Pawan Sinhas Project Prakash war eine der ersten Organisationen, die diesen Schatz zu heben begannen.

Was siehst du, Karan? Die Hand vor deinen Augen? Deinen Bruder, gleich neben dir? Das Pflaster auf deiner Hand? „Drei Meter", antwortet Karan leise. In diesem Radius erkenne er schon Dinge. Er läuft über die Krankenhausgänge, sein Schritt scheint fester als die Tage zuvor.

Pawan Sinha sagt, die Genesung der Kinder im Project Prakash schreite in einer wiedererkennbaren Abfolge voran:

In der Klinik wartet Farhana (links) zusammen mit Angehörigen auf ihre Nachuntersuchung. Wie ihre Schwester wurde sie sechs Jahre zuvor operiert. An ihrem Schicksal ändert das nichts: Ihr Vater will sie verheiraten

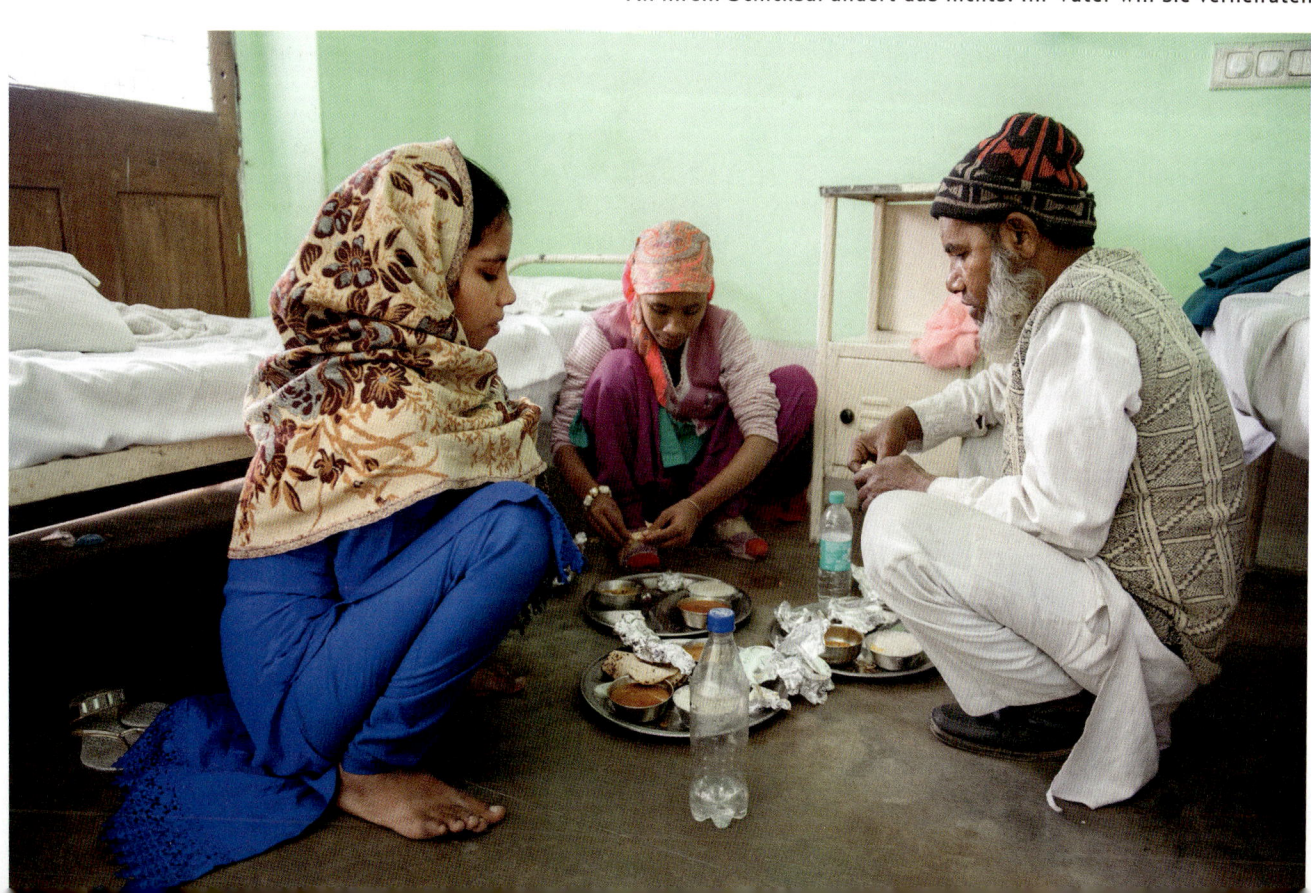

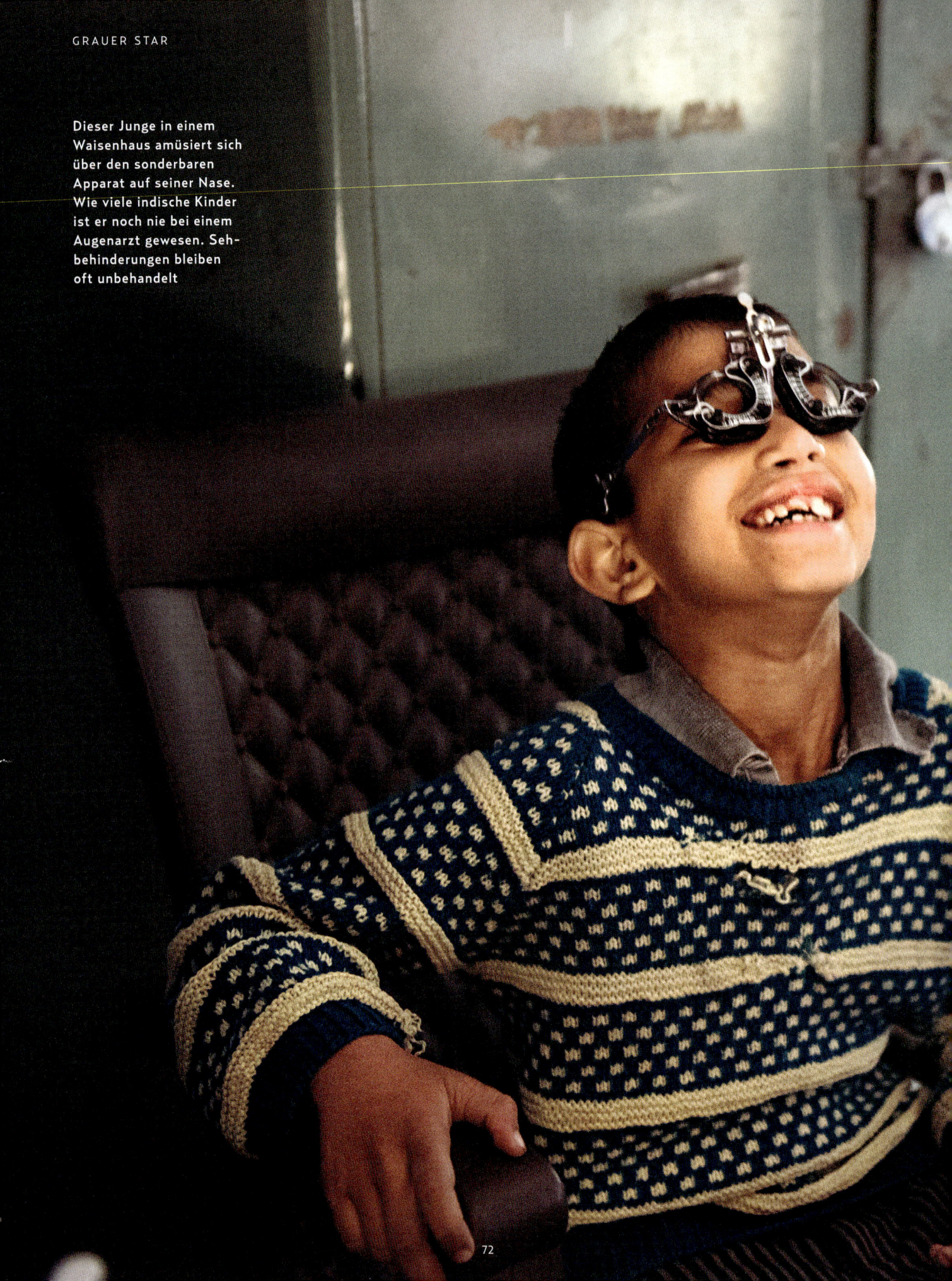

Dieser Junge in einem
Waisenhaus amüsiert sich
über den sonderbaren
Apparat auf seiner Nase.
Wie viele indische Kinder
ist er noch nie bei einem
Augenarzt gewesen. Seh-
behinderungen bleiben
oft unbehandelt

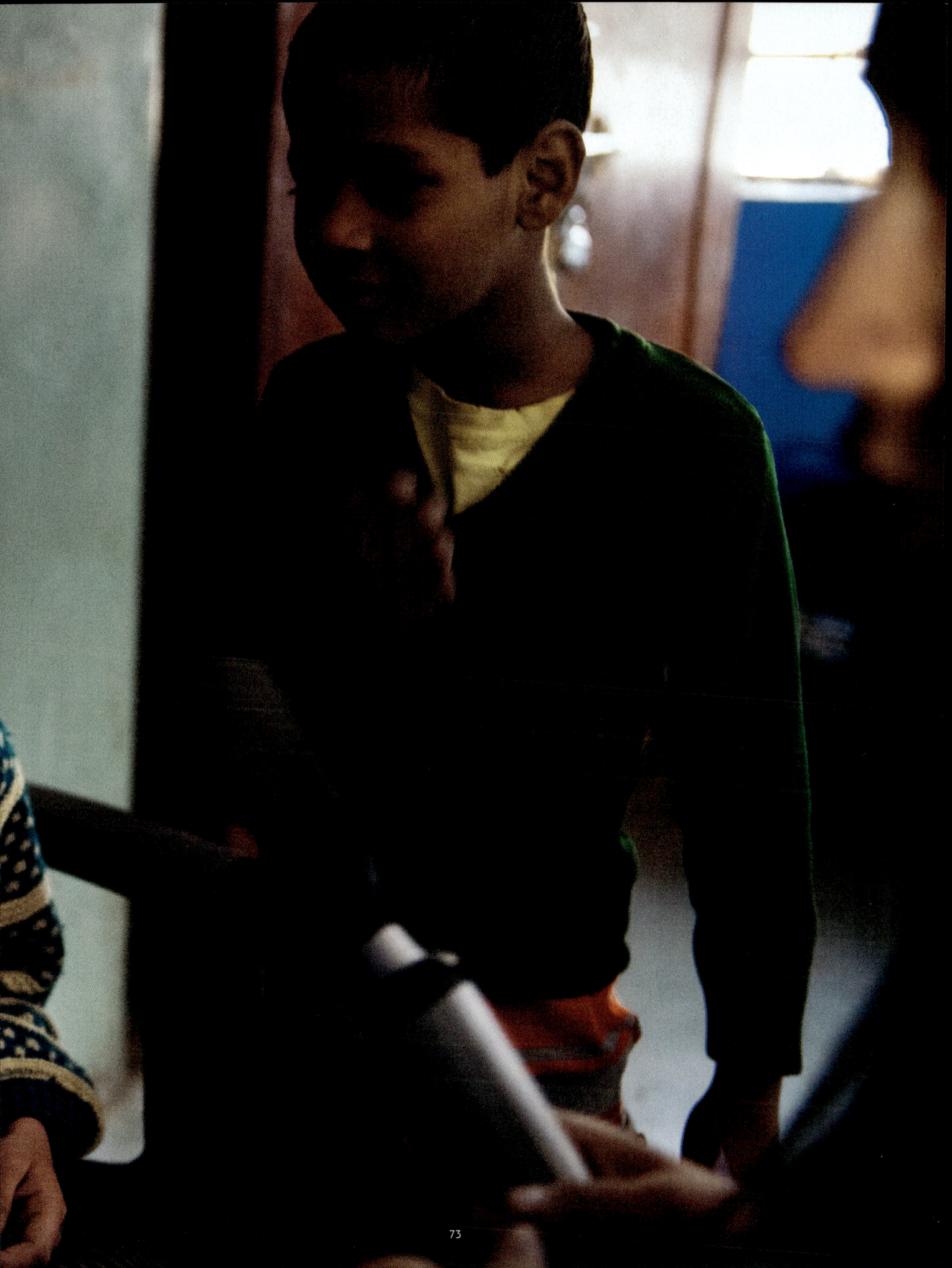

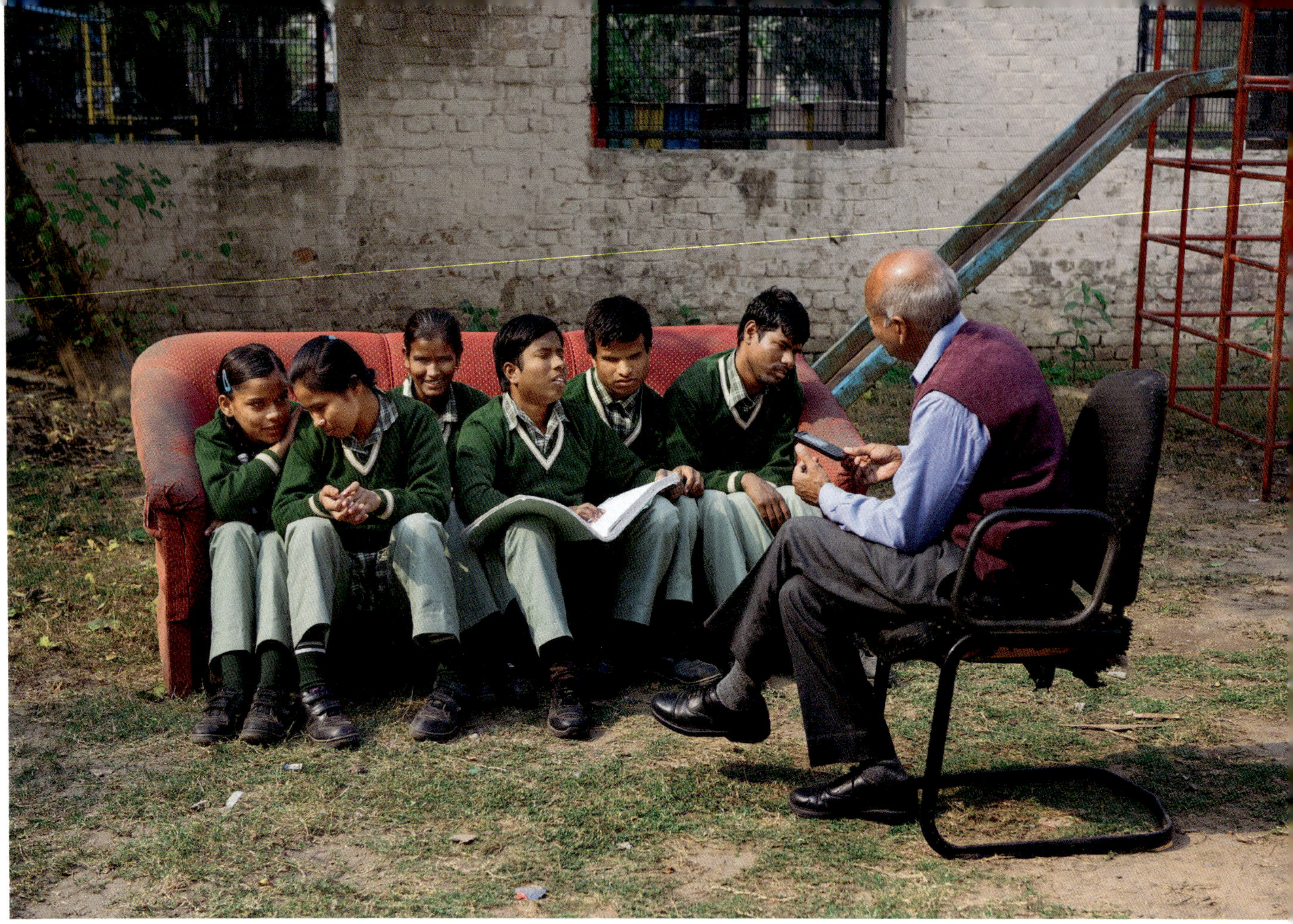

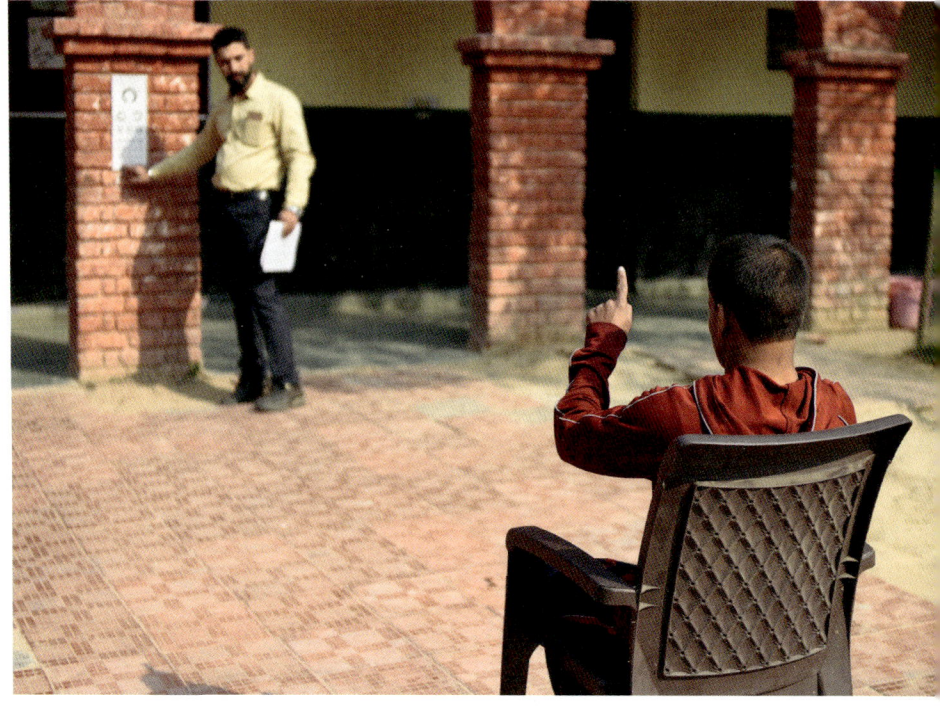

Schon wenige Tage nach der Operation gelingt es Karan, die Bewegungen der Krankenschwestern wahrzunehmen. Nach etwa zwei Wochen wird er in Experimenten fähig sein, eine Kugel von einem Würfel zu unterscheiden. Kurz darauf wird er sagen können, welche Farbe die Kugel hat. Einige Monate später wird Karan die Kugel von einem Gesicht unterscheiden können.

Um zu verstehen, was im Gehirn geschieht, wenn die ersten Reize von der Netzhaut eintreffen, nutzt das Prakash-Team bildgebende Verfahren. Auf MRT-Aufnahmen, so Sinha, sehe man beispielsweise deutlich, dass sich die Gehirnaktivität innerhalb der Sehrinde nach der Operation verändert. Zeigt man Kindern wie Karan etwa Bilder von einem Gesicht, reagiert jener Teil des Großhirns, der auch bei normal sehenden Menschen reagiert. Sinha wertet das als Zeichen dafür, dass das Gehirn die neu eintreffenden Signale des Auges doch noch korrekt verarbeiten kann.

Außerdem glaubt der Wissenschaftler, dass viel mehr Fähigkeiten angeboren

Von groß zu klein zu kleiner: Solche Augentests sind weltweit üblich, um die Sehfähigkeit zu ermessen – auch in diesem Waisenheim für Jungen, wo ein Helfer einen Jungen herausfordert

In Neu-Delhi werden Blinde unterrichtet. Ihre Eltern lassen sie nicht operieren – denn der Staat finanziert ihr Essen und die Schulbildung

und nicht erlernt seien als bislang angenommen. Zum Beispiel beim räumlichen Sehen. So fielen die Kinder schon direkt nach der Operation auf optische Täuschungen herein.

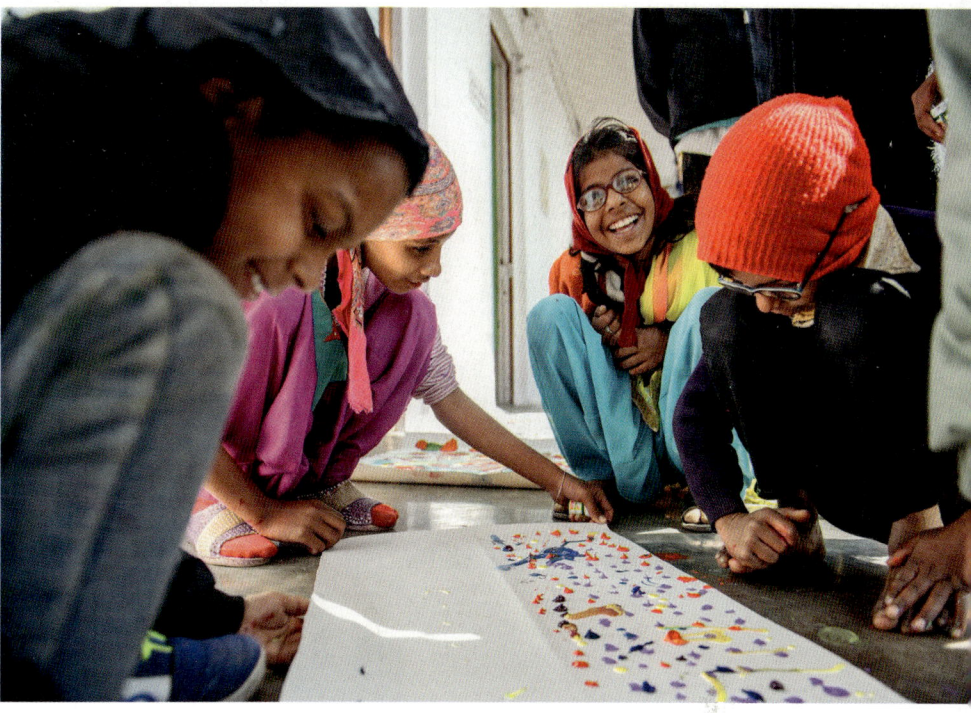

Manche dieser Kinder und Jugendlichen haben die Operation schon seit Jahren hinter sich. Während der Nachuntersuchung wird spielerisch ihr Gefühl für Farben getestet. Viele kennen es nicht, ein Bild zu malen – für Farbe fehlt das Geld

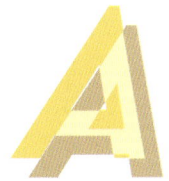

Am Tag seiner Entlassung, sechs Tage nach der Operation, steht Karan auf der Straße vor der Augenklinik, winkt eine Autorikscha heran und verhandelt den Fahrpreis. Sein Heimweg ins Blindenheim führt mitten durch Indiens Hauptstadt, in der man sich selbst als Sehender leicht verlieren kann. Im Heim möchte Karan sich nur kurz ausruhen und dann noch mal nach draußen gehen, ein paar Bälle schlagen: seinem Vorbild nacheifern, Deepak Malik, dem Cricket-Star der indischen Blinden-Nationalmannschaft.

Als Karan fast am Heim angekommen ist, taucht an einer Ampelkreuzung ein Bettler neben der Rikscha auf und legt seine Hand auf das Knie des Jungen. Früher ist Karan oft erschrocken, wenn ihm jemand plötzlich so nahe kam. Diesmal reagiert er gelassen, er hat den Bettler kommen sehen.

Beginnt es hier schon, das späte Wunder?

Brigitte Röder ist skeptisch. Die Professorin für Biologische Psychologie und Neuropsychologie an der Universität Hamburg forscht an ähnlichen Themen wie Pawan Sinha. Immer wieder fliegt auch sie für Studien nach Indien, in Hyderabad arbeitet sie mit dem

LV Prasad Eye Institute zusammen, einer Einrichtung, in der ebenfalls Kinder am grauen Star operiert werden.

Einig darüber, wie viel das Gehirn blind geborener Menschen noch lernen kann, sind sich die beiden Wissenschaftler nicht. Brigitte Röder sagt: „Die Kinder in Indien werden niemals normal sehen können." Sie und andere fanden heraus, dass die Operierten Probleme haben, Menschen nur aufgrund ihres Gesichts zu identifizieren: „Auf einem Foto gelingt das zwar. Aber im wahren Leben, wenn

sich der Kopf bewegt oder sich die Lichtverhältnisse ständig ändern, kommen spezielle Gehirnareale zum Einsatz – und die sind bei diesen Menschen weniger spezialisiert."

Pawan Sinha widerspricht. Einer seiner Probanden könne mit dem Fahrrad über einen belebten Marktplatz fahren. Ein anderer wurde, bis er zwölf Jahre alt war, von seiner Mutter auf dem Arm getragen. Heute arbeitet er als Sekretär, überquert jeden Morgen eine achtspurige Straße. Oder Farhana und Bushra, zwei Schwestern, die früher versehentlich Fliegen von ihren Tellern aßen und über jede Unebenheit stolperten. Jetzt knüpfen die Mädchen Armbänder, um sie auf dem Markt zu verkaufen. Eine Arbeit, die genaues Hinschauen verlangt.

Einzig die Sehschärfe und das Kontrastempfinden, räumt Sinha ein, würden nie so gut werden wie bei normalsichtigen Menschen. Die Operierten sehen die Welt wie ein Kurzsichtiger

Vor einigen Jahren **stolperten die Mädchen** über jede Unebenheit. Heute **knüpfen sie Armbänder** für den Markt ohne Brille. Warum das so ist, darauf hat er bislang keine Antwort gefunden.

Brigitte Röder kennt die Erfolgsgeschichten von Project Prakash. Allerdings, sagt sie, könnten diese womöglich auch damit erklärt werden, dass der graue Star mancher Kinder nicht zu totaler Blindheit geführt hat, sie also schon vor der Operation ein klein wenig sehen konnten. Oder dass sie erst nach der Geburt vollständig erblindeten. In beiden Fällen hätte das Gehirn vor der Operation die Chance gehabt, ein Bild von der Welt zu formen.

Hierin sind sich Sinha und Röder jedoch einig: Die unbehandelten Kinder sind, wissenschaftlich gesehen, ein einzigartiges Geschenk – nicht nur um das Sehenlernen zu erforschen, sondern auch um zu verstehen, wie Lernen generell funktioniert. Denn die Mechanismen, die das Gehirn dazu gebraucht, funktionieren bei vielen erlernten Fähigkeiten ähnlich – beim Sprechen etwa, beim Hören oder beim Wissenserwerb. Die blind geborenen Menschen können demnach als Modell, als eine Art menschliche Blaupause dienen, um generelle Aussagen über

Für Wissenschaftler sind **blinde Kinder** ein Geschenk. Sie erfahren so, *wie das Lernen* insgesamt funktioniert

Lernfähigkeit in Abhängigkeit von Alter und Vorerfahrung zu treffen.

„Wir haben die Chance, stichhaltig zu beweisen, dass die Kapazität zu lernen im Laufe des Lebens nachlässt", erklärt Röder. Mit dieser wissenschaftlichen Erkenntnis könne eindrucksvoll unterstrichen werden, dass Kinder früh gefördert werden müssten. Dann sei es nicht mehr bloß ein Gefühl, dass man Kinder früh unterstützen müsse oder dass Zweisprachigkeit eine Möglichkeit der ersten Lebensjahre sei, die man nicht einfach „nachholen" könne.

Lernen, da ist Röder sicher, bleibt ein Wettlauf gegen die Zeit. Doch auch dies

sei wichtig: „Die neuronale Plastizität des Gehirns, also die Fähigkeit, sich immer wieder umzuorganisieren, bleibt bis ins hohe Alter erhalten. Nur die Grenzen dessen, was erreicht werden kann, die verschieben sich."

Ob Sinha recht behält oder Röder – die Lebensqualität der Kinder verbessert sich nach dem Eingriff. In einer Umfrage unter 64 Operierten gaben fast alle an, dass sie selbstständiger und mobiler seien und sich im Umgang mit Fremden selbstbewusster fühlten.

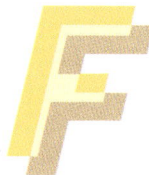

Fragt man Karan, wie er sich seine Zukunft vorstellt, erzählt er, dass er Verwaltungsbeamter werden möchte, ein hoch geachteter und gut bezahlter Beruf. Dafür müsste er das berüchtigte Examen bestehen, an dem sich jedes Jahr fast eine halbe Million Inder versuchen. Ausgewählt werden die 1000 Besten.

Am Abend seiner Entlassung aus dem Krankenhaus steht Karan mit Freunden auf einem sandigen Platz neben einer Hauptstraße, ihrem improvisierten Cricketfeld. Die Jungen nehmen ihre Positionen ein: der Werfer gegenüber dem Schlagmann, der Fänger dahinter. Der Ball ist mit Reiskörnern gefüllt und wird gerollt statt geworfen, nur so können sie sein Rasseln hören und sich im Spiel orientieren. Der Schlagmann zieht den Schläger wie eine Sense über den Boden, verfehlt den Ball und trifft dann doch.

Während die Jungen spielen, senkt sich die Sonne. Autolichter durchkreuzen die Dämmerung. Gerade fliegt der Ball quer übers Feld, schlägt auf den Boden, rollt Richtung Straße, das Rasseln der Reiskörner ist kaum zu hören.

Karan rennt hinterher, senkt den Fuß und stoppt den Ball. Vor einigen Wochen, sagt er, wäre ihm das noch nicht gelungen. Er hebt den Ball auf und schleudert ihn zurück zum Werfer .

Im Internat, 1000 Kilometer von seinem Heimatort entfernt, findet Karan in anderen Jungs eine Ersatzfamilie. Selbst als Blinde spielen sie zusammen Cricket, Indiens Nationalsport

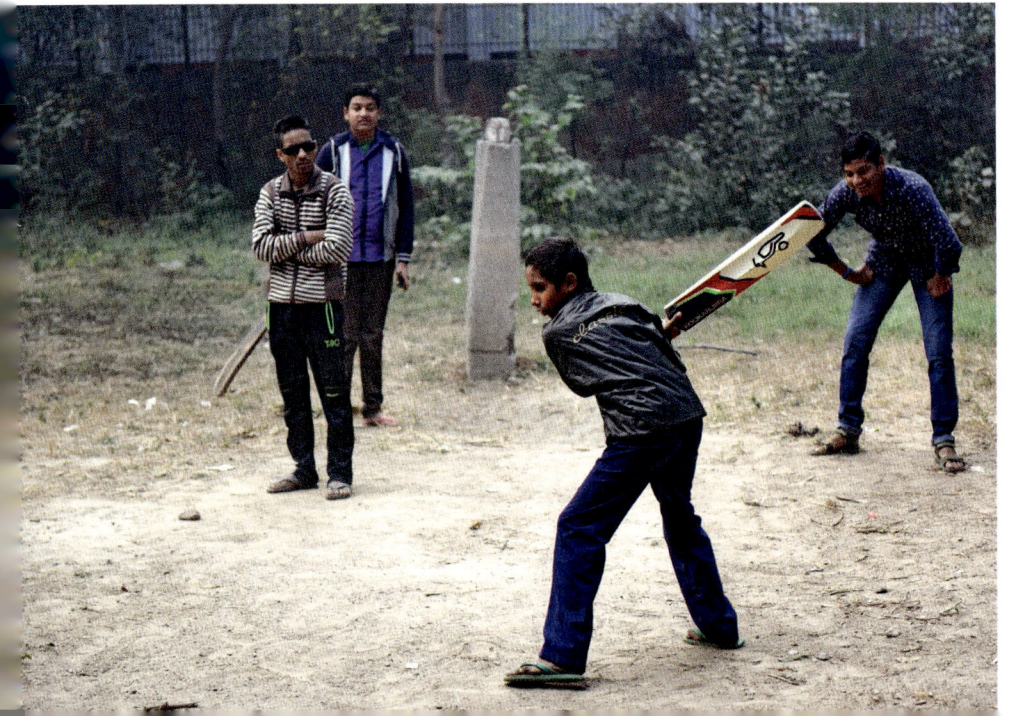

Drei Erfindungen für einen besseren Durchblick

Augenleiden begleiten die Menschheit wahrscheinlich schon immer. Innovationen wie das Glas, bessere Kenntnisse der Mathematik und der Optik sowie neue Geräte tragen dazu bei, dass manche Krankheiten und Behinderungen behoben werden

Die erste Brille

Ein Optiker aus dem Nahen Osten legt die Grundlage für die Sehhilfe

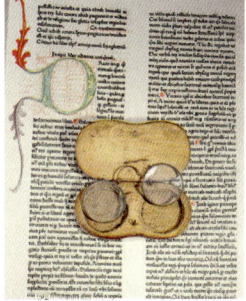

Weisheit durch Scharfsicht: Brille mit Holzetui vom Ende des 16. Jahrhunderts

Grundlagenforschung zu dieser bahnbrechenden Innovation leistet um das Jahr 1000 bereits der muslimische Mathematiker, Astronom und Optiker Alhazen, geboren in Basra, gestorben in Kairo. Wohl erstmals beschreibt er die vergrößernde Wirkung einer gewölbten Glasfläche. Bis hin zur Brille ist es noch ein weiter Weg. Wahrscheinlich stammt der erste Brillenkonstrukteur aus Venedig, dem europäischen Zentrum der Glasmacherkunst. Dort fertigen Handwerker um 1300 bereits Augengläser in Serie: flache Linsen, die direkt auf der Nase die Lichtbrechung des fehlsichtigen Auges korrigieren. Kaufleute, Gelehrte und kirchliche Würdenträger tragen die Meisterwerke in die Welt.

Die optischen Hilfsmittel stehen wohl nicht zufällig am Beginn einer neuen Epoche voller Ideen und Erkenntnisse. Sie bewahren ältere und weitsichtige Forscher vor dem ungewollten Vorruhestand und werden so zu einem Symbol für Wissen und die Würde des Alters.

Endlich nicht mehr schielen

Wie ein Arzt durch einen Schnitt die Fehlstellung des Auges beseitigt

Schon zu Lebzeiten gilt Johann Friedrich Dieffenbach (1792–1847) als medizinisches Genie, in Berlin singen sie Lieder auf ihn: „Wer kennt nicht Doktor Dieffenbach, den Doktor der Doktoren! Er schneidet Arm' und Beine ab und macht neu Nas' und Ohren."

Dieffenbach ist Wegbereiter der plastischen Chirurgie und Transplantation, experimentiert mit Transfusionen und forscht zu Betäubungsmitteln. Als „größte wissenschaftliche Genugtuung" seines Lebens allerdings bezeichnet er die Operation vom 26. Oktober 1839: Einem Jungen schneidet er den inneren geraden Augenmuskel durch, sofort schnellt der Augapfel in seine normale Position – der erste Eingriff zur Korrektur des Schielens.

Dieffenbach behebt so eine weitverbreitete Fehlstellung des Auges, die keineswegs nur ein kosmetisches Problem ist, sondern eine Erkrankung, die zu Schwachsichtigkeit führen kann.

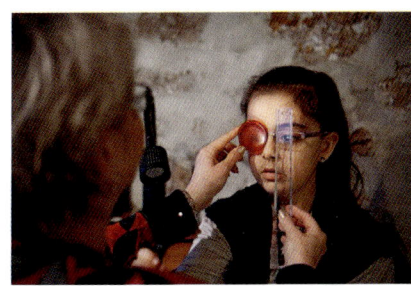

Ein Auge wird vermessen – um das Schielen zu beheben

Neue Ansichten

Ein Spiegel macht es möglich, nun auch den Augenhintergrund zu betrachten

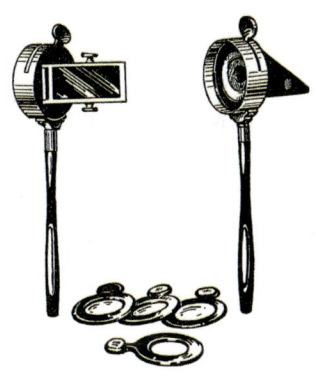

Augenspiegel mit Wechsellinsen verhelfen zu besseren Diagnosen

Im Jahr 1851 verändert ein simples Instrument die Augenheilkunde: der Augenspiegel. Erfunden vom Berliner Physiologen und Physiker Hermann von Helmholtz (1821–1894), versetzt dieser Hohlspiegel mit einem Loch in der Mitte den Arzt in die Lage, den Augenhintergrund zu betrachten. Das ermöglicht nicht nur die bessere Erforschung bekannter und die Entdeckung weiterer Krankheiten des Sehorgans, sondern führt zur Entwicklung neuer Behandlungsmethoden und schließlich zur Etablierung der Augenheilkunde als selbstständiges Fach. Der Augenspiegel ist damit auch ein Beleg für die zunehmende Spezialisierung durch technischen Fortschritt: Er zeigt, wie die Einführung neuer Instrumente die Medizin fachlich und institutionell verändert.

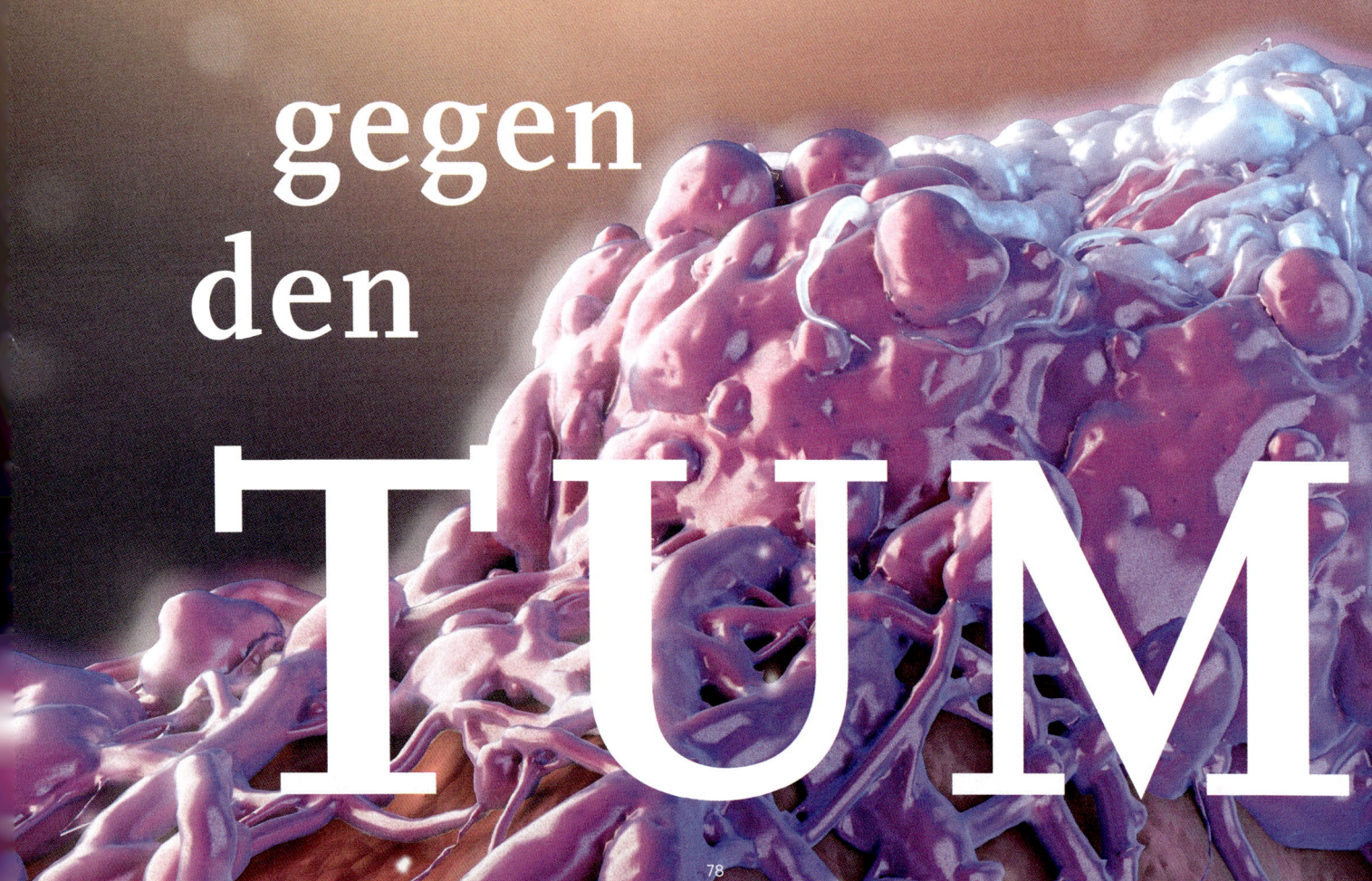

Der ewige Kampf gegen den TUM

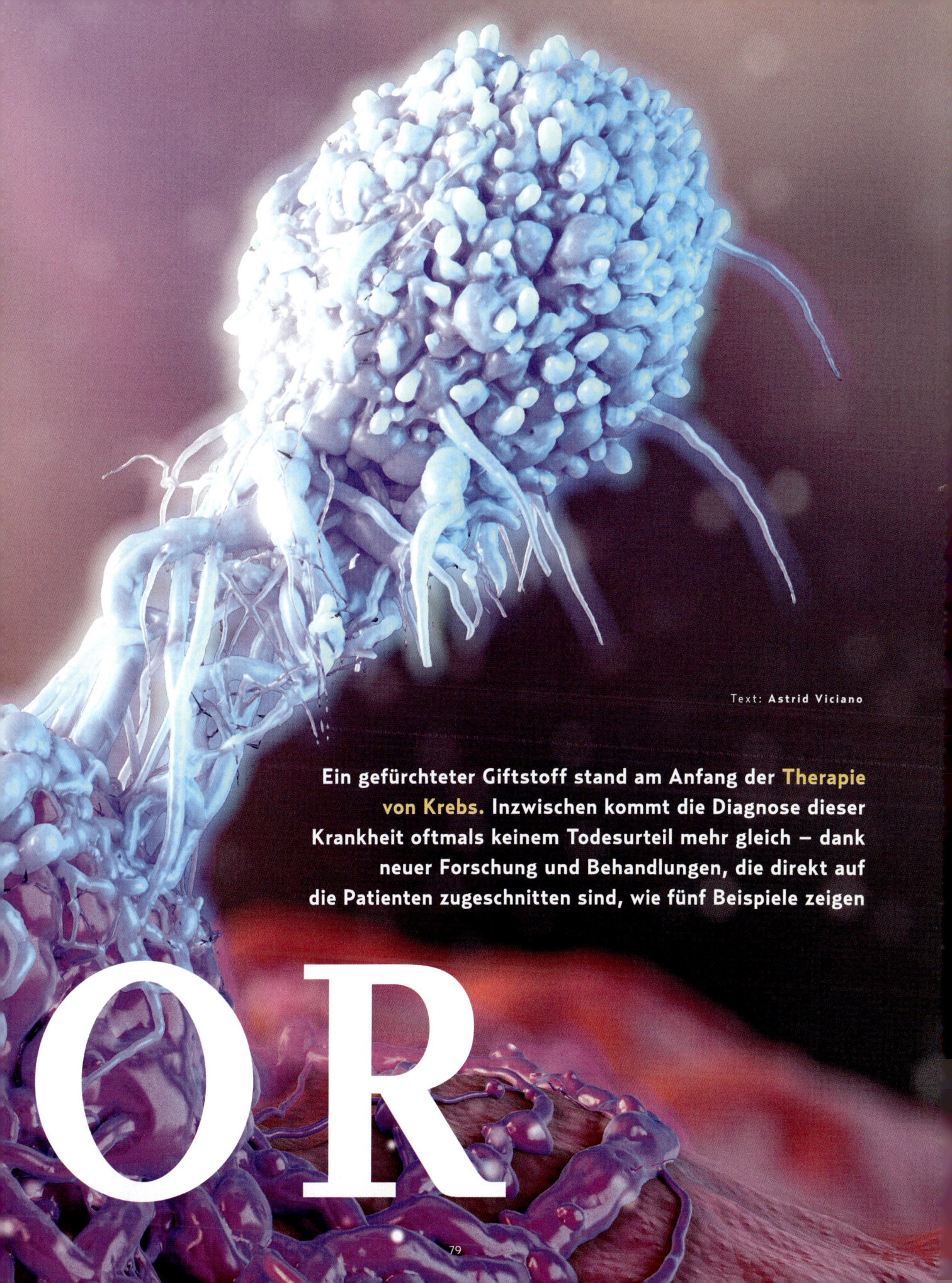

Text: Astrid Viciano

Ein gefürchteter Giftstoff stand am Anfang der **Therapie von Krebs.** Inzwischen kommt die Diagnose dieser Krankheit oftmals keinem Todesurteil mehr gleich – dank neuer Forschung und Behandlungen, die direkt auf die Patienten zugeschnitten sind, wie fünf Beispiele zeigen

OR

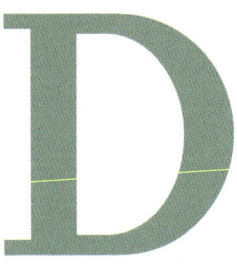

Die Geschichte der Krebstherapie beginnt mit einem Geheimprojekt. Im Zweiten Weltkrieg erforschen die Pharmakologen Louis Goodman und Alfred Gilman von der Yale University für die US-Regierung die Wirkung verschiedener chemischer Verwandter von Senfgas. In ihren Experimenten stellen die Forscher fest, dass Kaninchen auffällig wenig weiße Blutkörperchen haben, nachdem man ihnen den Giftstoff Stickstoff-Lost injiziert hatte. Das bringt die beiden US-Amerikaner auf eine Idee: Könnte es möglich sein, Blutkrebspatienten, bei denen sich ebendiese Blutkörperchen unkontrolliert teilen, ausgerechnet mit einem hochtoxischen Kampfstoff zu behandeln?

Goodman und Gilman gehen der Spur weiter nach, forschen, testen – und haben Erfolg. Die erste Chemotherapie ist geboren: ein Meilenstein der Medizingeschichte.

Inzwischen kombinieren Mediziner längst nicht nur verschiedene Formen

Die Bevölkerung wird älter. Die Anzahl von Patienten mit Krebs nimmt auch daher zu

von Zellgiften, sondern es gelingt ihnen auch, Nebenwirkungen und Folgen der Therapien für die Patienten zu lindern.

Vor allem wecken zielgerichtete Behandlungen neue Hoffnungen, Krebs noch effektiver zu bekämpfen. Immuntherapien sollen die körpereigene Abwehr in die Lage versetzen, die Krankheit zu bezwingen. „Die Krebstherapie hat sich in den vergangenen Jahren dramatisch verändert", sagt Dirk Schadendorf, Leiter der Klinik für Dermatologie und des Westdeutschen Tumorzentrums am Universitätsklinikum Essen.

Etwa eine halbe Million Menschen in Deutschland erkrankt jedes Jahr neu an Krebs. Seit den 1970er Jahren hat sich die Anzahl der Krebspatienten fast verdoppelt – auch, weil die Bevölkerung immer älter wird und mit dem Alter das Risiko für bösartige Tumoren zunimmt. Jedoch: Krebspatienten leben heute im Mittel vier Jahre länger als vor fünf Jahrzehnten.

Bei manchen Krebsarten sind die Erfolge besonders groß, etwa beim schwarzen Hautkrebs; fünf Jahre nach der Diagnose sind mehr als 90 Prozent dieser Patienten noch am Leben. Bei Lungenkrebs gelingt es inzwischen immer besser, verschiedene Unterformen der Erkrankung auszumachen.

„Mithilfe von Gentests können wir unsere Krebstherapien auf bestimmte Gruppen von Krebspatienten genau zuschneiden", sagt Jürgen Wolf, der ärztliche Leiter des Centrums für Integrierte Onkologie an der Uniklinik Köln.

Die dadurch deutlich besseren Behandlungserfolge hoffen Mediziner nun auf immer mehr Tumorleiden übertragen zu können.

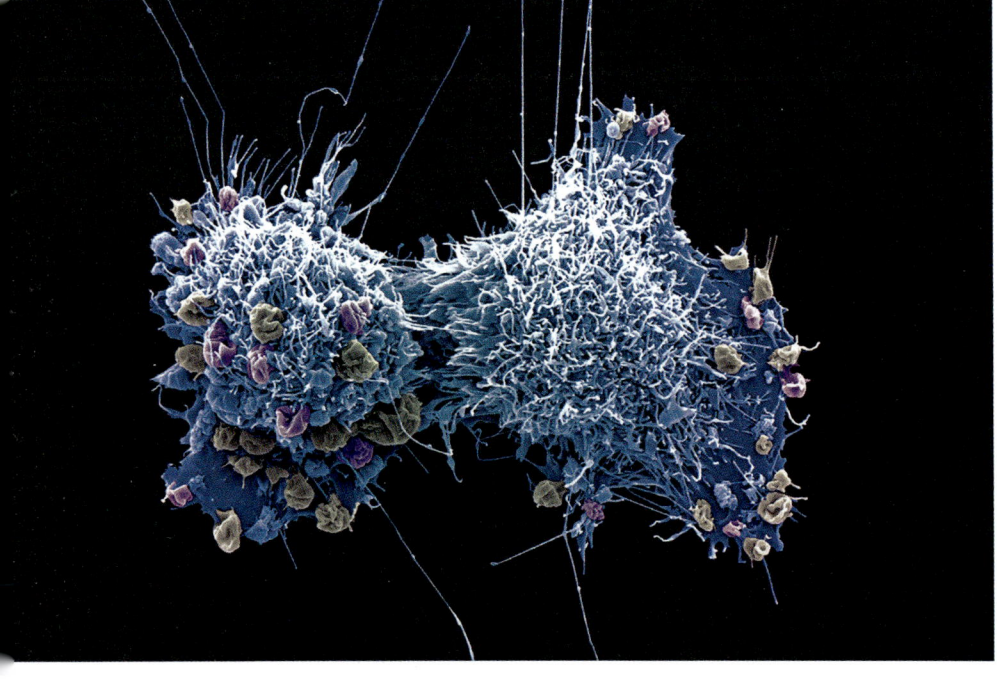

Zellen des Gebärmutterhalskrebses teilen sich. Die hier gezeigten HeLa-Zellen sind potenziell unsterblich; sie wachsen schnell und leicht im Labor – ideal für die Forschung

Eine persönlich zugeschnittene Therapie

Den 26. Juni 2000 wird der Krebsmediziner Jürgen Wolf nicht vergessen. An dem Tag verkündete der damalige US-Präsident Bill Clinton mit führenden Wissenschaftlern die Entschlüsselung des menschlichen Genoms. „Damit begann eine Revolution in der Krebsmedizin", sagt Wolf.

Neben vielen weiteren Forschungen, die nun möglich waren, konnten Wissenschaftler endlich auch das Erbgut gesunder Menschen mit dem Erbmaterial verschiedener Tumorarten vergleichen. „Aus den genetischen Unterschieden zwischen gesundem und krankem Gewebe lernten wir viel über die Entstehung von Krebs und mögliche Therapieansätze", erklärt der Arzt.

So kennen Mediziner inzwischen bestimmte Andockstellen, die auf der Oberfläche von Körperzellen sitzen. Diese speziellen Rezeptoren helfen den Zellen zu überleben, sich zu teilen und zu wachsen. Manchmal jedoch führen etwa Genmutationen dazu, dass diese Rezeptoren überaktiv sind. Die Zellen beginnen, sich unkontrolliert zu teilen; ein Tumor entsteht.

Was aber, wenn es gelänge, diese überaktiven Rezeptoren zu blockieren? Diese Idee liegt den zielgerichteten Medikamenten zugrunde, die seit 2001 gegen verschiedene Krebserkrankungen zum Einsatz kommen. Im Fachjargon werden sie Tyrosinkinase-Inhibitoren genannt. Statt bei vielen Patienten die immer gleichen Chemotherapien einzusetzen, konnten Mediziner nun erstmals Krebserkrankungen gezielt angehen. Zunächst waren die Therapien vor allem bei Blutkrebs erfolgreich, inzwischen werden sie zunehmend auch bei häufigeren Krebsleiden angewendet, zum Beispiel bei Lungenkrebs.

Im Laufe der Jahre konnten die Forscher zudem viel genauer herausfinden, welche Genmutationen in gewissen Rezeptoren bei Krebspatienten vorliegen.

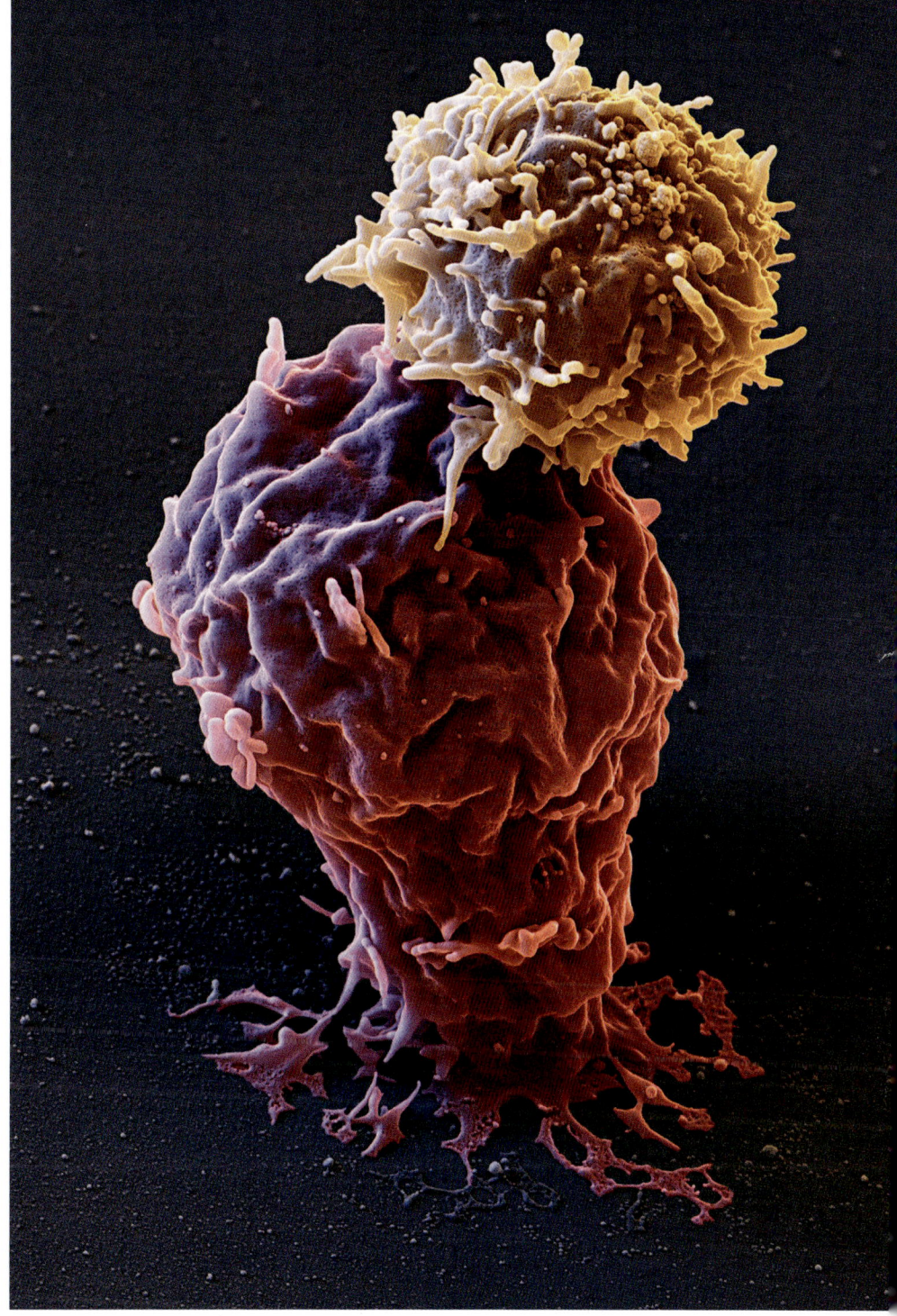

Innerhalb bestimmter Krebsarten machten sie auf diese Weise Untergruppen von Patienten aus, die von einer Blockade besonders profitieren würden. „Mithilfe von Gentests der Tumoren können wir vielen Kranken eine personalisierte Therapie anbieten", sagt Wolf, der auch als Sprecher für das Nationale Netzwerk Genomische Medizin Lungenkrebs tätig ist.

Im Herbst 2020 berichtete der Internist im Fachblatt „New England Journal of Medicine" von einem neuen Tyrosinkinase-Inhibitor; er wirkt gegen eine Mutation in einem Rezeptor, die bei rund drei Prozent aller Lungenkrebspatienten vorkommt. In der zugrunde liegenden Studie sprachen immerhin 68 Prozent der im Endstadium Erkrankten auf die personalisierte Therapie an, wenn sie direkt nach ihrer Diagnose damit behandelt wurden; bei allen hatten sich bereits Metastasen in anderen Organen gebildet. Allerdings hat-

Neu gegen Krebs: mRNA-Therapie

1. Ziel identifizieren

Zuerst wird das Erbgut des Tumors ausgelesen. Forscher suchen darin nach Bauplänen für geeignete Antigene: Proteine, die nur auf der Oberfläche der Krebszellen zu finden sind

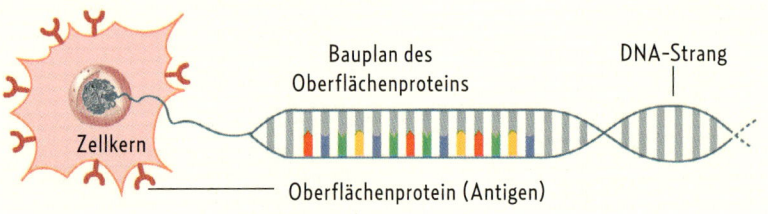

2. Impfstoff herstellen

Haben die Forscher passende Baupläne gefunden, stellen sie Kopien her. Sie verpacken sie in mRNA-Strängen in Nanopartikel und spritzen sie dem Patienten

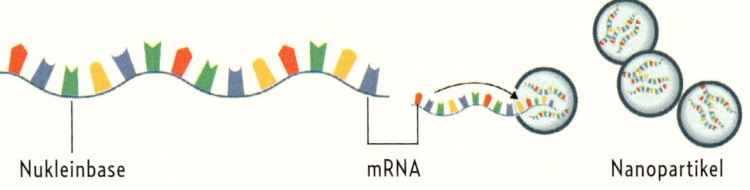

3. Immunsystem aktivieren

Dendritische Zellen sind Teil des Immunsystems. Sie lesen die mRNA aus, bauen mit ihrer Hilfe die Proteine der Krebszelle nach und präsentieren die Antigene auf ihrer Oberfläche

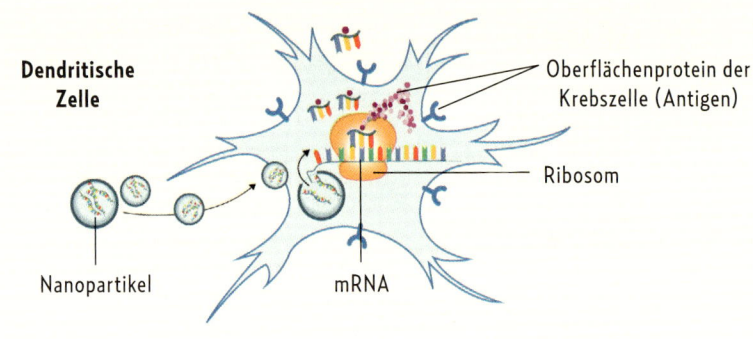

4. Krebs bekämpfen

Weitere Immunzellen, die T-Zellen, eilen herbei. Sie stellen Rezeptoren her, die genau zum Antigen passen. Treffen sie nun auf eine Krebszelle, erkennen sie deren Proteine und greifen an

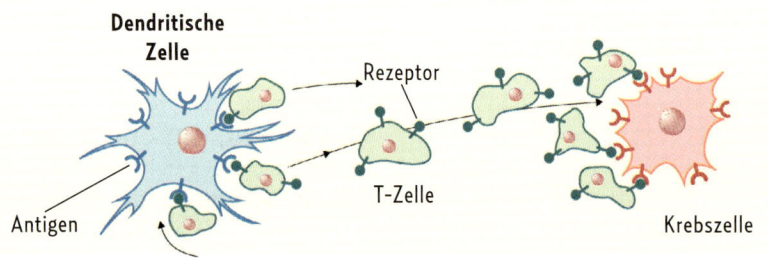

ten die Behandelten auch mit Ödemen in Armen und Beinen und starker Übelkeit als Nebenwirkungen zu kämpfen.

Rettung beim schwarzen Hautkrebs

Früher blieben Dirk Schadendorf nur tröstende Worte. Wenn der Mediziner schwarzen Hautkrebs (Melanom), dazu Metastasen in Lymphknoten oder anderen Organen fand, blieben den Patienten meist nur noch ein paar Monate. „Zum Glück hat sich hier enorm viel getan", sagt der Direktor der Klinik für Dermatologie und des Westdeutschen Tumorzentrums am Universitätsklinikum Essen.

Im Jahr 2010 berichteten Schadendorf und ein internationales Forscherteam im „New England Journal of Medicine", dass es ihnen erstmals gelungen sei, das körpereigene Immunsystem von Krebspatienten zu aktivieren, um den schwarzen Hautkrebs zu bekämpfen. Eigentlich ist unser Immunsystem sehr geschickt darin, veränderte Zellen im Körper aufzuspüren und zu vernichten. Manchmal jedoch gelingt es dem veränderten Gewebe, der sonst so wachsamen Körperabwehr zu entgehen. Die mögliche Folge: Ein Tumor kann unbemerkt heranwachsen.

Ob und wie gut das Immunsystem normale Zellen von gefährlichen Zellen unterscheidet, liegt vor allem an Kontrollstationen an der Oberfläche bestimmter Immunzellen. Werden ihnen die Merkmale einer normalen Zelle präsentiert, bremsen diese Checkpoints die Körperabwehr, gegen diese Zelle vorzugehen. Krebszellen aber können manche dieser Kontrollstellen so manipulieren, dass sie auch einen Angriff gegen entstehendes Tumorgewebe verhindern, weil es von den Immunzellen als harmlos eingestuft wird.

Hier setzt die neue Therapie an: Zwei Immunologen, James P. Allison und Tasuku Honjo, schafften es mithilfe von Antikörpern erstmals, das unerwünschte Bremssignal der von Krebszellen beeinflussten Kontrollstationen zu blockieren. Prompt fielen die nun alarmierten Immunzellen über die Tumorzellen her; der Körper konnte sich selbst helfen. Das erste entsprechende Medikament für die Therapie des fortgeschrittenen Melanoms wurde im Jahr 2011 in der EU zugelassen,

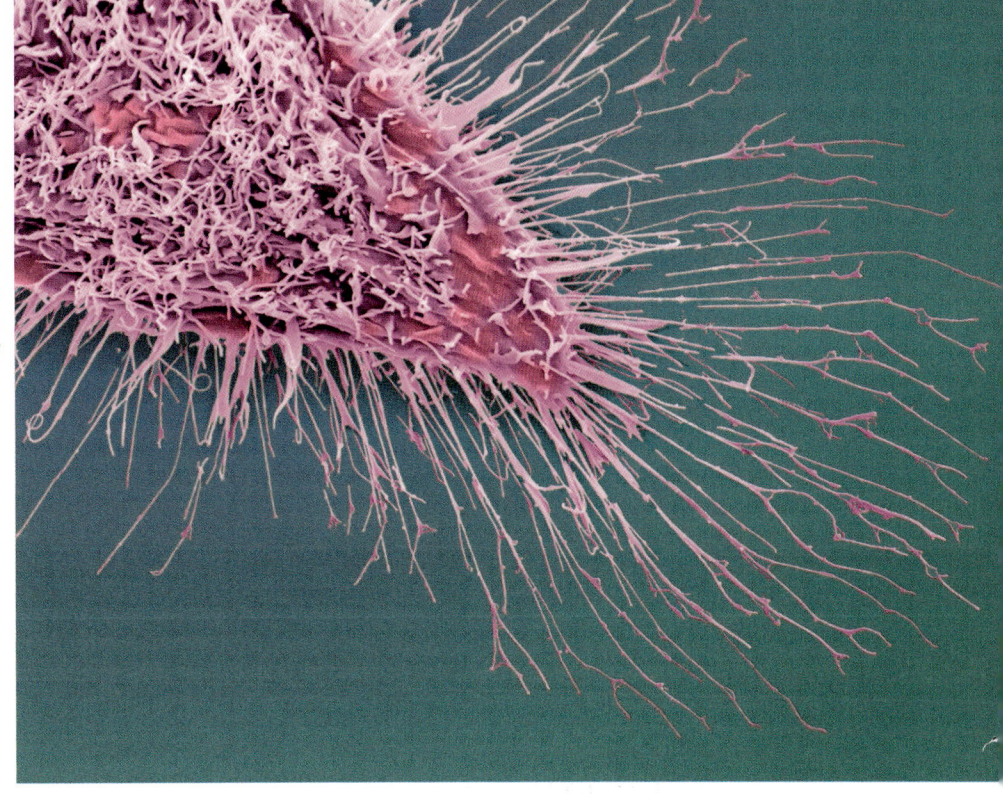

Dieses Bild zeigt eine Zelle von Gebärmutterhalskrebs in gut 3000-facher Vergrößerung. Die Krankheit tritt als Folge einer Infektion mit sexuell übertragbaren Viren meist bei jungen Frauen auf

das zweite im Jahr 2015. Jüngst erst, im Juni 2021, berichteten Forscher auf dem amerikanischen Krebskongress über die erfolgreiche Blockade einer weiteren Kontrollstation.

Allerdings kann es im Laufe der Therapie zu Entzündungen im ganzen Körper kommen – im Darm etwa, in der Schilddrüse und der Leber. Auch spricht nur etwa die Hälfte der Patienten auf die Melanom-Therapie mit beiden zugelassenen Medikamenten an. „Bei manchen von ihnen ist die Krebserkrankung danach aber nicht mehr nachweisbar", sagt Schadendorf.

James P. Allison und Tasuku Honjo erhielten 2018 den Nobelpreis für Medizin. „Durch die Stimulierung der Fähigkeit unseres Immunsystems, Krebszellen anzugreifen, haben die diesjährigen Preisträger ein ganz neues Verfahren der Krebsbehandlung begründet", schrieb das Preiskomitee.

Der Angriff der Immunzellen

Andreas Mackensen besuchte 2012 gerade einen Kongress von Krebsforschern in den USA, als die „New York Times" das Foto eines kleinen Mädchens auf der Titelseite zeigte. Emma Whitehead war im Alter von fünf Jahren an einer aggressiven Form von Blutkrebs erkrankt und hatte eine völlig neue Form der Immuntherapie erhalten. „Das stieß auf dem Kongress auf enormes Interesse", sagt Mackensen, der heute die Klinik für Hämatologie und Internistische Onkologie am Universitätsklinikum Erlangen leitet.

Worauf Ärzte seit Jahrzehnten gehofft hatten, war dem Immunologen Carl June von der University of Pennsylvania zum ersten Mal gelungen: Er hatte Immunzellen der kleinen Patientin im Labor gentechnisch so verändert, dass sie bestimmte Oberflächenmerkmale auf den

Lange Zeit blieben

Ärzten

bei schwarzem Hautkrebs nur tröstende

Worte

Blutkrebszellen erkannten – und diese Zellen zerstörten.

Sechs Jahre später wurden zwei dieser sogenannten CAR-T-Zelltherapien in der EU zugelassen. Neuere Untersuchungen deuten darauf hin, dass nahezu 40 Prozent der Patienten, für die es zuvor keine Möglichkeiten der Therapie mehr gab, in den drei Jahren nach der Behandlung keinen Rückfall erleiden. Zehn bis 30 Prozent von ihnen müssen aber anfangs schwere Nebenwirkungen in Kauf nehmen: Fieber und Blutdruckabfall, Verwirrtheit bis hin zu Halluzinationen.

Bislang dürfen Ärzte mit dieser Therapie nur Patienten mit bestimmten Blutkrebsarten behandeln – und auch nur, wenn alle üblichen Therapieverfahren erfolglos waren. In Studien nehmen Forscher jedoch bereits weitere gentechnische Veränderungen an Immunzellen vor, etwa, um sie noch gezielter auf Blutkrebszellen abzurichten oder ihre Überlebenszeit im Körper zu verlängern.

Vor allem aber fahnden Mediziner wie Andreas Mackensen nach Möglichkeiten, die CAR-T-Therapie auch bei anderen Erkrankungen wie Brustkrebs, Neuroblastomen oder Knochensarkomen einzusetzen. „Im Gegensatz zu den Blutkrebszellen bilden diese Tumore im Körper eine Art Schutzwall, den Immunzellen nur schwer durchdringen können", sagt Mackensen. Gemeinsam mit Kollegen der

Universitätskliniken Münster, Regensburg und Hannover möchte er daher die abgerichteten Immunzellen mit einer zusätzlichen Fracht versehen: Nachdem sie in den Tumor vorgedrungen sind, soll ein Immun-Botenstoff ihnen zusätzliche Kampfkraft verleihen. Wie gut das funktioniert, wird sich in einer ersten klinischen Studie zeigen.

Wenn Schwangere Krebs bekommen

Manchmal müssen junge Frauen erfahren, dass ihr eigenes Leben bedroht ist, während in ihrem Körper neues Leben entsteht: Wenn sie in der Schwangerschaft an Krebs erkranken. „Das sind emotional sehr belastende Momente", sagt Stephanie Wallwiener, die seit 2012 die Spezialsprechstunde zu Krebs und Schwangerschaft an der Uniklinik Heidelberg leitet. „Es geht dann darum, die beste Therapie für die Frau und ihr Kind zu finden."

Bei etwa jeder tausendsten Schwangeren wird eine bösartige Tumorerkran-

Schon früh geht es darum, **Angst** zu nehmen und Nebenwirkungen zu **lindern**

kung entdeckt. Wegen der zunehmenden Anzahl von Spätgebärenden kommen heute mehr Krebsleiden in der Schwangerschaft vor als früher. Am häufigsten sind Tumoren der Brust und des Gebärmutterhalses.

Oft kann Wallwiener den Frauen viele Ängste nehmen: „Im Gegensatz zu früher stehen sie heute meist nicht mehr im Konflikt, sich entweder für die Krebstherapie oder für ihr ungeborenes Kind entscheiden zu müssen." Allerdings können die Patientinnen eine Chemotherapie erst nach der 14. Schwangerschaftswoche beginnen, wenn die Körperorgane des Kindes bereits weitgehend ausgebildet sind. Dann schützt der Mutterkuchen den Fötus vor vielen aggressiven Wirkstoffen der Chemotherapie. In Studien wiesen belgische Wissenschaftler der Universität Leuven nach, dass die Kinder keine Spätfolgen der Behandlung fürchten müssen.

Bei schwangeren Brustkrebspatientinnen wenden Ärzte in der Regel die gleiche Standard-Chemotherapie an wie bei nichtschwangeren Frauen, eine Bestrahlung ist vor der Geburt jedoch nicht möglich. Manchmal allerdings können die Mediziner nicht warten. Wenn sie möglichst bald mit einer anderen, aggressiven Krebstherapie beginnen müssen, die dem Fötus schaden würde, holen sie das Kind bereits nach Abschluss der 28. Schwangerschaftswoche mit einem Kaiserschnitt auf die Welt. Dank der enormen Fortschritte der Neugeborenen-Medizin der vergangenen Jahre haben diese Frühchen nicht nur sehr gute Chancen zu überleben. Sie wachsen auch ohne Behinderungen auf. „Zu diesem Zeitpunkt

Die obere Zelle präsentiert auf ihrer Membran (orangefarben) Proteine, die an Krebszellen zu finden sind. Die T-Zelle (unten) stellt dazu passende Rezeptoren her. So kann sie später gezielt Tumorzellen angreifen

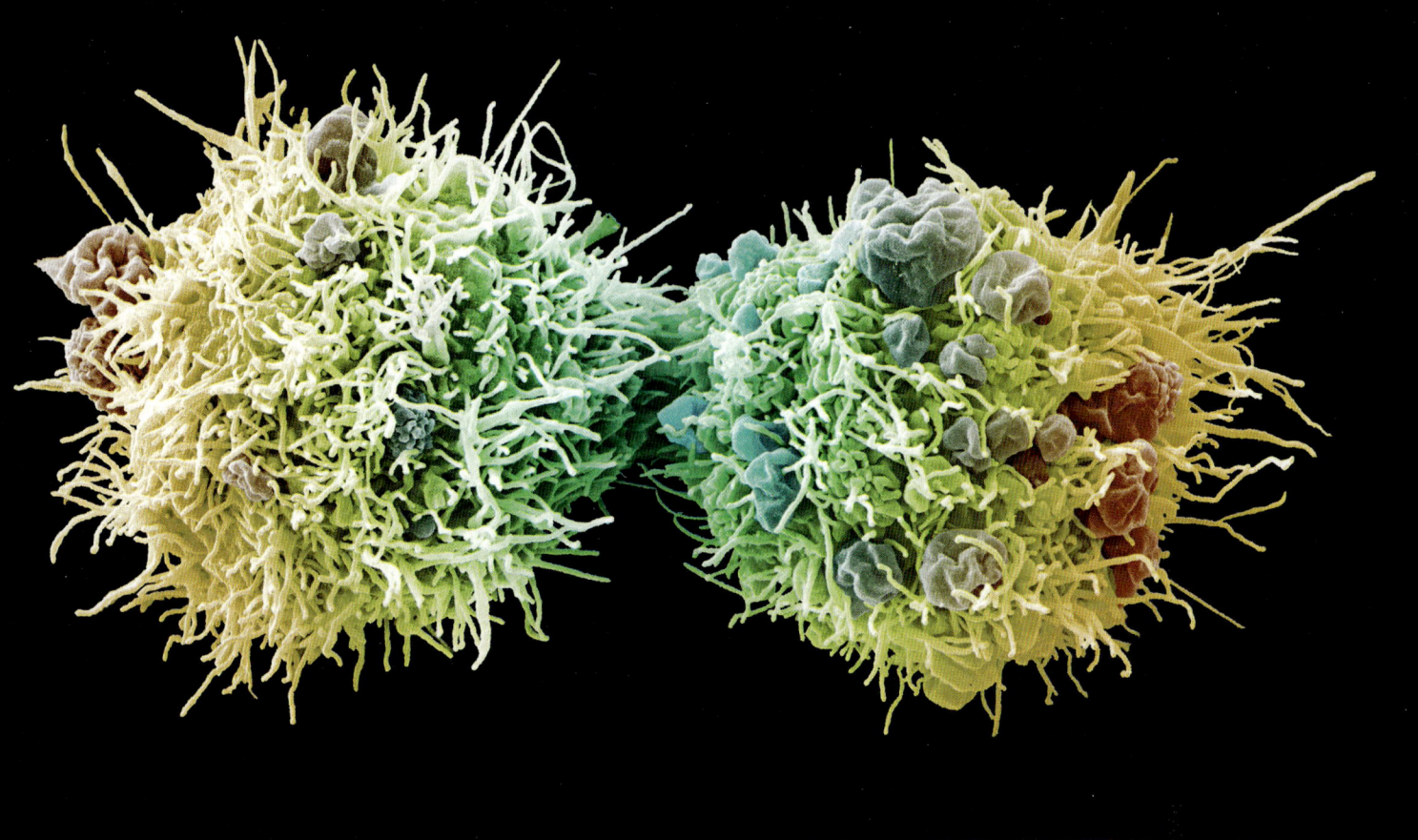

müssen wir nur noch mit geringen oder gar keinen Spätfolgen für die Kinder durch die Frühgeburt rechnen", sagt Wallwiener. Und die Ärztinnen und Ärzte können versuchen, den Tumor der Mutter erfolgreich zu bekämpfen.

Damit die Seele wenig Schaden nimmt

Der Kampf gegen den Krebs beginnt für Karin Jordan sehr früh. Gemeinsam mit ihren Patienten beginnt die Medizinerin bereits direkt nach der Diagnose auszuloten, wie sie die Erkrankung möglichst gut überstehen können. „Nicht die Tumorerkrankung an sich, sondern der ganze Mensch wird dann in den Blick genommen", sagt die Leitende Oberärztin an der Klinik für Hämatologie, Onkologie und Rheumatologie am Universitätsklinikum Heidelberg. Mit Psycho-Onkologen sprechen die Patienten über ihre Ängste, mit Sozialmedizinern über mögliche finanzielle Sorgen. Im Gegensatz zu früher sollen bei diesem neuen Ansatz eine Vielzahl von Experten die Krebspatienten im Laufe ihrer Therapie begleiten – und unterstützen.

Sportschuhe auf Rezept?

Nein, leider nicht, wie die Verifikationsredakteurin **Regina Franke** aus dem **G+J Quality Board** bei ihren Recherchen leicht enttäuscht feststellte. Doch Onkologen sind sich inzwischen einig, dass bei Krebspatienten weniger die früher oft propagierte Ruhe angesagt ist. Die Experten empfehlen hingegen gezielte Bewegungstherapie bereits während der Krebsbehandlung sowie auch danach: statt (zu) viel Schonung also aktive Mitarbeit am Genesungsprozess. So früh wie möglich nach der Diagnose sollten Betroffene sich mindestens 150 Minuten pro Woche moderat oder 75 Minuten anstrengend körperlich betätigen, ohne dabei über ihre Belastungsgrenzen zu gehen – die Trainingsintensität ist stets von der individuellen Verfassung abhängig.

Schon vor Beginn der Krebstherapie versucht Jordan überdies, möglichen Nebenwirkungen vorzubeugen. „Noch vor wenigen Jahrzehnten brachen Krebspatienten ihre Chemotherapie ab, weil sie die starke Übelkeit nicht ertragen konnten", sagt die Ärztin. Sogenannte 5-HT$_3$-Rezeptor-Antagonisten können inzwischen verhindern, dass der Botenstoff Serotonin an bestimmten Rezeptor-Zellen im Gehirn und im Darm andockt und dieses Unwohlsein auslöst. Eine Psycho- oder Verhaltenstherapie kann die Angst vor der Behandlung lindern, Medikamente können nach Abwägung im Einzelfall Nebenwirkungen erträglicher machen.

Besonders belastend für die Patienten ist jedoch die Fatigue, eine bleierne Müdigkeit, die über Monate anhalten kann. Noch gibt es kaum überzeugende Studien zu Medikamenten, die den Betroffenen helfen können. Bewegung allerdings kann die Beschwerden lindern, hilft gegen depressive Verstimmungen und beschleunigt die Erholung nach einer Krebstherapie. „Daher empfehlen wir vielen Patienten, sich körperlich zu betätigen", sagt Jordan. Das ist, bei allen Fortschritten in der Medizin, immer noch eine sehr wirksame Therapie .

Immer wieder spannende Grundlagen des Wissens erhalten

1 Jahr GEO KOMPAKT für nur 44,– €* lesen oder verschenken und Wunsch-Prämie sichern!

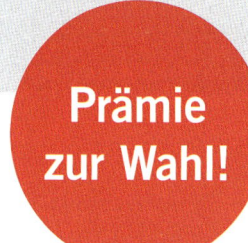

Prämie zur Wahl!

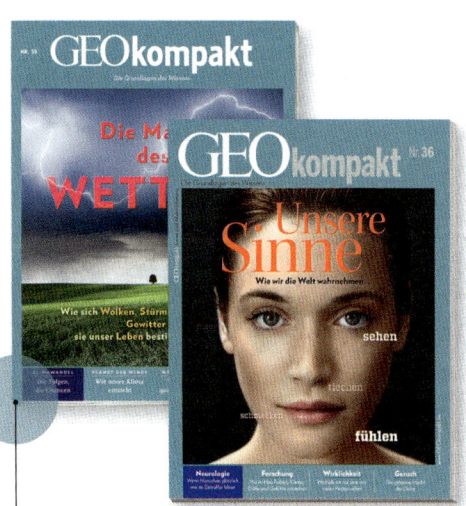

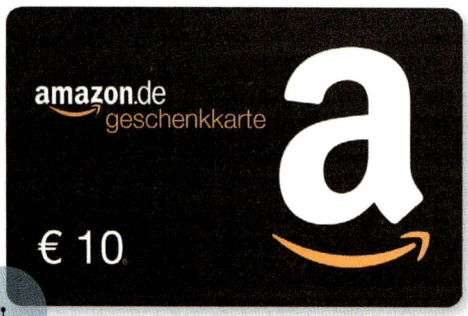

GEO KOMPAKT-Bestseller

· Zwei besonders beliebte Ausgaben
· „Die Macht des Wetters"
· „Unsere Sinne – Wie wir die Welt wahrnehmen"

Ohne Zuzahlung

Amazon.de-Gutschein, Wert: 10,– €

· Gutschein für die nächste Online-Shopping-Tour
· Riesige Auswahl, täglich neue Angebote
· Technik, Bücher, DVDs, CDs u. v. m.

Ohne Zuzahlung

Gleich Prämie wählen und bestellen:

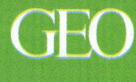
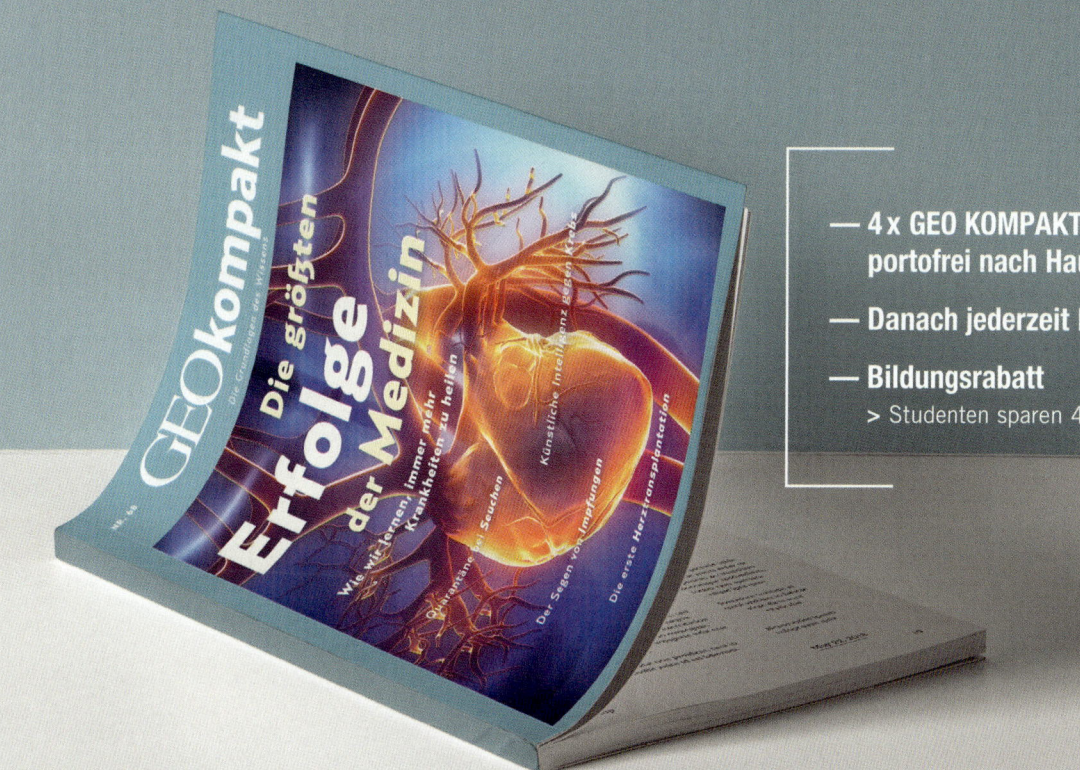
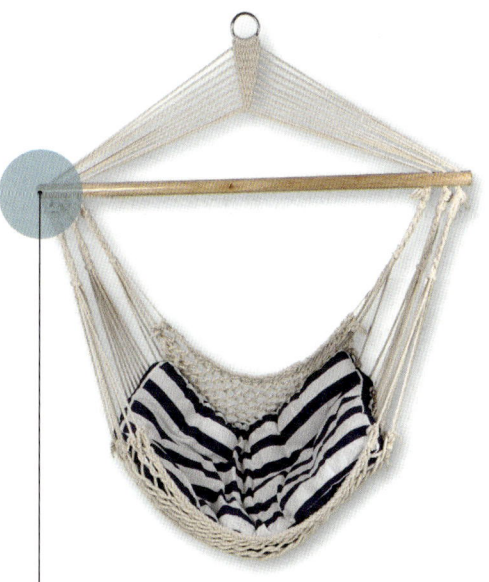
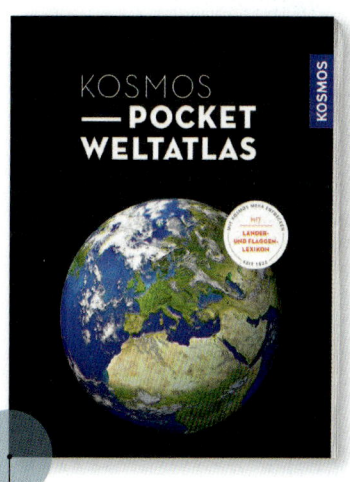

Das Ende der

Text: Jens Schröder

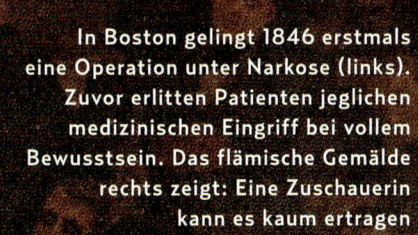

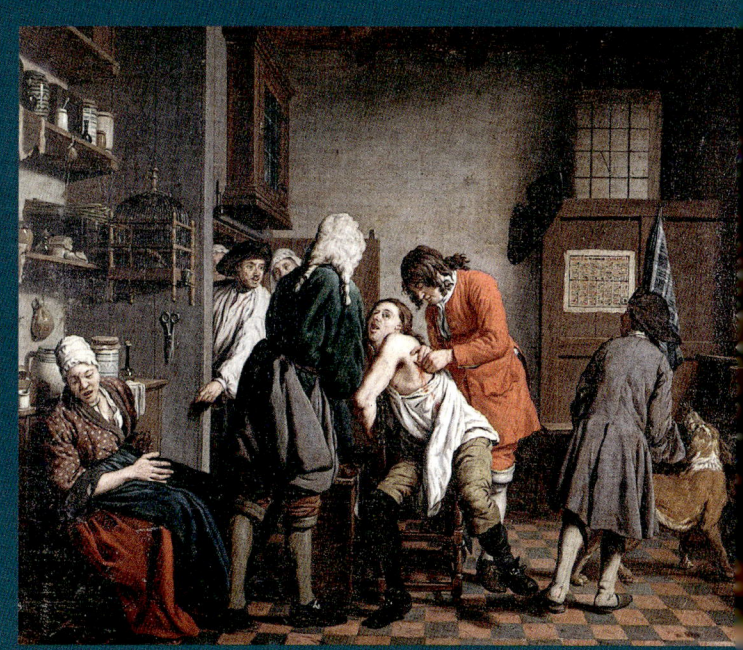

In Boston gelingt 1846 erstmals eine Operation unter Narkose (links). Zuvor erlitten Patienten jeglichen medizinischen Eingriff bei vollem Bewusstsein. Das flämische Gemälde rechts zeigt: Eine Zuschauerin kann es kaum ertragen

Schmerzen

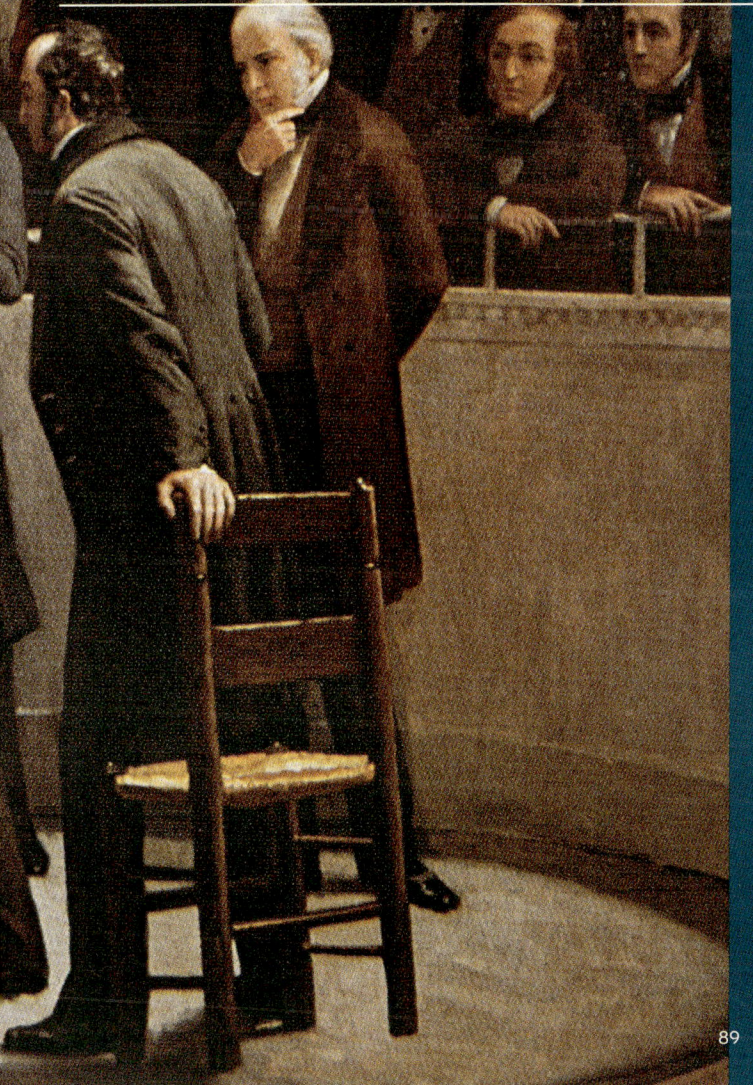

Operationen unter Narkose waren lange Zeit undenkbar. Dann, im März 1842, lässt ein Arzt erstmals einen Patienten im *Dampf von Schwefeläther* dämmern und entfernt ihm ohne weitere Qual einen Tumor. Seine Erfindung ist eines der größten Geschenke an die Menschheit

Als das Messer sich
ein zweites Mal in seinen Schenkel senkt,
wird der Patient ohnmächtig

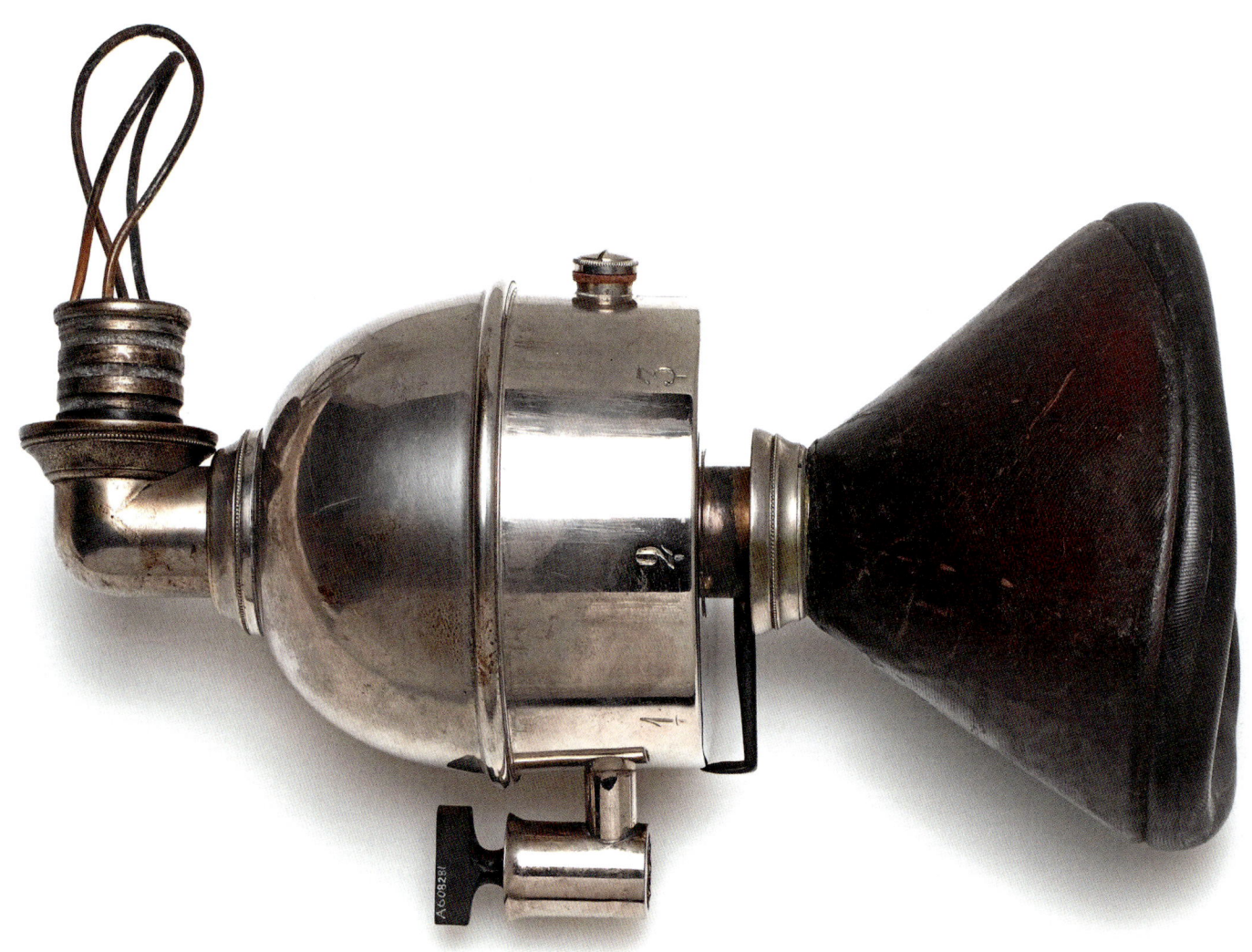

Das waren die Anfänge: Ende des
19. Jahrhunderts wurde in England dieser
Äther-Inhalator erfunden

1845.

Sie nennen ihn den „Eisernen Grafen", weil ihn die Schmerzensschreie seiner Patienten kaltzulassen scheinen. In seinen Adern, so heißt es, fließe Eiswasser: John Collins Warren, Anatomieprofessor von internationalem Ruf, gilt als der erfahrenste Chirurg am Massachusetts General Hospital in Boston, USA.

An einem winterlichen Vormittag des Jahres wird er einem 50-jährigen Mann den Unterschenkel absägen.

Grelles Tageslicht strömt durch die verglaste Kuppel in den Operationssaal. Die hölzernen Ränge des kleinen Halbrunds sind gut gefüllt. Mediziner und Studenten wollen den berühmten Arzt bei der Arbeit beobachten.

Der Operationsstuhl steht in der Mitte des Raumes. Auf dem Tisch daneben: zwei Schüsseln, ein Krug mit Wasser. Leinentücher, die das Blut aufsaugen sollen. Der Schlauch zum Abbinden der Oberschenkelarterie. Ein Schwamm. In einer Vitrine: Zangen, Messer, Lanzetten. Eine Säge.

Um fünf Minuten vor zehn tragen Medizinstudenten den Patienten in das Auditorium. Als er die Instrumente erblickt, weiten sich seine Augen vor Furcht. Die Helfer legen den Mann auf den Operationsstuhl.

Pünktlich betritt John Collins Warren den Saal und gibt seinen Assistenten das Zeichen, den Patienten an den Sitz zu fesseln; seine Beine in Schlingen zu fixieren.

Es ist still, als Warren sein Amputationsmesser in die Hand nimmt. Nur das angstvolle Atmen des Patienten ist zu hören. Seine Augen fixieren die Klinge. Seine Muskeln verhärten sich. Dann schreit er.

Warren hat ihm das Messer tief in das unheilbar entzündete Bein gestoßen, Sehnen und Nerven, Adern und Muskelstränge zerschnitten.

Der Mann will sich aufbäumen, kämpft gegen die Riemen, sein Gesicht verzerrt von Schmerz und Anstrengung. Als das Messer sich ein zweites Mal in seinen Schenkel senkt, wird der Patient ohnmächtig.

Einer der Zuschauer verfolgt die lebensrettende Tortur mit besonderem Interesse: der 25 Jahre alte Dentist William Thomas Green Morton, der sich gerade einen Namen als Experte für Zahnersatz gemacht hat. Auch seine Patienten leiden Qualen. Vor allem, wenn er Wurzeln zieht, um Platz für jene künstlichen Zähne zu schaffen, die er aus gemahlenem Feldspat modelliert.

Das Interesse an seinen Ersatzgebissen ist groß. Doch wie viele Kunden würde er erst gewinnen, wenn er ihnen die Angst vor der Prozedur nehmen könnte? Dr. Morton will die Pein besiegen.

„Der Mann wird sich

bald erholen", erklärt John Collins Warren seinem Publikum, während die Helfer den Patienten aus dem Saal tragen. Es sei denn, der Wundbrand setze ein. Oder der Amputierte sterbe in den nächsten Minuten am Schock.

Komplikationen sind die Regel: Während und nach einer größeren Operation stirbt manchen Schätzungen zufolge mehr als die Hälfte der Patienten.

Die Feinsinnigen unter den Ärzten stehen für dieses Handwerk nicht zur Verfügung. Sogar der „Eiserne Graf" John Collins Warren berichtet in einem seiner Bücher, wie sehr er sich nach einem Mittel zur Linderung der Schmerzen sehne.

Dabei ist die Suche nach zuverlässigen Narkosemitteln so alt wie die Chirurgie selbst. Aber viele Methoden aus Antike und Mittelalter sind in der Neuzeit in Vergessenheit geraten. Die alten Werke erwähnen noch Bilsenkraut und Mohnkapseln; Schlaf spendende Schwämme, getränkt mit Efeuextrakt, Kellerhals und dem Saft von Tollkirschen oder Schierlingsfrüchten. Und immer wieder die Alraune, ein mythenumwobenes Nachtschattengewächs.

Doch in den Lehrbüchern des 18. Jahrhunderts finden sich kaum Hinweise zur Linderung von Schmerz, die abendländische Ärzteschaft hat vor den Qualen kapituliert. Dabei ist Äther durchaus bekannt. Die Dämpfe eines solchen Destillats aus Äthylalkohol und Schwefelsäure werden in geringer Dosierung zur Behandlung von Lungenkrankheiten eingesetzt.

Auch die betäubende

Wirkung des Stickoxiduls ist entdeckt. Der britische Chemiker Humphry Davy hat sie im Jahre 1800 beschrieben – und prophezeit, dass sich dieses „Lachgas" bei Operationen als nützlich erweisen könnte.

Jahrzehntelang greift niemand seinen Vorschlag auf, obwohl jeder Apotheker das Gas so einfach herstellen kann, dass es längst zur Droge unter Studenten geworden ist und sogar die Gäste gediegener Abendgesellschaften sich an den Dämpfen berauschen. Und doch beginnt mit Davys unscheinbarer Bemerkung nach Ansicht des Medizinhistorikers Ludwig Brandt „die Inkubationszeit der modernen Anästhesie". Sie wird ein halbes Jahrhundert dauern.

Fast 50 Jahre voll unnötiger Schmerzen, auf der ganzen Welt – mit zwei Ausnahmen.

Eine ist Hartford, Connecticut. Dort beobachtet der Zahnarzt Horace Wells im Dezember 1844 einen Gaukler, der Freiwillige aus seinem Jahrmarktpublikum mit Lachgas berauscht.

Der Dentist lässt sich die Methode von dem Schausteller erklären und narkotisiert in der Folgezeit mindestens zwölf Patienten erfolgreich mit Stickoxidul, bevor er ihnen Zähne zieht. Doch als er seine Entdeckung in Boston vorführen will, macht er vermutlich einen Fehler bei der Dosierung. Oder sein primitiver Inhalator versagt. Der vermeintlich eingeschlafene Patient schreit auf, und Wells wird als Scharlatan aus dem Operationssaal gejagt. Sein Narkosemittel ist auf Jahre diskreditiert.

Wells gibt seinen Beruf auf, er hält sich für einen unverstandenen Pionier. Zu dieser Zeit aber operiert längst ein anderer Mediziner seine Patienten unter Betäubung.

Ein unheimlicher Doktor ist das, der im Städtchen Jefferson, Georgia, 1841 eine Arztpraxis und einen Arzneimittelladen eröffnet hat. Manche Einwohner halten Crawford W. Long für ein wenig verrückt. Abends sitzt der 25-jährige Landarzt oft mit Männern aus der Nachbarschaft zusammen und atmet mit ihnen berauschende Dämpfe ein.

An einem Tag im März des Jahres 1842 lässt Long den 21-jährigen James M. Venable im Dampf des Schwefeläthers dämmern und schneidet ihm einen knapp anderthalb Zentimeter breiten Tumor aus dem Nacken: Das ist die erste schmerzfreie Operation der Welt.

Eine neue Ära der Heilkunst ist angebrochen. Ausgerechnet in Jefferson, Georgia. So weit entfernt von der Zivilisation, dass kaum jemand vom Sieg des Menschen über den Schmerz erfährt.

Unterdessen arbeitet der Zahnarzt William Morton knapp 1500 Kilometer entfernt bei Boston fieberhaft an seinen Studien. Er betäubt Goldfische mit Ätherdunst, lässt Vögel in Gläsern einschlafen. Immer wieder presst er sich selbst ein mit Äther getränktes Taschentuch vor die Nase, um sich zu beweisen, dass jener Stoff für die Medizin geeignet ist, von dem die Fachbücher berichten, er habe in Tierversuchen zu Schlaganfällen und zum Tod geführt.

Bei seinen Patienten will Morton das Risiko einer experimentellen Äthernarkose noch nicht eingehen. Er schickt seine Assistenten in die übelsten Gegenden der Stadt, um die „rohesten Lumpenkerle" für fünf Dollar als Testpersonen zu gewinnen. Doch niemand traut sich.

Am 30. September 1846 sitzt Morton entmutigt in seiner Praxis. Die Türglocke klingelt. Ein Mann mit vereitertem Backenzahn bittet um Hilfe. Und er fürchtet die Schmerzen der Behandlung. Morton operiert.

Bereits am nächsten Tag verbreiten die Bostoner Zeitungen die Nachricht von einer mysteriösen schmerzstillenden „Zubereitung", deren Gebrauch bei Zahnextraktionen „nach den Angaben eines Gentleman, der bei der Operation anwesend war", völlig frei von Gefahr sei.

Die Neuigkeit ist in

der Welt. Morton braucht Patienten, an denen er zeigen kann, dass sein Mittel auch für größere chirurgische Eingriffe taugt. Er wendet sich an John Collins Warren, den „Eisernen Grafen".

Am 16. Oktober 1846 ist der Operationssaal der Bostoner Klinik überfüllt. Ärzte und Studenten wollen diesmal

nicht nur die Kunst von John Collins Warren bewundern – sie hoffen auch, einen dreisten Hochstapler spektakulär scheitern zu sehen. Der Patient, ein 20-jähriger Drucker mit einer großen Blutgefäßgeschwulst zwischen Unterkiefer und Kehlkopf, liegt auf dem Operationsstuhl bereit.

Morton lässt den jungen Mann einige Minuten lang durch den Inhalator atmen – eine Glaskugel mit einem äthergetränkten Meeresschwamm, einem Kupfermundstück und einem Lederventil, das die ausgeatmete Luft nach außen lenken soll. Die Augen des Patienten schließen sich.

Der Chirurg beugt sich über den Hals des Druckers, schneidet hinein, zieht die Klinge durch das Fleisch. Ein wenig Blut spritzt aus den Adern. Sonst geschieht – nichts. Der gefürchtete „Initialschrei" beim Durchstoßen der Haut bleibt aus.

Die Ärzte im Saal

wagen kaum zu atmen. Warren schneidet Bindegewebe weg, sticht eine gebogene Nadel durch die Haut des Tumors, entfernt das Geschwür. Der Patient bleibt ganz ruhig.

John Collins Warren wendet sich zum Publikum und spricht, fassungslos, jenen Satz, den manche später als größtes Understatement der Medizingeschichte bezeichnen werden: „Gentlemen, dies ist kein Humbug!" Einer der anwesenden Ärzte findet angemessenere Worte: „Ich habe etwas gesehen, das um die Welt gehen wird."

Die Presse feiert eine Entdeckung in der Chirurgie, die nicht nur den Patienten Schmerzen nimmt, sondern die auch den Operateuren schenkt, was sie für ihre Arbeit am nötigsten brauchen: Zeit und Ruhe.

Die Pioniere des neuen Zeitalters aber profitieren nicht von ihrer Leistung.

William Morton muss zusehen, wie sein Patent schon nach Wochen überall auf der Welt unterlaufen wird. 20 Jahre lang wird er um eine finanzielle Anerkennung für seinen Dienst an der Menschheit kämpfen, immer wieder jene 100 000 Dollar Preisgeld einfordern, die der Kongress für den Sieg gegen den Schmerz ausgelobt hatte.

Eine Entscheidung aber fällen die Politiker nie. Zum einen, weil der Chemiker Charles Jackson, den Morton für seine Hilfe zunächst als Mitinhaber des Patents hatte eintragen lassen, ihm die Erfindung inzwischen vehement streitig macht. Zum anderen, weil die Witwe von Horace Wells, dem glücklosen Lachgas-Pionier aus Connecticut, ihren Senator dazu bewegen kann, die Belohnung für Morton zu blockieren. Das Preisgeld bekommt am Ende niemand – die Diskussion geht in den Wirren des amerikanischen Bürgerkrieges unter.

Der ursprüngliche Erfinder der Äthernarkose, der Landarzt Crawford W. Long aus Georgia, hat seiner Entdeckung offenbar kaum Bedeutung beigemessen. In seinem Nachlass findet sich eine Arztrechnung an den Patienten James Venable: Tumorentfernung und Schwefeläther, zwei Dollar. Zahlbar im März 1842. •

Der Chirurg schneidet Bindegewebe weg und **entfernt das Geschwür.** Der Patient bleibt ganz ruhig

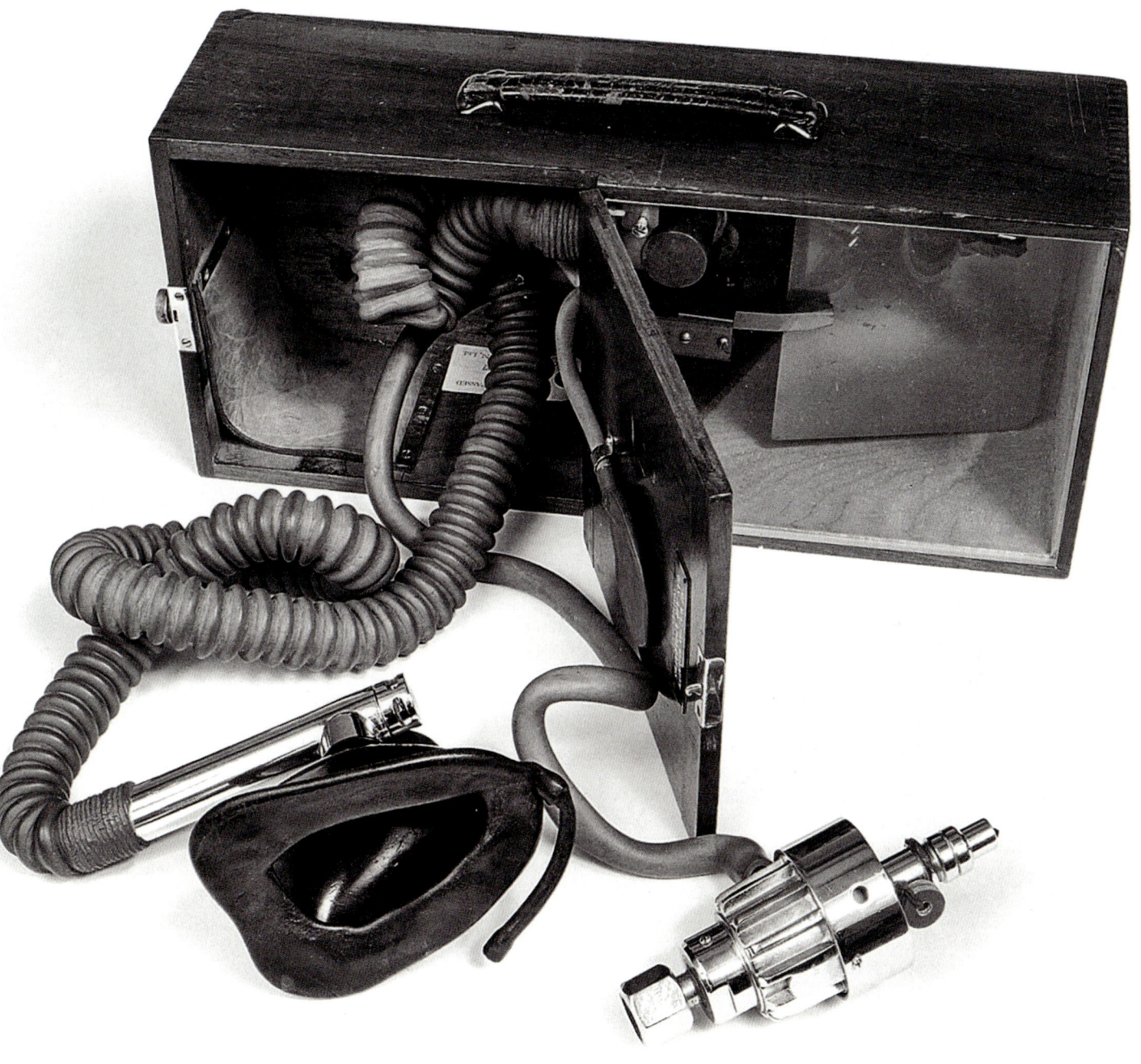

Der Walton-Minnet-Apparat
wurde 1936 für die Verwendung in der
Geburtshilfe entwickelt

Der ganze

MENSCH

Aus Indien stammt ein Medizinsystem,

das zwischen Wellness und traditioneller

Heilkunst eine neue Blüte erlebt:

Ayurveda

Schon vor Christi Geburt entwickelt sich in Indien eine ausgefeilte Systematik der Medizin und der Heilpflanzen: Ayurveda, „die Wissenschaft von der Lebensspanne". Sie ist zugleich Lebensphilosophie und Erfahrungswissen. Auf der Grundlage der alten Lehre wird Ayurveda noch heute an Hunderten Hochschulen, Colleges und Krankenhäusern des Subkontinents und angrenzender Länder unterrichtet – etwa im Ayurveda-Lehrhospital der Universität von Colombo in Sri Lanka, dem Südindien vorgelagerten Inselstaat.

Ein mehrstöckiger Backsteinbau, wo Schwestern und Ärzte in weißen Uniformen und Ärztinnen in bunten Saris durch die dämmerige Enge der Gänge schreiten. Bodentief verbeugen sie sich vor ihrem Lehrer, Cooray Vidyashekhara, der regelmäßig seine alte Wirkungsstätte

aufsucht. Jahrzehntelang war er Chefarzt und Direktor dieser größten Ausbildungsklinik für Ayurveda-Ärzte in Sri Lanka.

Am besten sieht der alte Arzt, wenn er seine Augen schließt und dem Feingefühl seiner Finger vertraut. Wenn er Menschen den Puls fühlt und an ihrem Handgelenk das Wesen ihres Aderschlags ertastet, das ihnen allen so eigen ist wie ihr Gesicht. Dann reicht der Blick des Arztes bis in ihr Innerstes, wo der gesunde mit dem kranken Körper ringt.

In hochgeschlossener weißer Jacke steht er am Bett einer jungen Frau, Narben auf Armen und im Gesicht zeugen von der schweren Schuppenflechte, die sie früher lange gequält hat. Nach drei Monaten Aufenthalt soll die Lehrerin demnächst als geheilt entlassen werden.

Ein letzter Check nach hiesiger Art ist die Pulsdiagnose. Wo westliche Ärzte vor allem den Takt des Herzschlags zählen, zeigt sich dem „Vaidya", wie Ayurveda-Ärzte genannt werden, ein ganzes Univer-

sum. Mal ist der Puls schnell und windend wie die Bewegung einer Schlange, mal hüpfend wie ein Frosch, mal stetig gleitend wie ein Schwan.

In wenigen Augenblicken hat der Arzt das Pochen und Pumpen des Blutes gelesen und in ein jahrtausendealtes Schema gefügt: Vata, Pitta, Kapha.

Auf diesen drei „Doshas" – genauer: auf ihrer für jeden Menschen spezifischen, schon bei der Geburt angelegten Mischung – beruht das diagnostische und therapeutische Konzept des uralten Systems. Beim Gesunden ist das individuelle Verhältnis mehr oder weniger ausgeglichen, beim Kranken aus dem Lot.

Mag das Dosha-Prinzip, das an die Lehre von den vier Temperamenten bei den alten Griechen erinnert, in westlichen Ohren auch befremdlich klingen: An der Anziehungskraft, die Ayurveda zunehmend auch auf Patienten im Westen ausübt, ändert das nichts. Im Gefolge von Yoga und Meditation – beides im Ayur-

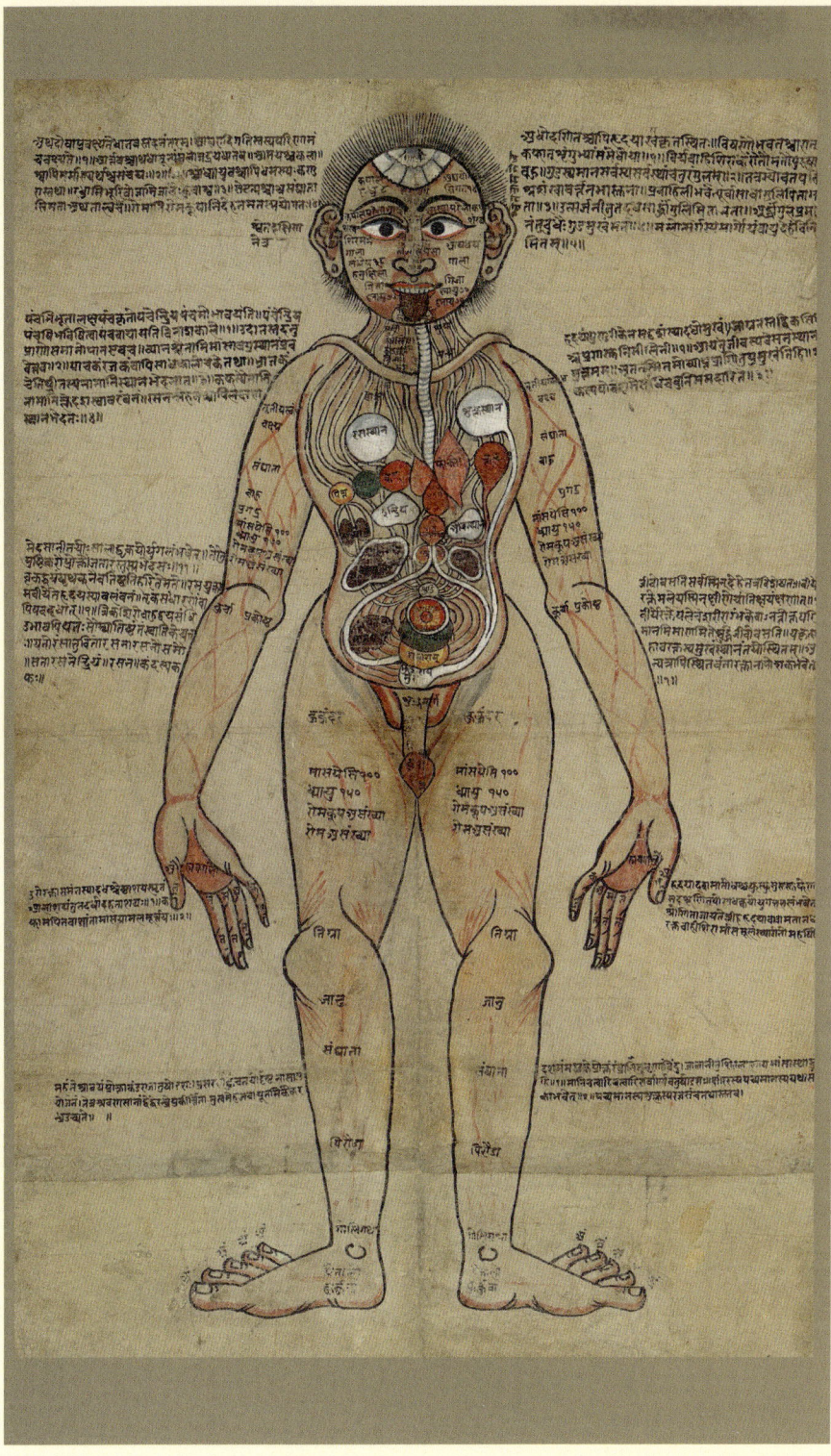

Diese wohl um 1800 in Nepal entstandene Illustration zeigt den ayurvedischen Menschen. Die Lage der Organe ist gemäß der alten indischen Heilkunst dargestellt. In den medizinischen Büchern Indiens sind solche anatomischen Zeichnungen erst einige Jahrzehnte zuvor üblich geworden. Die Vorstellungen vom Innern des Körpers unterscheiden sich erheblich von denen, die etwa zur gleichen Zeit in Europa verbreitet sind

veda genutzte Techniken – ist eine „moderne" Form der Gesundheitslehre zu einer globalen Bewegung herangewachsen. Auf der ganzen Welt bieten Naturheilkundler, zunehmend auch Schulmediziner, spezielle Kuren an. Und kaum ein Wellnesshotel der Luxusklasse, das nicht mit Stirnguss und Ölmassagen wirbt.

Der Erfolg im westlichen Ausland hat inzwischen sogar zu einer Art Renaissance in den Ursprungsländern geführt. Selbst Städter und Mitglieder der Oberschicht konsultieren wieder traditionelle Ärzte wie Cooray Vidyashekara, nachdem sie lange vor allem der modernen westlichen Heilkunst vertraut haben.

Eine Unterscheidung zwischen psychisch und körperlich kennen sie nicht: Wenn sich die Seele beruhigt, dann beruhigen sich auch Kopf, Herz oder Darm – und umgekehrt. „Psychosomatisch im besten Sinne" nennt Cooray die Herangehensweise und spricht von „Mind-Body-Medizin": sozialer, psychologischer, körperlicher, ohne Maschinen zwischen Arzt und Patient. Und wegen der Pflanzenarzneien schonender.

„Doch wir kennen auch unsere Grenzen", sagt er. Jeder universitär ausgebildete Ayurveda-Arzt beherrsche die Grundlagen der westlichen Medizin – sie nehmen ein Drittel des Studiums ein. Die moderne Heilkunde sei bei technisch-diagnostischen Verfahren, in Notfall- und Intensivmedizin, in der Chirurgie oder bei vielen Infektionskrankheiten ohne Frage überlegen. Akute Fälle überweist ein guter Vaidya daher zum „westlichen" Check-up.

„Aber wir wissen auch, was wir können", erklärt der Arzt mit gelassenem Stolz. „Unsere Stärke sind chronische Leiden." Also: Erkrankungen am Magen-Darm-Trakt, an Atemwegen, am Herz-Kreislauf-System. Rheuma und Erschöpfungssyndrome. Patienten mit neurologischen Leiden profitieren ebenso wie Krebspatienten in der Nachsorge.

Auf die generelle – auch biochemische – Unterschiedlichkeit der Menschen nehmen Ayurvedisten schon seit Jahrtausenden Rücksicht. Sie versuchen eine „individuelle Medizin" – und erfüllen damit ein hochmodernes Konzept.

„Ayurveda ist keine Askese", sagt Cooray. Es gehe ums Maß. Ausgewogenheit der Körper- und Seelenfunktionen: Das ist seine Definition von Gesundheit.

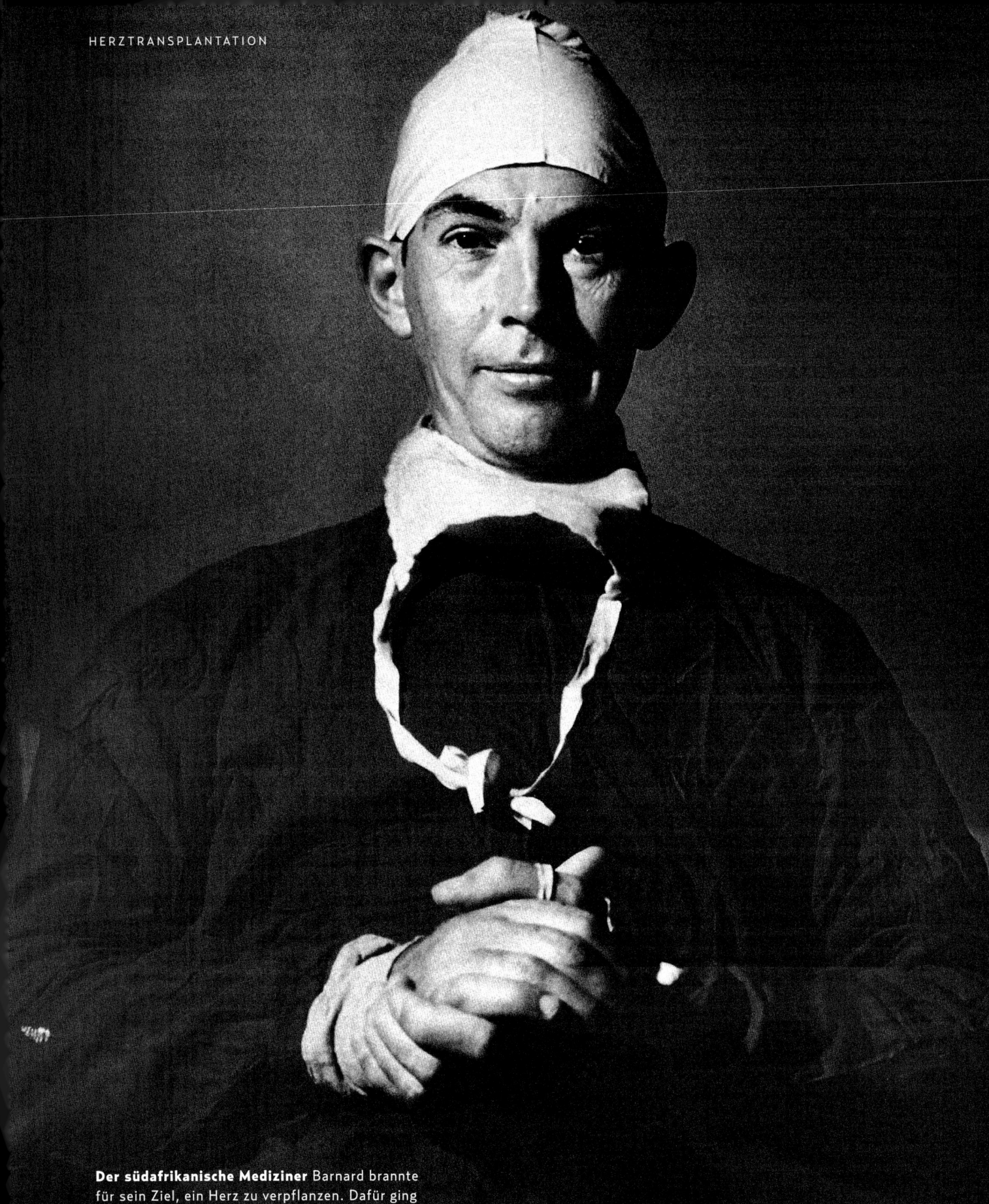

Der südafrikanische Mediziner Barnard brannte
für sein Ziel, ein Herz zu verpflanzen. Dafür ging
der 45-Jährige große Risiken ein – und wurde
zum Star der Chirurgie

Der Traum des Christiaan Barnard

Kann man das Herz eines Menschen austauschen wie eine defekte Pumpe? 1967 wagte ein südafrikanischer Chirurg den Eingriff und setzte einem Mann das Organ einer verunglückten jungen Frau ein. Die heikle Operation machte ihn zur Legende

Text: **Martina Keller**

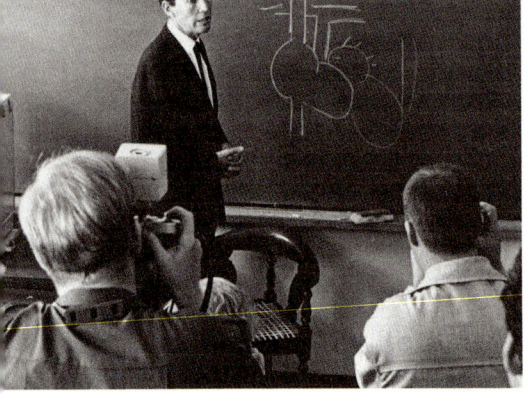

Eine Kreideskizze von Herzkammern und Gefäßen: Lässig referierte Barnard vor Journalisten in Kapstadt

D

Die Nacht vom 2. auf den 3. Dezember 1967 ist sternenklar, über Kapstadt liegt Sommerhitze. Christiaan Barnard hat nach der Samstagsvisite einen ruhigen Nachmittag in seinem Haus verbracht, als ihn ein Anruf aus der Klinik erreicht. Gegen 21.30 Uhr rast er wieder ins Groote Schuur Hospital am Fuße des Tafelberg-Massivs.

Seit Wochen wartet der Chirurg auf diesen Augenblick. Barnard, 45, ist bislang nur in Fachkreisen bekannt. Nun plant er eine Herzverpflanzung – eine Operation, die noch niemand gewagt hat, obwohl sich mehrere Teams in anderen Ländern seit Jahren darauf vorbereiten. Scheitert der Eingriff, kann ihn das seine Karriere kosten. Gelingt sein Vorhaben, schreibt er Medizingeschichte.

Auf dem schmalen Tisch im Operationssaal A sitzt, von Kissen gestützt, Barnards Patient Louis Washkansky. Der 54-jährige Gemüsehändler ist 1,65 Meter groß und 58 Kilogramm schwer. Washkansky hat sieben Jahre zuvor seinen ersten Herzinfarkt erlitten, ein Jahr darauf den zweiten.

Eine weitere schlimme Attacke hat 1965 zwei Drittel seiner linken Herzkam-

mer zerstört. Sein Lebensmuskel ist mittlerweile so stark vergrößert, dass der Abstand zur linken Brustseite nur noch 2,5 Zentimeter beträgt, zur rechten sind es fünf. Das Herz ist groß, aber kraftlos: Seine Kapazität, Blut durch Washkanskys Körper zu pumpen, um ihn mit Sauerstoff zu versorgen, ist auf gerade mal ein Drittel reduziert.

Als Barnard den Saal betritt, wartet Washkansky schon auf ihn. Er ist ein stoischer Mann, der sich immer noch manchmal eine Zigarette gönnt und im Krankenbett Krimis liest. „Ich hab gesagt, dass ich keine K.-o.-Schnäpse trinke, ehe Sie mir nicht Auf Wiedersehen gesagt haben", erklärt er nun dem Chirurgen. Und dann, nach Luft ringend: „Geben Sie mir jetzt mein neues Herz?" Einem Todgeweihten wie Washkansky ein neues Herz einpflanzen zu wollen ist mehr als mutig.

Zumal Washkansky auch an Diabetes leidet. Seine Nieren- und Leberfunktionen sind beeinträchtigt, und eingelagertes Wasser hat seine Beine stark anschwellen lassen. Er kann sich nicht einmal mehr selbst rasieren.

Doch Patienten in besserer Verfassung dürfte der Chirurg das neue Verfahren gar nicht anbieten – denn dessen Ergebnis ist völlig ungewiss.

Noch kurz vor der Operation quälen Barnard Zweifel, wie er später bekennen wird: Lässt sich ein Herz wirklich wie

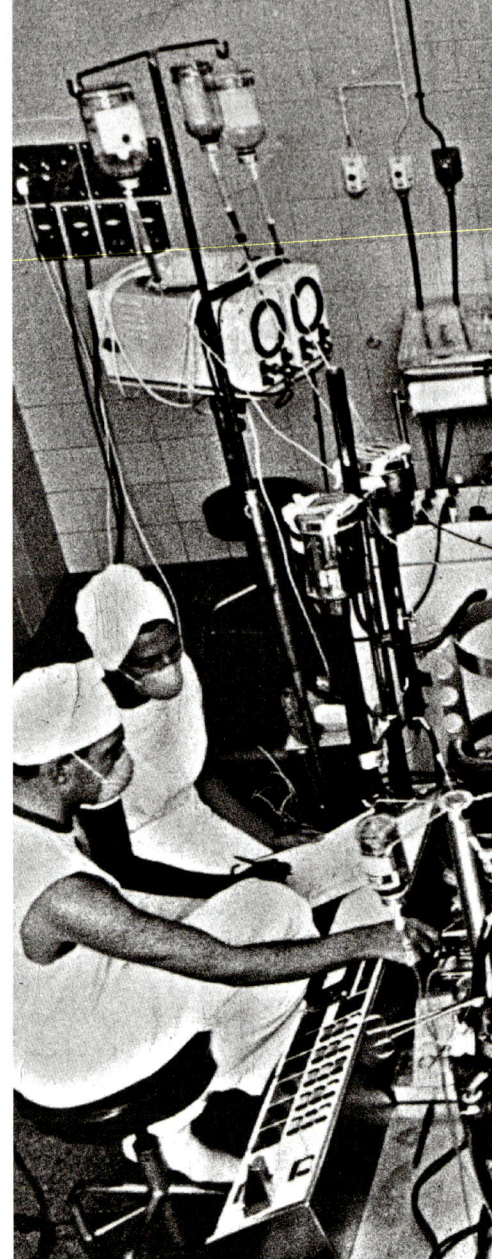

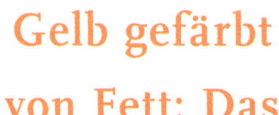

Gelb gefärbt von Fett: Das kranke Organ liegt nun offen vor dem Arzt

eine verschlissene Pumpe einfach austauschen? Ist er genügend vorbereitet? Oder startet er gerade leichtfertig ein Experiment an Menschen? Seine Laborhunde, an denen er die Operation zuvor getestet hatte, waren mit transplantiertem Herzen bald verendet.

Das Herz, auf das Washkansky hofft, schlägt noch in der Brust einer jungen Frau. Sie liegt im Operationssaal B des Groote Schuur Hospitals, nur durch zwei kleine Räume vom Saal A getrennt, in dem Washkansky inzwischen narkotisiert worden ist.

Denise Darvall ist 24 Jahre alt und schlank. Dunkle Locken umrahmen ein weiches Gesicht. Der mit Jod bepinselte Körper ist von Blutergüssen übersät, die

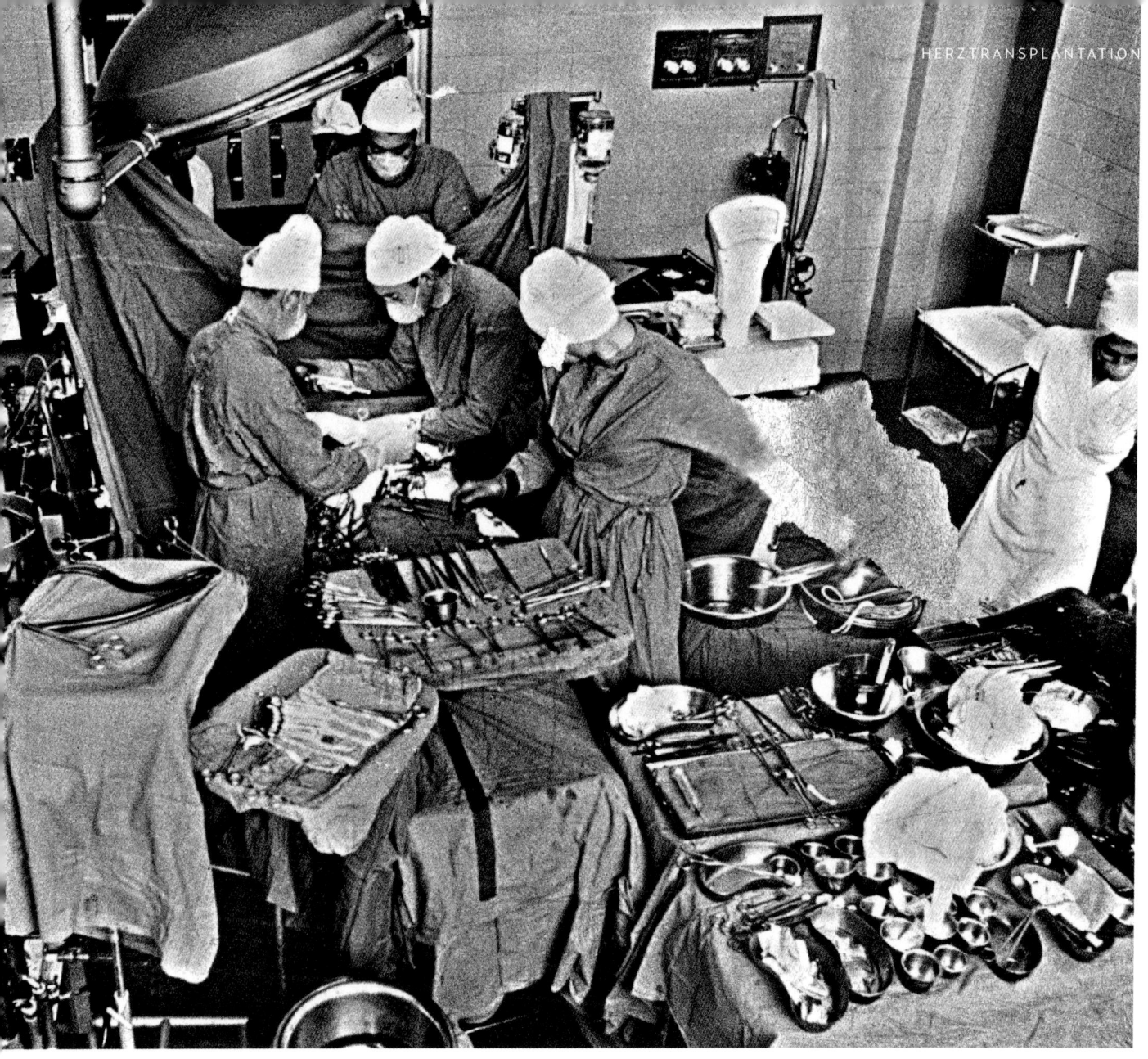

Bei der ersten Transplantation war noch kein Fotograf dabei. Schon bei der nächsten ließ Christiaan Barnard (zweiter von rechts am Operations- tisch) im Groote Schuur Hospital in Kapstadt aber Kameras zu

Beine wirken auf dem Operationstisch seltsam verrenkt. Die 24-Jährige hatte einen Verkehrsunfall, bei dem ihr Gehirn verletzt worden ist. Sie wird künstlich be- atmet, doch ihr Zustand verschlechtert sich; die Ärzte messen 39,8 Grad Fieber, ausgelöst durch die Hirnblutungen.

Barnard registriert das mit Sorge. Er steht unter extremer Spannung. Ruhelos wandert er zwischen den beiden hellgrün gekachelten Operationssälen hin und her, in denen Denise Darvall und Louis Wash- kansky liegen. Das Vorgehen beim Emp- fänger und der Organspenderin muss exakt koordiniert sein, wenn sein Plan gelingen soll. Sonst geht das Spenderherz an Sauerstoffmangel zugrunde, ehe es im anderen Körper implantiert worden ist.

Um 1.30 Uhr beginnt die Operation bei Washkansky. Bevor sein Pumporgan vom Kreislauf abgekoppelt werden kann, muss er an die Herz-Lungen-Maschine angeschlossen werden. Dazu macht Bar- nards Assistent Rodney Hewitson einen Einschnitt in der rechten Leistengegend und legt die Oberschenkelarterie frei. Später wird er hier eine Kanüle einführen und daran den Schlauch der Maschine anschließen.

Um 1.40 Uhr zieht Hewitson einen geraden Hautschnitt über die Mitte der Brust und sägt entlang dieser Linie das Brustbein durch. Rauch steigt auf, als sich die kleine Säge kreischend durch den Knochen frisst. Der zweite Assistent zieht den Brustkorb mit zwei Klammern aus- einander. Kurze Zeit später ist das ster- benskranke Organ erstmals sichtbar: gelb gefärbt von Fett, die Wände der riesigen linken Herzkammer blutunterlaufen und vernarbt. Bis jetzt ist alles komplikations- los verlaufen.

Barnard eilt zu Denise Darvall, um die Vorbereitungen der Operation bei ihr zu überwachen. Hewitson präpariert un- terdessen Washkanskys Herzvenen für

99

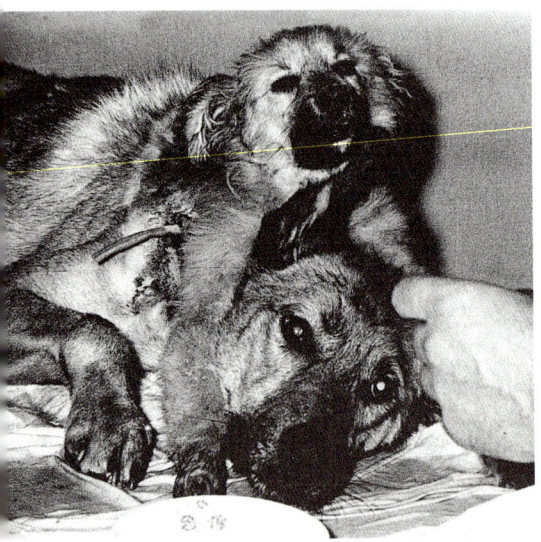

Gruselige Vorübung In den 1950er Jahren verpflanzten russische Ärzte wiederholt Hunden einen zweiten Kopf auf den Rücken

den Anschluss an die Herz-Lungen-Maschine, sodass der künstliche Kreislauf geschlossen werden kann. Um 2.32 Uhr ist es so weit.

„Fertig, Rodney?", fragt Barnard, nun wieder in Saal A.

Hewitson nickt, und Barnard befiehlt: „Pumpe an!" Das surrende Geräusch der Maschine erfüllt den bislang stillen Operationssaal.

Da gibt die Pumpenassistentin einen alarmierenden Wert durch: „Druck in der Oberschenkelarterie knapp über 200." Normal wären 100. Und der Druck steigt weiter, auf 250 – 275 – 290 – 300. Anscheinend ist die Beinschlagader durch Ablagerungen verengt.

Barnard ordnet an, Washkanskys Körper zu kühlen, um den Kreislauf für einige Minuten unterbrechen zu können. Die Kälte verlangsamt den Stoffwechsel, sodass der Patient weniger leicht durch Sauerstoffmangel geschädigt wird.

Die Herz-Lungen-Maschine muss nun direkt an die Hauptschlagader in der geöffneten Brust angeschlossen werden. Barnard führt in das Blutgefäß einen Katheter ein; noch hat er die Situation unter Kontrolle. Doch dann macht er einen fatalen Fehler. „Klemmt die Leitung ab", sagt er zur Chefschwester, und die unterbricht sofort den Zufluss zur verstopften Oberschenkelarterie. Allerdings hat der

Chirurg vergessen, auch die Herz-Lungen-Maschine zu stoppen.

Sie pumpt weiter; binnen Sekunden steigt der Druck im blockierten System und bringt einen Schlauch zum Platzen. Washkanskys Blut spritzt auf den Boden.

„Pumpe sofort abstellen!", schreit Barnard. Das Motorengeräusch erstirbt. Niemand spricht ein Wort. Der Chirurg weiß, dass dem Patienten nun tödliche Gefahr droht. Durch das Bersten des Schlauchs ist Luft in den Pumpenkreislauf gelangt. Wenn die Blasen Washkanskys Gehirn erreichen, stirbt er. Barnard wäre mit seiner Operation gescheitert, ehe sie richtig begonnen hat.

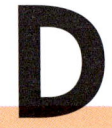

Dass die Pioniertat überhaupt denkbar ist, verdankt der Südafrikaner einem französischen Kollegen. Im Jahr 1902 veröffentlicht der Chirurg Alexis Carrel eine Methode, mit der es erstmals verlässlich gelingt, unterbrochene Blutgefäße wieder miteinander zu verbinden. Frühere Versuche sind stets gescheitert, weil sich Blutklumpen in den Adern bildeten oder die Gefäße durch die Naht zu sehr eingeschnürt wurden.

Die Technik schafft die Voraussetzung dafür, ganze Organe zu verpflanzen. Carrel probiert es selbst aus: Er transplantiert das Herz eines kleinen Hundes in den Halsbereich eines großen; zwei Stunden lang schlägt das Herz an seinem neuen Platz, ehe Blutgerinnsel das Experiment beenden.

1933 nehmen US-Mediziner die Versuche wieder auf. Sie wollen wissen: Sind transplantierte Herzen, deren Nervenbahnen ja durchtrennt worden sind, weiterhin in der Lage, den Kreislauf aufrechtzuerhalten?

Die Hundeherzen, die sie verpflanzen, schlagen bis zu acht Tage lang, ehe Rhythmusstörungen zum Versagen des Organs führen. Bei der anschließenden Gewebeuntersuchung finden sich Unmengen weißer Blutkörperchen. Ohne es

Diese Röntgenaufnahme zeigt die Arterien eines Menschen im Bereich des Nackens und der Schulter. Zum Herzinfarkt kommt es, wenn sich ein Blutgefäß des Herzmuskels verschließt. So war es beim Patienten Louis Washkansky

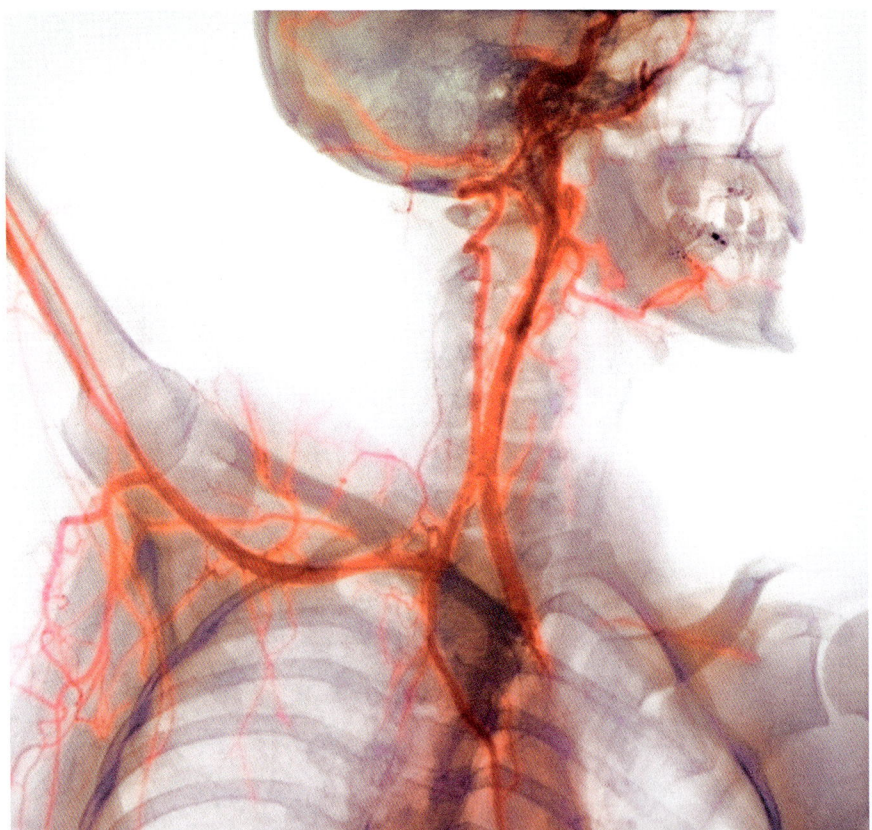

bereits zu durchschauen, stoßen die Ärzte auf ein Phänomen, das zum größten Problem einer Herztransplantation wird: die körpereigene Abstoßung, bei der ein Teil der weißen Blutkörperchen das Gewebe des fremden Herzens attackiert.

Nach den ersten Tests an Hunden bleibt die Herzverpflanzung eine ferne Utopie; zu viele Fragen sind ungelöst. Wie etwa sollen die Ärzte das herausgeschnittene Spenderherz vor Schäden durch Sauerstoffmangel schützen?

Wissenschaftler der Chicago Medical School präsentieren 1951 eine technisch komplizierte Lösung. Sie setzen bei ihren Experimenten drei Hunde ein: einen Organspender, einen Organempfänger und einen, der allein die Aufgabe hat, durch seinen Kreislauf das herausgeschnittene Spenderherz zu unterstützen. Doch die Ergebnisse des Versuchs sind nicht sehr ermutigend. Der Herzersatz müsse „zum jetzigen Zeitpunkt noch als fantastischer Traum angesehen werden", schreiben die Forscher.

Dennoch wird ihre Arbeit zum Auslöser für Experimente, die das Unvorstellbare realer werden lassen. Zwei Ereignisse forcieren die Entwicklung.

Mit der Herz-Lungen-Maschine beginnt Anfang der 1950er Jahre eine neue Ära in der Chirurgie, weil erstmals Eingriffe am offenen Herzen möglich werden. Das Herz kann vorübergehend vom

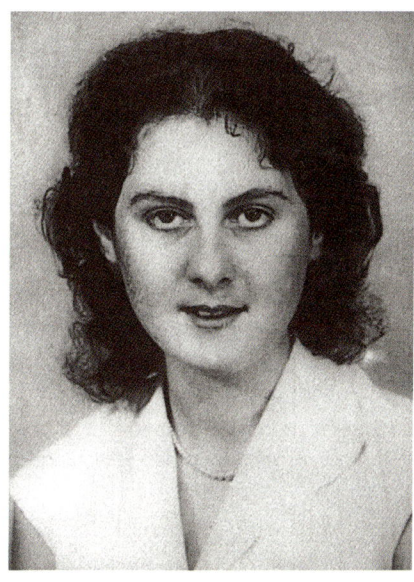

Die 24-jährige Denise Darwall
wurde nach ihrem Unfall künstlich am Leben gehalten – so lange, bis ihr gesundes Herz in die Brust Washkanskys verpflanzt werden konnte

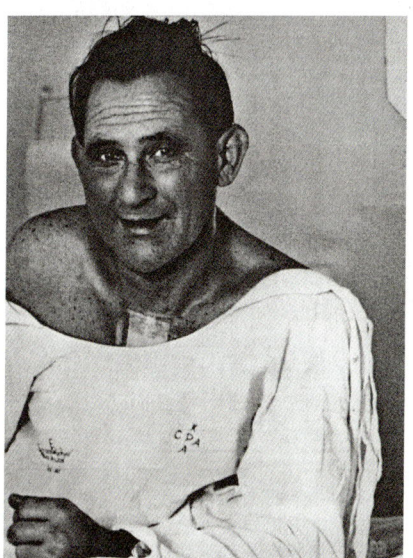

Der Gemüsehändler Washkansky,
54 Jahre alt, war der erste Patient, der ein neues Herz erhielt. Nach drei schweren Herzinfarkten hatte er nichts mehr zu verlieren

Ein neues Gerät legt das Herz still und übernimmt dessen Funktion

Körperkreislauf abgekoppelt und stillgelegt werden, während die Maschine mit Sauerstoff gesättigtes Blut durch die Adern pumpt und den Patienten zugleich kühlt – ein zusätzlicher Schutz gegen Sauerstoffmangel.

Ein weiterer Durchbruch gelingt dem Chirurgen Joseph Murray mit einem anderen Organ: 1954 verpflanzt er in Boston die Niere eines eineiigen Zwillings in den Körper von dessen Bruder. Der überlebt damit immerhin neun Jahre – länger als jeder andere Patient zuvor.

Eines der innovativsten Zentren jener Zeit ist die University of Minnesota in Minneapolis. Sie zieht Ärzte aus aller Welt an. Unter ihnen ist der junge Südafrikaner Christiaan Barnard, dem die Regierung seines Landes ein zweijähriges Stipendium finanziert.

Für den 33-Jährigen sind die USA eine fremde Welt. Barnard ist in einer Halbwüste sechs Autostunden von Kapstadt entfernt aufgewachsen. Er stammt aus einer Burenfamilie, sein Vater ist Pastor. Der junge Christiaan lief selbst im Winter barfuß und verdiente sich ein paar Pennys, indem er Mäuse fing und sie beim Gesundheitsamt der Stadt ablieferte.

Barnard ist streng erzogen worden. Seine Mutter hat von ihren vier Söhnen stets das Äußerste verlangt, sie sollten die Besten in der Schule sein. Als Medizinstudent zeigt er gute, aber keineswegs herausragende Leistungen.

Allerdings beweist er schon als junger Arzt in außergewöhnlichem Maße Kreativität und Durchhaltevermögen. Für das Stipendium an der Universitätsklinik in Minnesota empfiehlt er sich mit einer Arbeit zu einer angeborenen Fehlbildung im Verdauungstrakt.

Babys werden mitunter mit einer Darm-Atresie geboren, bei der ein Teil des Organs verkümmert ist und es zum Verschluss kommt. Obwohl sich die Darmenden jenseits des betroffenen Abschnitts chirurgisch problemlos verbinden lassen, sterben vier Fünftel der Kinder. Um die Ursache herauszufinden, operiert Barnard trächtige Hündinnen und unterbricht bei den Föten die Blutzufuhr zu einem Teil des Darms. Werden die Welpen später mit einer Atresie geboren, ist klar, dass Mangeldurchblutung sie verursacht hat.

Viele Experimente missglücken, das 43. liefert den Beweis: Barnard hat gezeigt, dass die Chirurgen, wenn sie die

Darmenden neu verbinden, mit einigen Zentimetern Abstand zum verkümmerten Abschnitt schneiden müssen, weil auch dessen Umgebung schlecht durchblutet ist. Die neue Technik rettet vielen Neugeborenen das Leben.

Barnard reist mit großen Hoffnungen nach Minneapolis. Doch als er sich im Dezember 1955 in der Klinik vorstellt, erlebt er eine Enttäuschung. Chefchirurg Owen Wangensteen ist zwar beeindruckt von Barnards Arbeit zur Darm-Atresie. Aber er trägt ihm auf, über Speiseröhrendefekte zu forschen – und verbannt ihn ins Tierlabor.

Es dauert ein Vierteljahr, bis der junge Arzt in Minneapolis erstmals bei einer Herzoperation assistieren darf. Danach steht sein Entschluss fest: Er will Herzchirurg werden.

Vorerst aber muss er Schnee bei Nachbarn schieben und sich häufig für Nachtwachen melden, um sein Stipendium aufzubessern und Geld für den Unterhalt seiner Familie zu verdienen, die ihn für zehn Monate besucht. Er ist mit der früheren Krankenschwester Aletta Louw verheiratet und hat zwei Kinder.

Zugleich arbeitet er wie besessen in der Klinik. Eines Sonntags wirft ihn sein Chef aus dem Labor, weil Barnard mit dem Marathontest einer künstlichen Aortenklappe die Reinigungskräfte von der Arbeit abhält. Am Ende seiner zweieinhalb Jahre in den USA hat er geschafft, wofür andere meist sechs Jahre brauchen: Er hat Prüfungen in zwei Fremdsprachen bestanden, überdies zwei akademische Grade erlangt.

Wangensteen will ihn in sein Team übernehmen, doch Barnard zieht es zurück nach Kapstadt. Er geht nicht mit leeren Händen. Wangensteen besorgt für ihn bei der amerikanischen Gesundheitsbehörde Geld für eine Herz-Lungen-Maschine, die nach Südafrika verschifft wird. Damit ist die Grundlage für Barnards Karriere gelegt.

Mehrere US-Chirurgen arbeiten zu jener Zeit daran, die Technik der Herzverpflanzung zu perfektionieren, unter ihnen Norman Shumway und Richard Lower vom Stanford Hospital Center in Kalifornien. Shumway hat ebenfalls in Minnesota hospitiert.

Gemeinsam beginnen die beiden, mit Hundeherzen zu experimentieren. Shumway konserviert die herausgeschnittenen Organe, indem er sie in eiskalte Kochsalzlösung legt. So testet er, wie lange sie außerhalb des Körpers überleben, bevor er sie denselben Hunden wieder einpflanzt. Dann kommt Lower auf die Idee, das herausgeschnittene Herz einem

Die Grenze zwischen

Leben und Tod

sorgt für heftige Diskussionen

Wenige Tage nach der Operation zeigte der EKG-Monitor an, wie das neue Herz in Washkanskys Körper schlug – und die andere Grafik zeigte den alten Zustand. Die Verfassung des Patienten gab den Ärzten Hoffnung

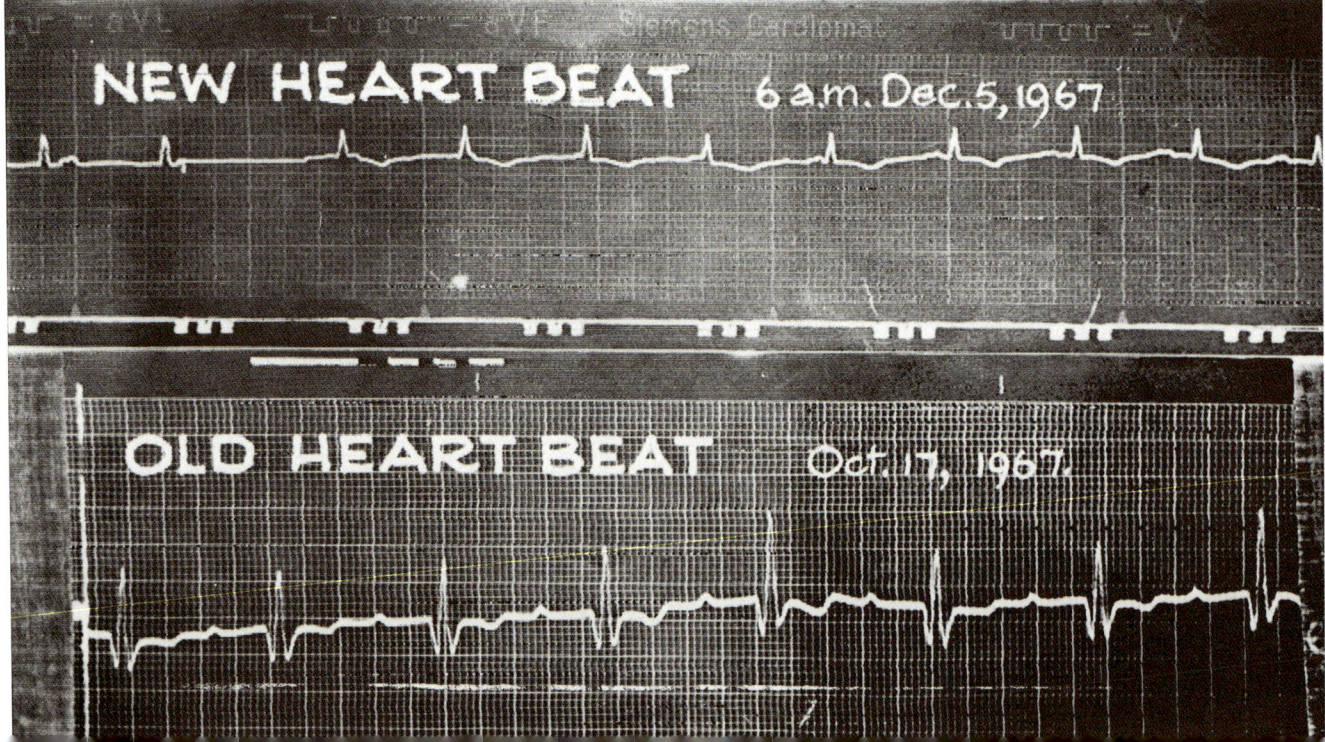

anderen Hund zu transplantieren. Technisch ist das sogar einfacher, weil ihm längere Gefäßstücke für die Nähte zur Verfügung stehen.

Im Dezember 1959 glückt es den beiden zum ersten Mal, einem Hund ein neues Herz zu geben. Shumway schließt seinen Bericht über den Versuch mit den Worten: „Ich erwarte, dass dieses Experiment der Beginn einer sehr fruchtbaren Geschichte ist."

Zu solchem Understatement neigt Barnard nicht. Er trainiert Mitarbeiter des Groote Schuur Hospital an der Herz-Lungen-Maschine und baut ein Herzteam auf. Noch 1958 gelingt ihm die erste erfolgreiche Operation am offenen Herzen in Südafrika.

Einige Jahre später liest er über ein Experiment des sowjetischen Chirurgen Wladimir Demichow: Der hat einem Hund einen zweiten Kopf aufgepflanzt. Umgehend eilt Barnard ins Tierlabor, bittet einen Assistenzarzt um Hilfe und wiederholt den makabren Versuch. Der kleinere wie auch der größere Hundekopf versuchen anschließend, Milch zu schlecken. Barnard fotografiert seine Kreation und schickt die Bilder an südafrikanische Tageszeitungen. Schnell wird er berühmt.

Beim eigenen Personal ist Barnard dagegen berüchtigt. Wenn er operiert, wirft er mitunter mit Instrumenten um sich. Ist er nachts in der Klinik, kontrolliert er oft im Ärztezimmer, ob der diensthabende Mediziner schläft, statt sich um die Patienten zu kümmern.

Er kann aber auch charmant sein, vor allem in Gegenwart junger Frauen. „Um ihn bei Laune zu halten, habe ich immer dafür gesorgt, dass eine hübsche junge Schwester mit im OP war", erinnert sich später die Chefschwester.

Unterdessen haben Shumway und Lower stetig weiter ihr großes Ziel verfolgt: die Herztransplantation. 1960 veröffentlichen sie eine Studie, mit der sie die noch heute übliche Transplantationstechnik etablieren: Das Herz des Organempfängers wird so herausgetrennt, dass die Rückwände der Vorhöfe mit den einmündenden Venen an ihrem Platz in der Brusthöhle verbleiben. Der Vorteil: Nur die Haupt- und Lungenschlagader müssen durchtrennt und durch millimeterfeine Stiche mit den Gefäßstümpfen des Spenderherzens verbunden werden.

Von acht Hunden, deren Herzen Lower und Shumway transplantieren, überleben manche bis zu 21 Tage. Technisch sind die Chirurgen nun in der Lage, ein Herz zu verpflanzen. Doch je sicherer sie das Verfahren beherrschen, umso deutlicher wird, dass die Immunreaktion des Empfängers den langfristigen Erfolg der Operation gefährdet. Die Forschung dazu ist noch in den Anfängen. Die Ärzte wissen nicht einmal, wie sie eine Abstoßung diagnostizieren sollen; ihre ersten Behandlungsversuche sind eher hilflos.

Bei Nierenverpflanzungen Mitte der 1950er Jahre haben es Mediziner mit einer Ganzkörper-Röntgenbestrahlung versucht. Zu Beginn der 1960er Jahre ist mit Azathioprin das erste wirksame Medikament gegen die Immunreaktion entdeckt worden. Allerdings ist es allein zu schwach, um die körpereigene Abwehr in Schach zu halten.

Wieder sind es Shumway und Lower, die einen entscheidenden Schritt weiter gehen. Sie wenden bei Herztransplantationen erstmals Azathioprin in Kombination mit Cortison an, einer dem Stresshormon Cortisol verwandten Substanz, die ebenfalls das Immunsystem bremst. Die so behandelten Hunde überleben bis zu 250 Tage.

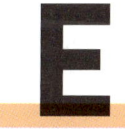

Ein anderes Problem lässt sich nicht durch Experimente lösen. Die Chirurgen wagen sich mit der Herztransplantation auf rechtlich und ethisch unbekanntes Terrain. Mehr noch als andere Organe kann ein Herz durch Sauerstoffmangel geschädigt werden. Fest steht, dass die Qualität eines Transplantats am besten sein wird, wenn man es dem Spender noch schlagend entnimmt. Allerdings ist in den USA ungeklärt, ob dies gesetzlich zulässig oder womöglich sogar als Mord zu bewerten wäre. Traditionell gilt ein Mensch erst dann als gestorben, wenn sein Herz und seine Atmung stillstehen.

Doch in den 1960er Jahren hat die moderne Intensivmedizin bereits die Grenzen zwischen Leben und Tod verschoben. Es ist nun möglich, eine Per-

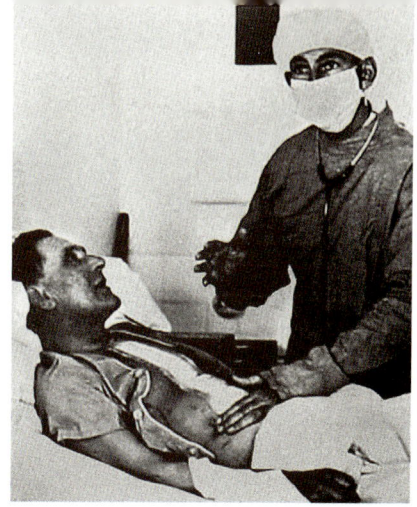

Der Patient ist schwach, aber er lebt: Am Bett des frisch operierten Louis Washkansky erläuterte Christiaan Barnard vor Fachkollegen, wie der Eingriff im Detail verlaufen war

son nach einem Herzstillstand wiederzubeleben und dauerhaft zu beatmen, selbst wenn ihr Gehirn unwiderruflich geschädigt ist.

In der Fachwelt beginnt deshalb eine Diskussion, wann Ärzte die Geräte abschalten und einen dauerhaft im Koma liegenden Patienten sterben lassen dürfen. Viele Chirurgen wollen mehr. Sie fordern, den Tod des Menschen neu zu definieren: als das unwiderrufliche Erlöschen aller Hirnfunktionen.

Allerdings ist nicht klar, nach welchen klinischen Kriterien dieses diagnostiziert werden soll. Welche Zeichen, etwa Schmerz- und Lichtunempfindlichkeit, können den Hirntod unzweifelhaft belegen? Wie viel Zeit muss verstreichen, um die Diagnose als unwiderruflich zu betrachten? Darf man aber einen Menschen als tot ansehen, dessen Herz-Kreislauf-System noch in Gang gehalten werden kann?

Und wenn man es nicht tut, ist es dann zulässig, dem noch Lebenden die Organe zu entnehmen? Eine Herztransplantation, so befürchten es Shumway und seine Kollegen, könnte diesen Konflikt auf die Spitze treiben.

Christiaan Barnard gilt inzwischen als führender Herzchirurg Südafrikas. Er profiliert sich vor allem mit der Behandlung von angeborenen Herzfehlern und verwendet große Sorgfalt auf die Betreuung seiner Patienten. Zudem entwickelt er eine künstliche Herzklappe, die sich über viele Jahre bewährt.

Sein Ehrgeiz sucht sich aber immer neue Ziele: Er plant seine erste Nierentransplantation. Im August 1966 reist er zu einem Lehrgang nach Richmond im US-Bundesstaat Virginia. Dort will er bei dem renommierten Nierentransplanteur David M. Hume lernen, wie eine Immunreaktion des Körpers zu behandeln wäre.

Barnards Reise in die USA hat noch einen weiteren Grund. An Humes Klinik arbeitet mittlerweile Shumways Weggefährte Richard Lower, der seit einem Jahrzehnt die Technik der Herztransplantation bei Hunden perfektioniert. Eines Tages hat Barnard Gelegenheit, ihm im Labor bei einer Herztransplantation zuzusehen – und ist fasziniert von der Einfachheit und Präzision des Verfahrens. Fortan nutzt er jede Gelegenheit, Lower zu beobachten und sich jede Einzelheit einzuprägen. Am Ende des Aufenthalts steht sein Entschluss fest: Er will ein menschliches Herz verpflanzen.

Z

Zurück in Kapstadt, stellt Barnard ein Team für Nieren- und Herztransplantationen zusammen. Im Oktober 1967 überträgt er seine erste Niere. Die Patientin wird 20 Jahre lang mit dem Organ leben.

Nun ist er bereit für den noch größeren Schritt.

Anfang November 1967 bittet ihn der Chef-Kardiologe in sein Büro. „Hören Sie, Chris, ich glaube, wir haben einen Patienten, der für eine Herztransplantation geeignet ist."

Louis Washkansky hat eine schlechte Prognose, aber einen starken Lebenswillen. In jungen Jahren war er Amateurboxer. Seit September 1967 liegt er im Groote Schuur Hospital und ist bereits über die Möglichkeit einer Herztransplantation informiert. Als Barnard ihn darauf anspricht, sagt er nur: „Einverstanden – ich bin jederzeit bereit." Seine Frau ist skeptischer. Als sie fragt, welche Chance ihr Mann hat, antwortet Barnard ohne zu zögern: 80 Prozent.

Knapp zwei Wochen später erhält Barnard seine Möglichkeit.

Am Nachmittag des 2. Dezember verlässt Denise Darvall mit Mutter, Vater und Bruder ihre Wohnung in einem Vorort von Kapstadt. Sie wollen Freunde besuchen. In einer belebten Straße parkt Denise ihren Wagen, um zusammen mit der Mutter in der gegenüberliegenden Konditorei Kuchen zu holen.

Die Fußgängerampel zeigt Grün, als beide zurück zum Auto gehen. Hinter einem haltenden Lastwagen können sie das heranrasende Fahrzeug nicht sehen. Es erfasst beide Frauen und schleudert sie durch die Luft. Die Mutter ist sofort tot. Denise schlägt mit dem Kopf gegen das Rad eines Autos und bleibt reglos liegen.

Innerhalb von wenigen Minuten ist ein Rettungswagen zur Stelle und bringt sie ins Groote Schuur Hospital. Es ist zehn Uhr nachts, als der Anästhesist in Barnards Herzteam sie genau untersucht. Als potenzielle Organspenderin liegt sie auf der Herz-Lungen-Station, intubiert und künstlich beatmet. Sie hat die Blutgruppe 0, das passt zur Blutgruppe A von Washkansky.

In Südafrika gelten zu dieser Zeit Patienten als gestorben, wenn zwei Ärzte sie für tot erklärt haben. Um später nicht angreifbar zu sein, hat Christiaan Barnard vorsorglich bereits einige Kriterien für den Hirntod festgelegt und zudem mit dem Leiter der Rechtsmedizin vereinbart, den Spender von einem unabhängigen Neurologen untersuchen zu lassen.

Der herbeigerufene Experte bescheinigt Barnard, dass die junge Frau tatsächlich schwerste, zum Tode führende Hirnverletzungen erlitten hat. Das Herzteam, seit Wochen in ständiger Rufbereitschaft, wird alarmiert. Zwei Ärzte informieren den unter Schock stehenden Vater Edward Darvall über den Zustand seiner Tochter.

Dann stellen sie ihm die bedrückende Frage: Ob er bereit sei, das Herz und die Nieren seiner Tochter für Transplantationen zu spenden, um andere Patienten zu retten? Edward Darvall erinnert sich, dass Denise immer gern geschenkt hat – und stimmt zu.

Um 2.20 Uhr wird bei der jungen Frau das Beatmungsgerät abgestellt. Die Entnahme des Herzens steht unmittelbar bevor. Was nun aber genau geschieht, ist bis heute umstritten.

Gemäß dem offiziellen Operationsbericht hört Darvalls Herz um 2.32 Uhr auf zu schlagen. Erst danach öffnen Barnards Assistenten im Saal B ihren Brustkorb, um das Herz freizulegen. Der britische Journalist Donald McRae erfährt dagegen fast 40 Jahre später von Barnards Bruder Marius, ebenfalls ein Arzt im Transplantationsteam, eine andere Version. Demnach besteht Terence O'Donovan, der Chirurg in Saal B, darauf, das Nulllinien-EKG abzuwarten. Marius Barnard hingegen beschwört seinen Bruder, sich über O'Donovans Bedenken hinwegzusetzen. Er fürchtet, das Herz von Denise Darvall könnte sonst durch Sauerstoffmangel zu stark geschädigt werden, und schlägt vor, den Herzstillstand durch die Injektion von Kalium herbeizuführen, was schonender wäre.

Christiaan Barnard stimmt zu. Die beiden Brüder beschließen später, die Sache geheim zu halten. Die Operation beginnt. Als der Patient an die Herz-Lungen-Maschine angeschlossen ist, kann die entscheidende Phase der Transplantation beginnen.

Und dann platzt der Schlauch der Herz-Lungen-Maschine. Washkanskys Blut beginnt auf den Boden zu spritzen.

„Wer hat diesen blöden Fehler gemacht?", schreit Barnard.

„Sie sagten doch: ‚Abklemmen!'", verteidigt sich die Chefschwester.

„Das habe ich nie gesagt", entgegnet Barnard. Doch er weiß sehr wohl, dass er im Unrecht ist. Kurz darauf gewinnt er seine Beherrschung zurück und reagiert

Bald nach dem ersten Impuls schlägt das Herz stark

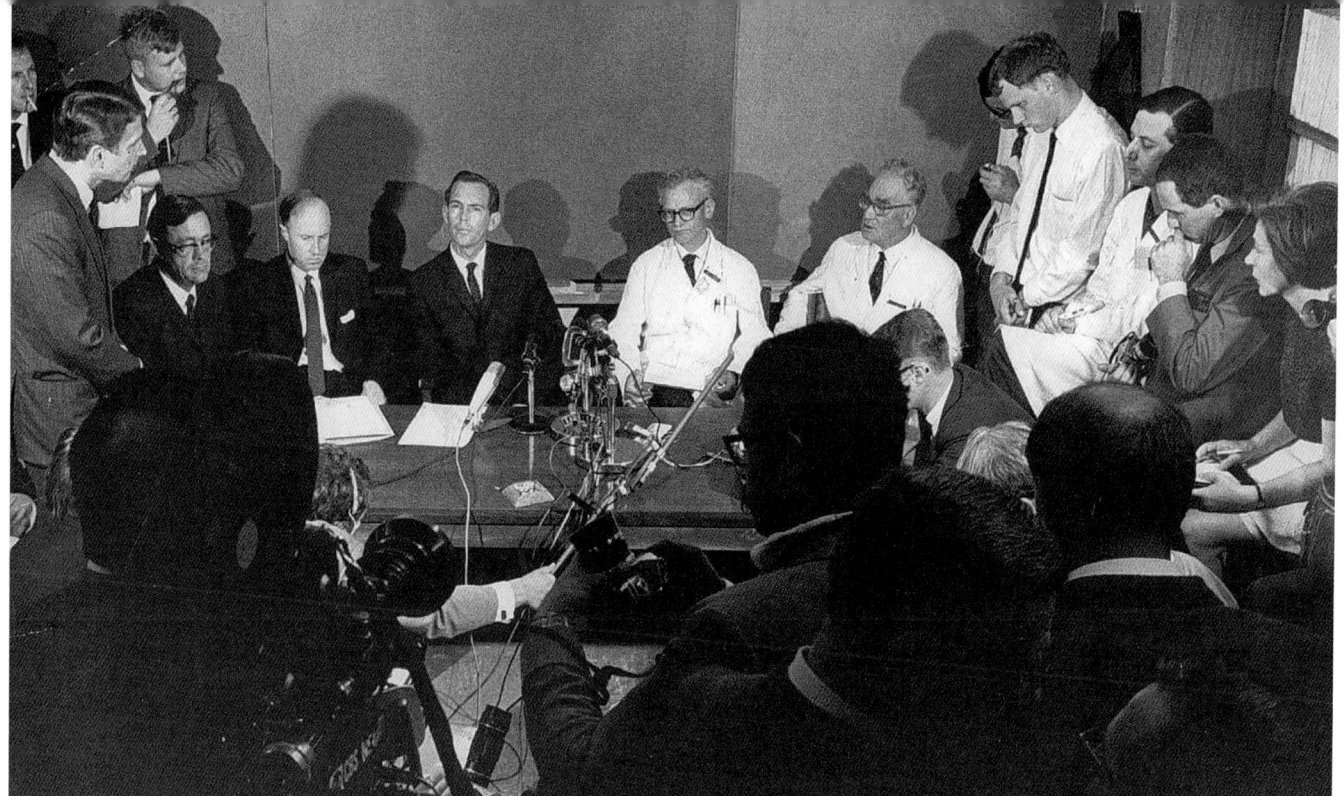

Am 21. Dezember 1967 mussten die Ärzte den Tod Louis Washkanskys bekannt geben. Der Patient war an einer Lungenentzündung gestorben, die Christiaan Barnard fälschlich als Abstoßungsreaktion behandelt hatte

kaltblütig, um Washkanskys Leben zu retten: Zunächst trennt er die Herz-Lungen-Maschine vom Körper seines Patienten, um zu verhindern, dass Sauerstoffbläschen in dessen Gehirn gelangen. Dann steckt er die Enden der Schläuche zusammen, damit die Bläschen über die Entschäumerflüssigkeit aus der Maschine entfernt werden können.

Wenige Augenblicke später ist Washkansky wieder an die Herz-Lungen-Maschine angeschlossen, dieses Mal direkt über die Hauptschlagader.

„Pumpe an!", ruft Barnard. Drei Minuten hat die Krise gedauert. Nun endlich wird Washkanskys Körper über die Maschine mit hellrotem, sauerstoffgesättigtem Blut durchströmt. Der Assistent Rodney Hewitson kann beginnen, das kranke Herz freizulegen. Es wird Zeit, das zweite Herz zu holen.

Die Chirurgen in Saal B haben es inzwischen an eine weitere Herz-Lungen-Maschine angeschlossen.

Barnard selbst beginnt nun, das kleine, rosige Organ aus dem Körper der Spenderin zu schneiden. Und wie immer, wenn er das Skalpell nimmt, zittert seine Hand – Barnard leidet unter Arthritis. Schließlich aber liegt das Transplantat in einem runden Becken mit eiskalter Lösung, und Barnard trägt es vorsichtig die 31 Schritte hinüber zum Operationssaal A. Es ist 3.01 Uhr.

Umgehend wird das Herz über eine separate Pumpe an Washkanskys Herz-Lungen-Maschine angeschlossen. Als Barnard das alte Herz herausgeschnitten hat, tut sich eine mächtige leere Höhle in Washkanskys Brust auf.

Vorsichtig hebt Hewitson dann Darvalls kleines Herz hinein. Wird es problemlos wieder zu schlagen beginnen?

Barnard beginnt mit dem Einnähen. Die zwei Öffnungen des Spenderherzens werden mit den beiden verbliebenen Vorhofstümpfen von Washkansky verbunden, erst dem linken, dann dem rechten Vorhof. Dann schließen Barnard und Hewitson den Lungenstamm und die Aorta an. Um 5.19 Uhr beginnt das Wiederaufwärmen des auf knapp 23 Grad Celsius heruntergekühlten Patienten.

Um 5.34 Uhr ist die letzte Naht geknüpft. Drei Stunden zuvor hat das Herz von Denise Darvall in ihrem Körper seinen letzten Schlag getan. Alle hoffen, dass es am neuen Platz arbeiten wird.

Um 5.52 Uhr setzt Barnard die Elektroden eines Defibrillators an, der dem Herzen Stromstöße versetzt, um es zum Schlagen zu bringen.

Nach dem ersten Impuls liegt das Herz einen Moment da, ohne ein Zeichen von Leben. Dann ziehen sich die Vorhöfe zusammen ... die Kammern ... wieder die Vorhöfe ... wieder die Kammern. Aber noch hängt Washkanskys Körper an der Herz-Lungen-Maschine. Als Barnard sie abstellen lässt, fällt der Druck, das Herz arbeitet schwer unter seiner Last. „Pumpe wieder anstellen!", befiehlt Barnard.

Erst beim dritten Versuch schlägt das neue Herz sicher und kräftig. Es ist exakt 6.13 Uhr, drei Stunden und 41 Minuten, nachdem es seinen Dienst im Körper der jungen Frau eingestellt hatte.

Barnard dreht sich zu seinem Pumpenassistenten um und sagt auf Afrikaans: „Jesus, Johan, es schlägt."

Er entfernt den letzten Katheter und streckt Hewitson über die offene Brusthöhle hinweg die Hand entgegen. „Wir haben es geschafft, Rodney."

Am nächsten Morgen entfernen die Ärzte den Beatmungstubus aus Washkanskys Luftröhre. „Wissen Sie, was wir gemacht haben?", fragt ihn Barnard. „Sie hatten mir ein neues Herz versprochen", antwortet Washkansky. „Sie haben ein neues Herz", entgegnet der Chirurg.

Zeitungen und TV-Sender auf der ganzen Welt feiern die erste Herztransplantation der Geschichte. Rundfunk-

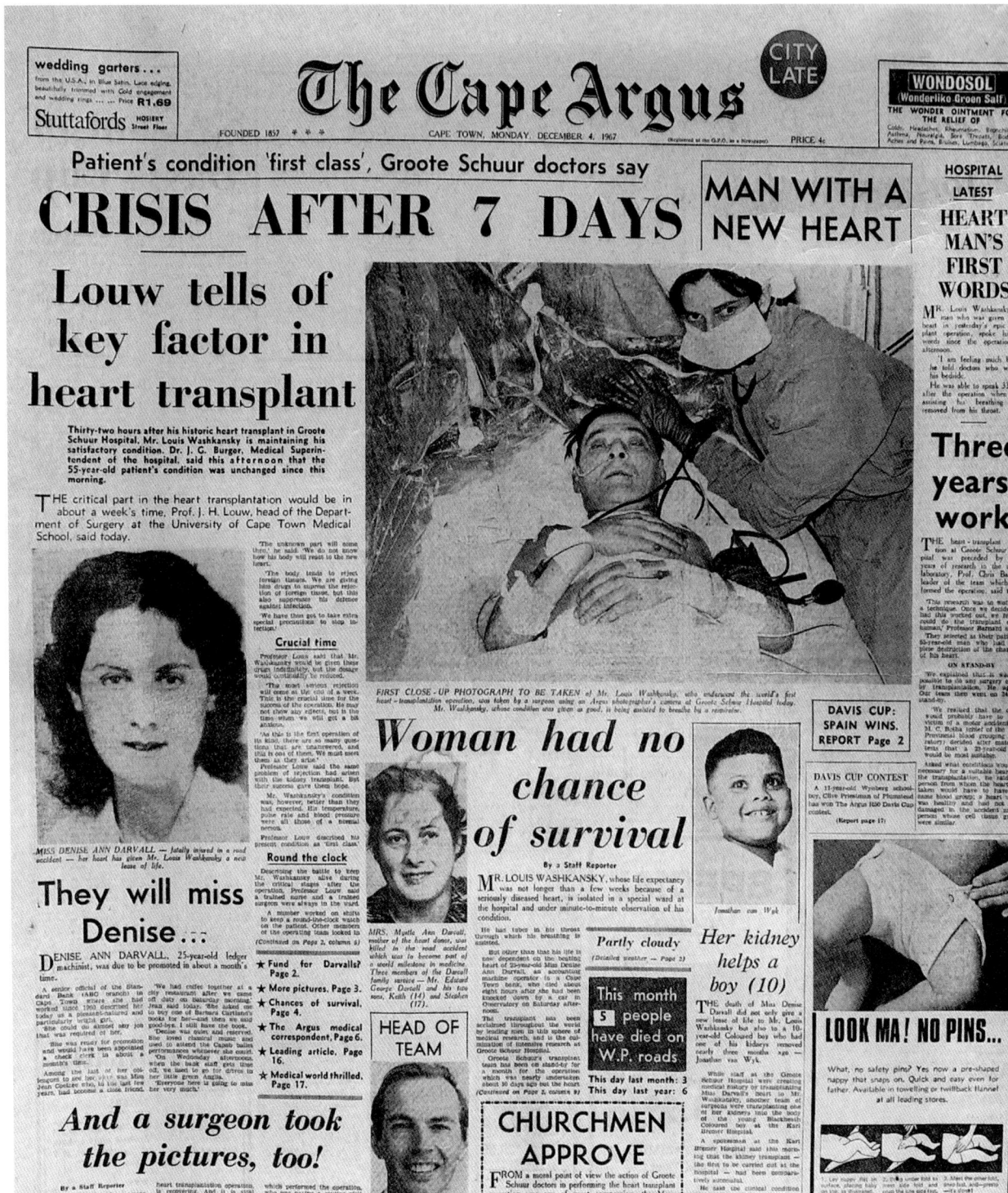

Zeitungen in aller Welt begleiteten die erste Herztransplantation.
Eine Woche nach der Operation berichtete »The Cape Argus« über die Lage
des Patienten – und erzählte auch das Schicksal der Spenderin

reporter schneiden das erste Gespräch mit, dass Washkansky mit seiner Frau führt. Journalisten interviewen den „berühmtesten Patienten der Welt".

Washkansky ist ein Jiddisch sprechender Jude, der als Kind aus dem heutigen Litauen nach Südafrika emigriert ist. Einmal wird er gefragt, wie er sich mit dem Herz einer Christin in der Brust fühle. „Nun, so habe ich es noch gar nicht gesehen", antwortet er knapp.

Der eigentliche Ruhm aber gehört Barnard. Dabei ist er anderen Chirurgen nur knapp zuvorgekommen: Drei Tage nach seiner Pioniertat transplantiert der Herzchirurg Adrian Kantrowitz in Brooklyn einem zweieinhalb Wochen alten Baby das zweite Herz der Medizingeschichte. Am 6. Januar 1968 führt Norman Shumway die Operation in Stanford an einem Erwachsenen durch.

Und das war nur der Anfang. Allein im Verlauf des Jahres 1968 werden mehr als 100 Herzen verpflanzt. Die Ergebnisse sind jedoch niederschmetternd. Nur wenige Patienten überleben mehr als sechs Monate, die meisten Zentren, die Herztransplantationen machen, geben bald wieder auf. Erst nach Einführung eines Medikaments, das nicht das komplette Immunsystem blockiert, sondern nur jenen Teil, der die Abstoßung auslöst, wird die Herzverpflanzung von Beginn der 1980er Jahre an zur Routineoperation.

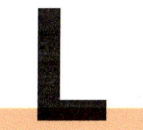

Louis Washkansky lebt 18 Tage mit seinem neuen Herzen. Fast zwei Wochen reißt er Witze, flirtet mit Krankenschwestern, empfängt Reporter. Dann verschlechtert sich sein Zustand rapide: Die Ärzte stellen eine Lungenentzündung fest, die Barnard (zu Unrecht) als Teil der Immunreaktion des Körpers deutet. Als er sich seiner Fehleinschätzung bewusst wird, ist es zu spät.

Rückblickend erscheint die falsche Behandlung – angesichts des damaligen Kenntnisstandes – nachvollziehbar. Doch die Folgen sind fatal: Washkansky stirbt am Morgen des 21. Dezember 1967. Barnard, den sein Patient immer wieder als „Mann mit den goldenen Händen" bezeichnet hatte, ist vollkommen zerstört. Doch seine Kollegen versuchen ihn zu trösten, auch sein Bruder.

„Wir haben den Everest erklommen", sagt Marius. „Beim nächsten Mal werden wir auch wissen, wie wir wieder herunterkommen."

Christiaan Barnard führt fortan das Leben eines Showstars und Playboys. Er reist zu Vorträgen um die Welt, flirtet mit jungen Frauen und vernachlässigt seine Arbeit am Krankenhaus in Kapstadt. Dennoch erzielt er bei seinen wenigen weiteren Transplantationen gute Erfolge.

Von seiner Frau wird er 1969 geschieden. Er heiratet noch zweimal. Ende 1983 muss er wegen rheumatischer Beschwerden aufhören zu operieren.

Am 2. September 2001 stirbt der große Chirurg mit 78 Jahren an den Folgen eines Asthmaanfalls.

Heute leben Patienten durchschnittlich mehr als zehn Jahre mit einem neuen Herzen. Etwa 150 000 sind seit 1967 verpflanzt worden •

Frühe Forschung

Die Entdeckung des Blutkreislaufs

Schon vor rund 400 Jahren berechnete ein Arzt, wie das Blut in unserem Körper zirkuliert

Im Jahr 1628 veröffentlicht der englische Arzt William Harvey sein Buch „Über die Bewegung des Herzens und des Blutes in den Tieren" (De Motu Cordis et Sanguinis in Animalibus). In ihm entwirft er ein völlig neues Bild von Herz und Kreislauf. Seine Kernaussage: Unser Blut wird nicht, wie bislang angenommen, vom Körper verbraucht und durch neues aus der Leber ersetzt – sondern es strömt im Kreislauf der Gefäße vom Herzen weg und wieder zu ihm zurück. So sensationell die These ist, so originell ist auch die Methode, mit der Harvey seine Annahme untermauert: Er schätzt das Volumen der linken Herzkammer, multipliziert diesen Wert mit der Anzahl der Herzschläge pro Tag und errechnet so die Menge des Blutes, das in 24 Stunden durch das Herz geleitet wird. Sie sei mit mehr als 7000 Litern so groß, dass sie un-möglich in der Leber hergestellt werden könne. Tatsächlich hat ein gesunder erwachsener Mensch rund 4,5 bis 6 Liter Blut.

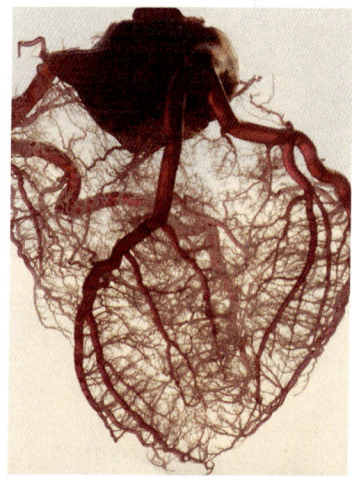

Ein Schweineherz mit sichtbar gemachten Gefäßen. Es ist dem des Menschen sehr ähnlich

Ersatz für und Bein

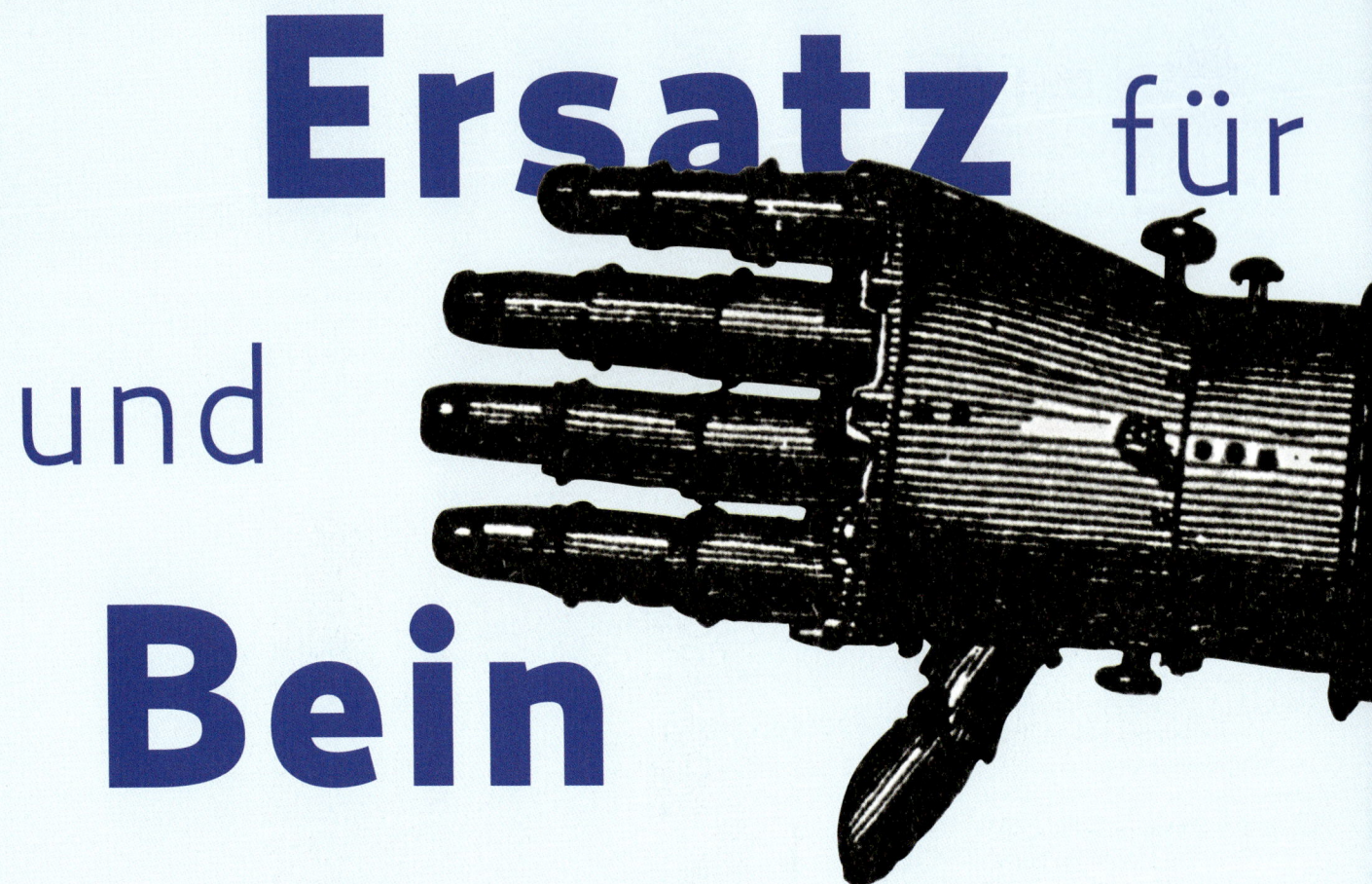

Bereits die alten Ägypter ersetzten Knochen – wie etwa eine Zehe – durch Holz. Der Raubritter Götz von Berlichingen aber trug eine verblüffend raffinierte **Prothese,** deren Mechanik Ärzte noch Jahrhunderte später studieren

der Münchner Pathologe Andreas Nerlich staunte nicht schlecht, als er an einer Mumie aus dem ägyptischen Theben die Spuren einer bemerkenswerten Operation entdeckte: Ein Röntgenbild zeigte, dass der große Zeh des rechten Fußes einer Frau amputiert worden war. Die Wunde war anschließend offenbar problemlos verheilt – und der Zeh durch eine hölzerne Prothese ersetzt worden. Ein besseres Material stand vor 3000 Jahren noch nicht zur Verfügung.

Aber die Medizin und auch die Materialverarbeitung schritten fort, künstliche Arme und Beine wurden konstruiert. Davon profitierte ein Raubritter aus dem Süddeutschen.

Am 22. Juni 1504 erleidet Götz von Berlichingen (circa 1480–1562) einen folgenschweren Unfall: Bei der Belagerung von Landshut trifft eine Kanonenkugel aus den eigenen Reihen sein Schwert. Sein rechter Arm wird zertrümmert, die

Hand hängt nur noch lose an einem Fetzen Haut. Der Feldarzt kann nichts mehr tun.

Verzweifelt fürchtet der junge Mann, niemals mehr seinen Lieblingsbeschäftigungen nachgehen zu können: raufen, kämpfen, Kaufleute entführen und foltern, um Lösegeld zu erpressen. Die Karriere des Raubritters, der bis heute vor allem für sein markiges „Er kann mich mal"-Zitat berühmt ist (das Goethe ihm in seinem Schauspiel „Götz von Berlichingen" in den Mund gelegt hat), scheint am Ende zu sein. Er hofft sogar auf den Tod. Dann kommt ihm ein Einfall: Eine eiserne Hand könnte ihn wieder einsatzfähig machen.

Ein Dorfschmied fertigt ihm eine erste Prothese an, mehr Klaue als Hand, deren Finger sich paarweise bewegen lassen. Auch der Daumen ist im Grundgelenk mobil. Damit kann Götz einfache Alltagsaufgaben bewältigen und beim Reiten die Zügel halten. Solche relativ primitiven Ersatzkörperteile sind in dieser Zeit bereits keine Neuheit mehr.

Arm

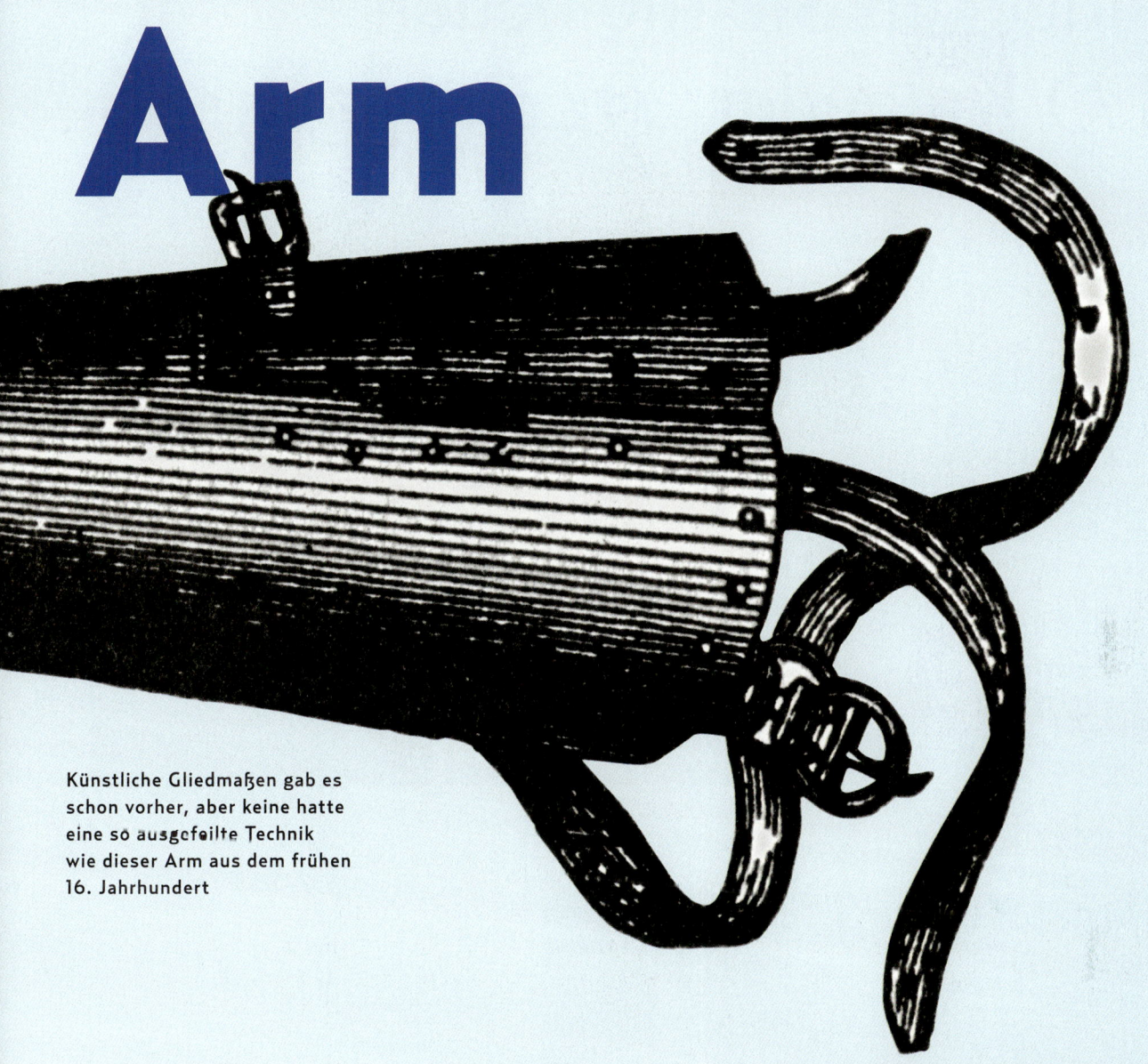

Künstliche Gliedmaßen gab es schon vorher, aber keine hatte eine so ausgefeilte Technik wie dieser Arm aus dem frühen 16. Jahrhundert

Die eiserne Hand jedoch, die sich der Ritter später aus Eisenblech herstellen lässt, stellt die bislang üblichen Modelle technisch und kosmetisch in den Schatten. Erstmals sind alle Finger einzeln und in allen drei Gliedern zu bewegen. Nur der Daumen ist im Grundgelenk starr, kann jedoch im ersten Gelenk gebeugt werden.

Um die Finger anzupassen, werden sie passiv bewegt, also entweder von der gesunden Hand oder durch Aufstemmen stufenlos gebeugt und mittels eines Knopfs in der gewünschten Stellung arretiert. Ein Druck auf einen weiteren Knopf löst die Federn, und die Finger schnappen in ihre gestreckte Ausgangsstellung zurück.

Verbunden ist jede Gelenkbewegung mit reichlich Lärm: Dann knacken die Sperrhebel der Mechaniken, als ob ein Gewehrhahn gespannt würde. Aber so ausgefeilt und elegant diese eiserne Hand auch ist – Götz von Berlichingen scheint das rund drei Pfund schwere Gerät eher als „Sonntagshand"

zu benutzen. Vielleicht auch deshalb, weil die erste Prothese fast ein Kilogramm leichter ist und ihren Dienst ausreichend gut verrichtet.

Die feinmechanisch aufwendigere Eisenhand kommt rund 350 Jahre nach dem Tod Götz von Berlichingens noch einmal zu Ehren: Der deutsche Chirurg Ferdinand Sauerbruch leiht sie sich während des Ersten Weltkriegs von den Nachkommen des Raubritters aus, um ihren Mechanismus zu studieren. Denn der Arzt arbeitet an der Entwicklung einer aktiv bewegbaren Handprothese.

Und tatsächlich gelingt ihm zusammen mit Mechanikern die Sensation: Er operiert Kriegsversehrten Kanäle in die verbliebene Beuge- und Streckmuskulatur des Armstumpfs hinein, in die er Stifte aus Elfenbein setzt. Diese wiederum übertragen die Kontraktionen der Muskeln an die Mechanik der Prothese. So können die Amputierten diese willkürlich bewegen – fast so, als wäre es ihre eigene Hand .

Entdecken Sie die neuen GEO Kalender 2022

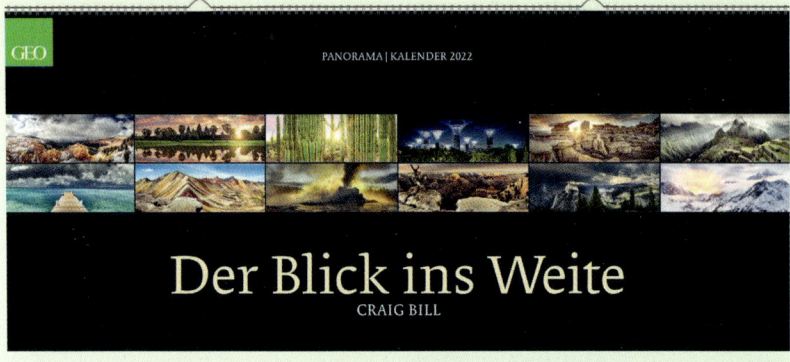
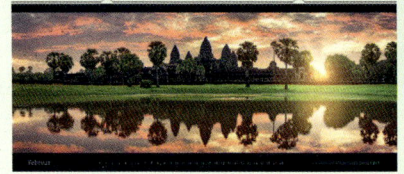
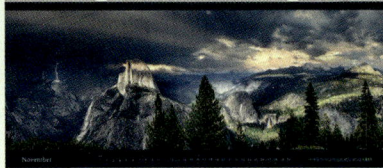
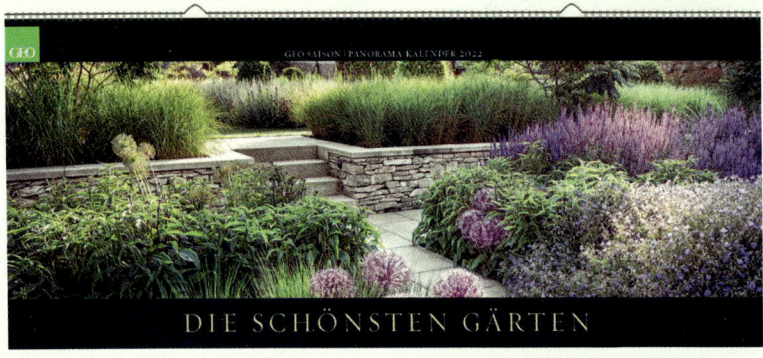
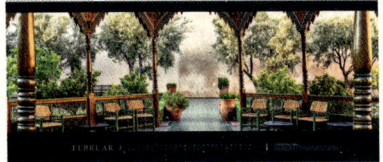
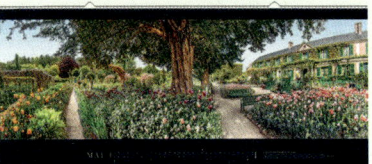

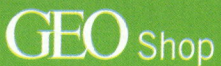

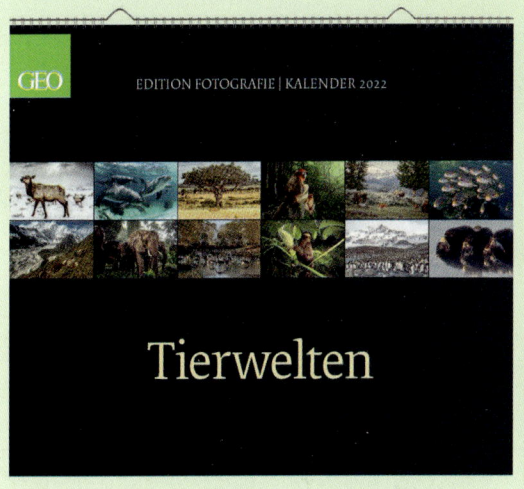
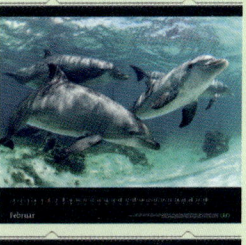
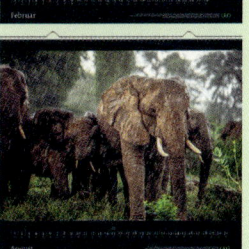

GEO Edition-Kalender „Tierwelten"

Elefanten im Regen, Königspinguine im ewigen Eis, trutzige Moschusochsen und gesellige Tümmler: Die besten Tierfotografen der Welt verdichten einzigartige Momente in großartigen Fotos.

Inklusive der 12 Motive als Postkarten zum Heraustrennen.

Maße:	70 x 60 cm
Best.-Nr.:	G729324
Preise:	**69,99 € (D/A)/**
	Fr. 77,00 (CH)

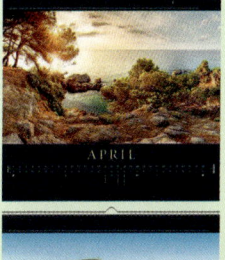
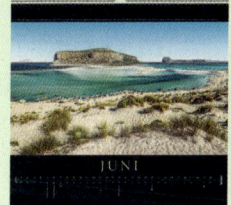
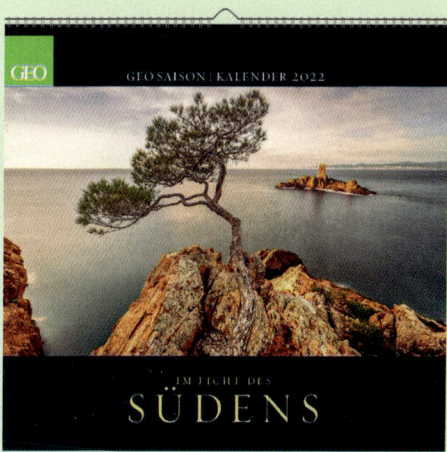

GEO SAISON Kalender „Im Licht des Südens"

Als würde der Sommer ewig dauern! Hier sonnen sich griechische Inseln, italienische Dörfer, französische Küstenstriche und spanische Buchten im südlichen Licht – strahlend warm und herrlich mediterran.

Maße:	50 x 45 cm
Best.-Nr.:	G729334
Preise:	**29,99 € (D/A)/**
	Fr. 33,00 (CH)

Coupon einfach ausfüllen, ausschneiden und senden an: GEO Kundenservice, 74569 Blaufelden

GEO-Bestellcoupon – versandkostenfreie Lieferung ab 80,– €!*

Ich bestelle folgende Artikel:

Produktbezeichnung	Best.-Nr.	Preis D	Menge
☐ GEO Panorama-Kalender „Der Blick ins Weite"	G729322	99,99 €	
☐ GEO SAISON Panorama-Kalender „Die schönsten Gärten"	G729331	99,99 €	
☐ GEO Edition-Kalender „Tierwelten"	G729324	69,99 €	
☐ GEO SAISON Kalender „Im Licht des Südens"	G729334	29,99 €	
Gesamtsumme: (zzgl. 3,90 € Versandkosten, versandkostenfreie Lieferung ab einem Bestellwert von 80,00 €*)			

Meine persönlichen Angaben: (bitte unbedingt ausfüllen)

Abonnentennummer (wenn vorhanden)

Unter Angabe der Abonnentennummer wird automatisch bis zum 30.11.21 der Abovorteilspreis berücksichtigt.

Name I Vorname

Geburtsdatum

Straße I Nummer

PLZ I Wohnort

Telefon

E-Mail

Unsere Kunden informieren wir gemäß § 7 Abs. 3 UWG per E-Mail über eigene ähnliche Angebote aus unserem Verlag. Dem können Sie über den Abmeldelink am Ende jeder E-Mail oder Hinweis an abo-service@guj.de widersprechen.

☐ Ich zahle per Rechnung   ☐ Ich zahle bequem per Bankeinzug (nur in Deutschland möglich)

BIC

IBAN

Bankinstitut

SEPA-Lastschriftmandat: Ich ermächtige die Gruner+Jahr GmbH, Am Baumwall 11, 20459 Hamburg, Gläubiger-Identifikationsnummer DE31ZZZ00000031421, wiederkehrende Zahlungen von meinem Konto mittels Lastschrift einzuziehen. Zugleich weise ich mein Kreditinstitut an, die von der Gruner+Jahr GmbH auf mein Konto gezogenen Lastschriften einzulösen. Die Mandatsreferenz wird mir separat mitgeteilt. **Hinweis:** Ich kann innerhalb von 8 Wochen, beginnend mit dem Belastungsdatum, die Erstattung des belasteten Betrages verlangen. Es gelten dabei die mit meinem Kreditinstitut vereinbarten Bedingungen.

*Aufgrund der Größe der GEO Panorama- und GEO Edition-Kalender erheben wir bei Versänden nach Österreich und in die Schweiz einen Sperrgutzuschlag von 25,00 € (A) und Fr. 28,00 (CH).

Widerrufsrecht: Sie können die Bestellung binnen 14 Tagen ohne Angabe von Gründen formlos widerrufen. Die Frist beginnt an dem Tag, an dem Sie die Lieferung erhalten, nicht jedoch vor Erhalt einer Widerrufsbelehrung gemäß den Anforderungen von Art. 246a § 1 Abs. 2 Nr. 1 EGBGB. Zur Wahrung der Frist genügt bereits das rechtzeitige Absenden Ihres eindeutig erklärten Entschlusses, die Bestellung zu widerrufen. Sie können hierzu das Widerrufs-Muster aus Anlage 2 zu Art. 246a EGBGB nutzen. Der Widerruf ist zu richten an: GEO Versandservice, 74569 Blaufelden; Telefon:+49(0)40–42236427; Telefax: +49(0)40–42236663; E-Mail: guj@sigloch.de

Datum I Unterschrift

Aktionsnr.: GOO186

Der Blutdr

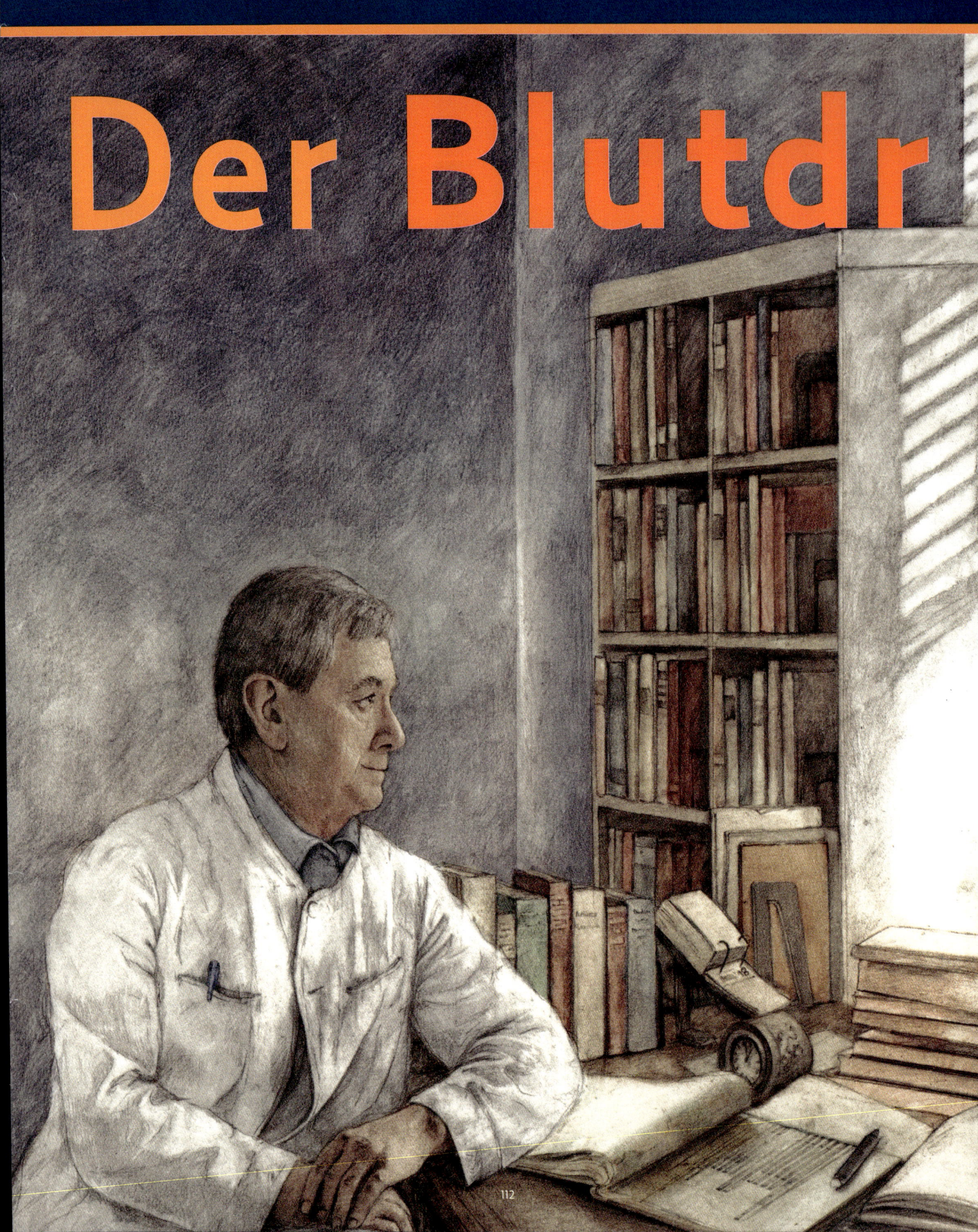

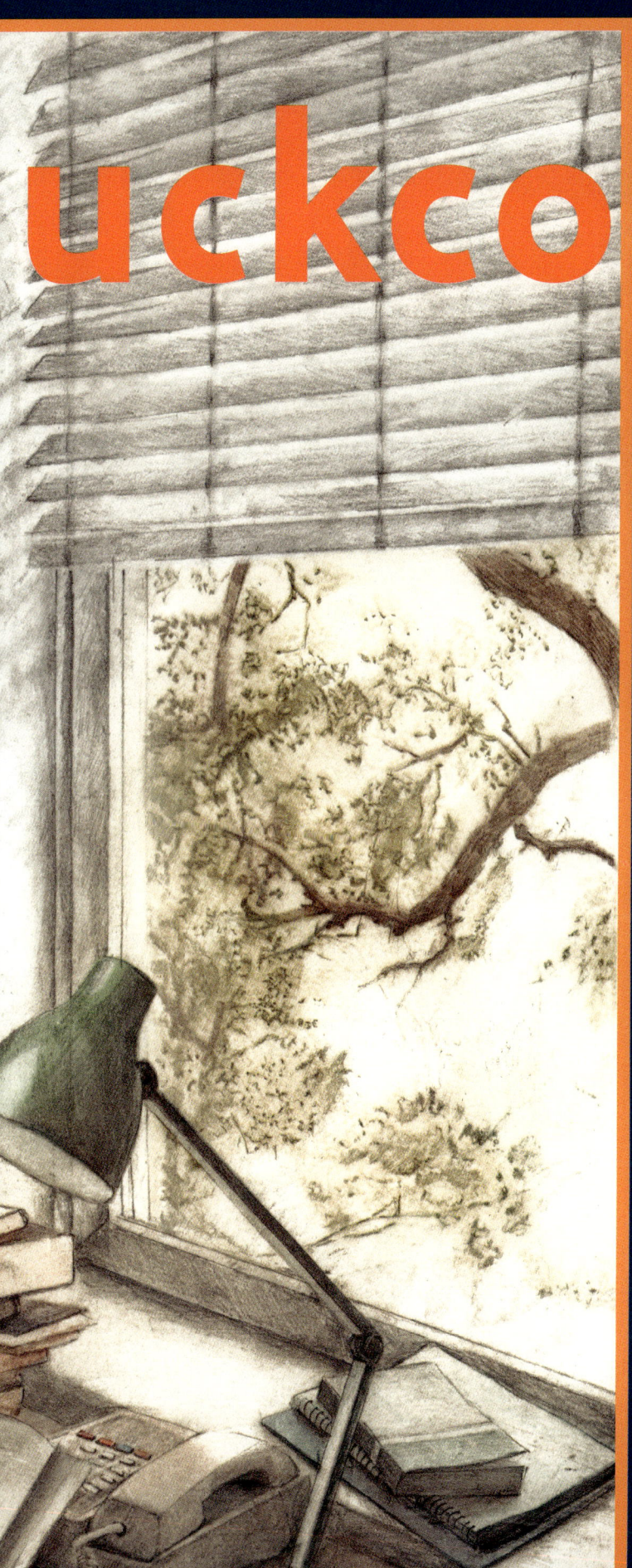

uckcode

In einer türkischen Groß–
familie stirbt seit Generationen
jeder zweite Nachkomme
jung an einer extremen Form
von **Bluthochdruck.** Deutsche
Ärzte begleiten die Familie über
zwanzig Jahre. Sie profitieren
von der rasanten Entwicklung
der Genforschung

Text: **Bernd Albrecht**
Illustrationen: **Sonja Danowski**

FRIEDRICH LUFTS TRAUM

Friedrich Luft hat ein erfülltes Forscherleben hinter
sich. Genug Preise, genug Renommee. Der Nephrologe
am Berliner Max-Delbrück-Centrum für Molekulare
Medizin könnte seinen Ruhestand genießen – wäre da
nicht diese türkische Familie aus einem Dorf nahe
dem Schwarzen Meer. In ihrem Erbgut versteckt liegt
ein Schlüssel zum Verständnis der Volkskrankheit
Bluthochdruck, die jeden dritten Deutschen im Laufe
seines Lebens heimsucht. Luft und sein Team
haben diesen Schlüssel gefunden. Jetzt ist es an
der Zeit, dass die Welt davon erfährt.

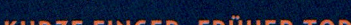

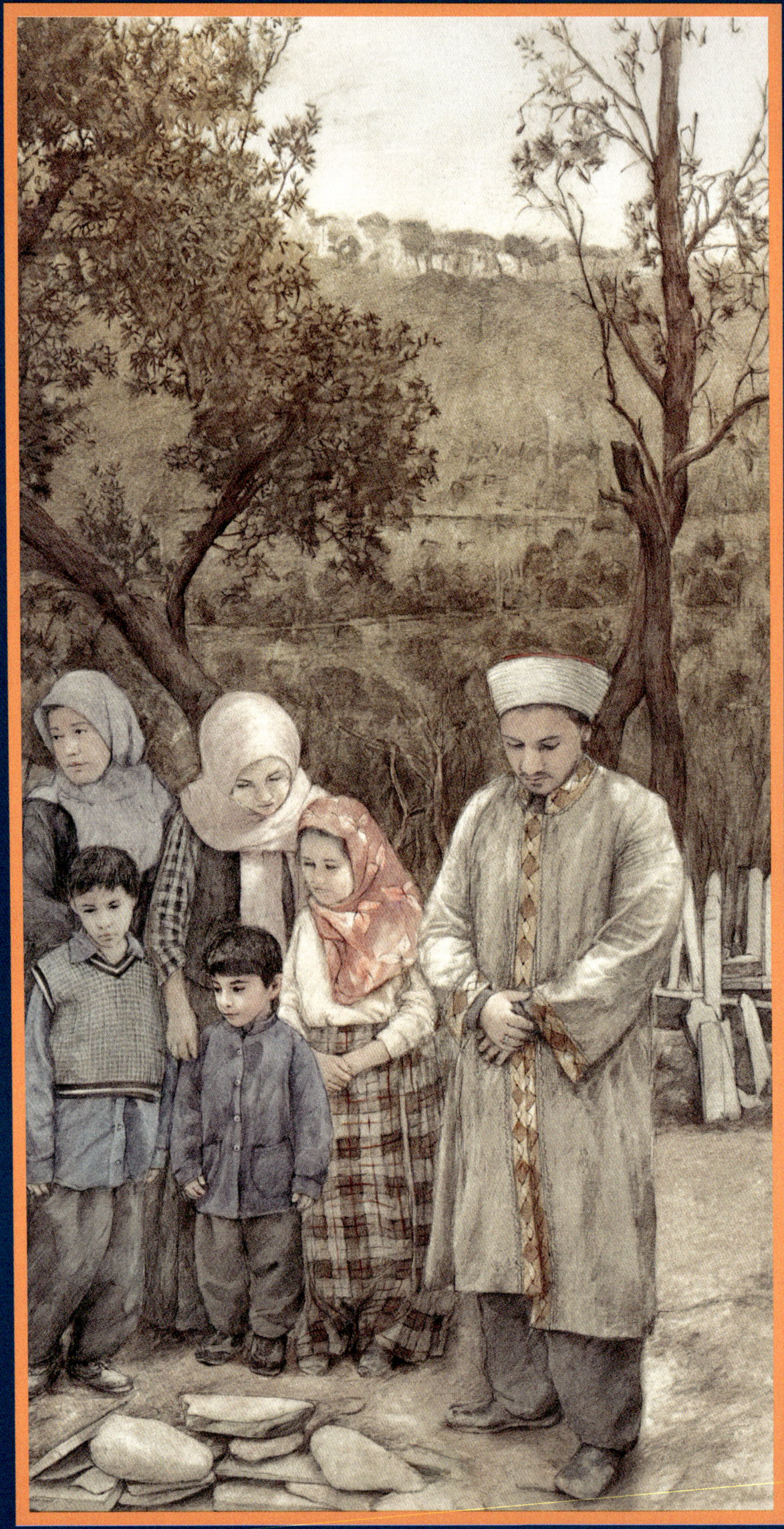

KURZE FINGER, FRÜHER TOD

Der Medizin-Krimi begann im Jahr 1960 – lange bevor Friedrich Luft überhaupt wusste, dass es diese Familie in der Türkei gab. Damals stand Kemal (Name geändert), ein junger muslimischer Geistlicher, am Grab seines Onkels Mehmet (Name geändert) und grübelte. Mehmet war noch keine 50 Jahre alt gewesen – zu jung zum Sterben. Viele in der Familie waren zu jung gestorben. Noch am Abend vor seinem Tod hatte der Onkel über das Wetter und die Ernte geschimpft. Der Tod hatte keine Vorboten gesandt, nur gelegentliches Kopfweh und Schwindel. Auch Kemal litt daran. Er richtete ein paar tröstende Worte an die Familie, drückte einem Cousin die Hand und erstarrte. Die Finger. Seine Finger. Sie waren kurz! Auch Onkel Mehmet hatte solche Finger gehabt. Hatten früher Tod und kurze Finger etwas miteinander zu tun?

ASTRONOMISCH HOHE BLUTDRUCKWERTE

Kemal ging zu einem Arzt in der fernen Stadt. Der betrachtete neugierig die Hände und fragte: „Hat jeder in Ihrer Familie so kurze Finger?" Kemal sagte: „Nicht alle, aber viele schon." Der Arzt maß den Blutdruck, sagte nichts, pumpte erneut: 270/160 mm Queck-silbersäule (mmHg). Nie zuvor hatte er so einen Wert gemessen. 120 zu 80 ist der Normalwert, Bluthochdruck beginnt bei 140 zu 90. Normalerweise müsste Kemal sofort in die Not-aufnahme. Aber der Arzt vermutete eine Erbkrankheit. Er glaubte, dass er diesem Mann nicht helfen könnte. Er riet: „Gehen Sie nach Ankara, so bald wie möglich. Vielleicht gibt es dort einen Spezialisten, der Ihnen mehr sagen kann."

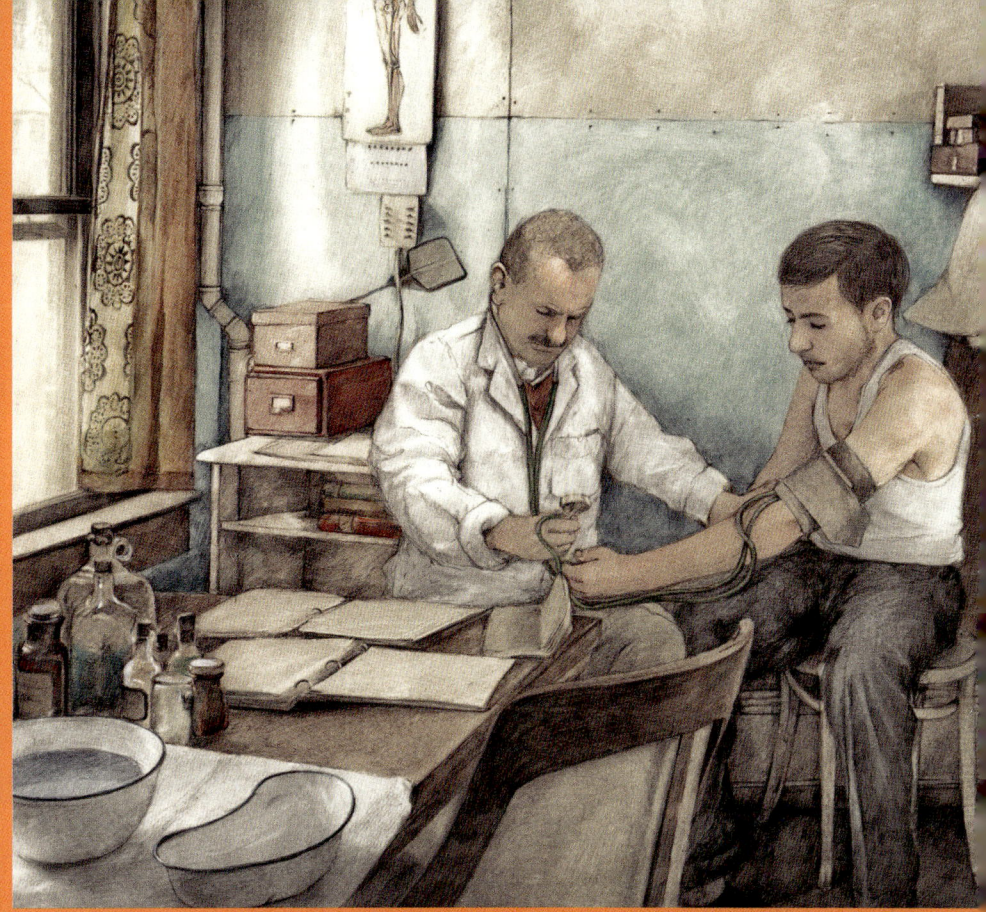

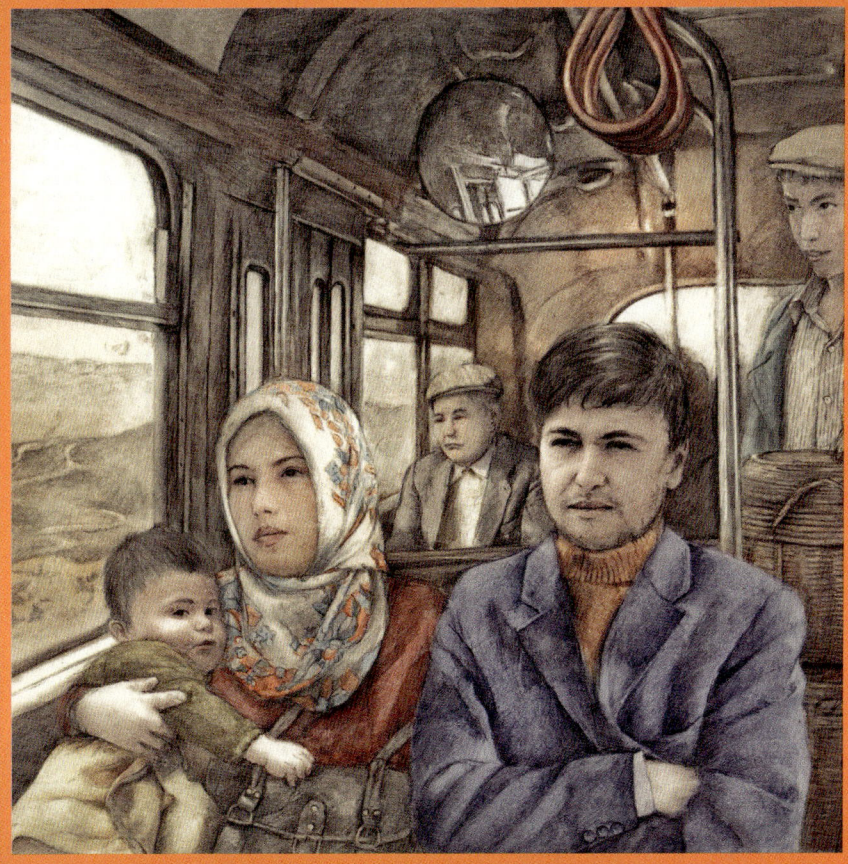

ZEHN JAHRE UNGEWISSHEIT

Von der ersten Reise nach Ankara kam Kemal enttäuscht zurück. Es gab dort keinen Spezialisten für sein Pro-blem, nur einen Kinderarzt, der sich mit Erbkrankheiten beschäftigte. Aber der hatte noch nie einen vergleich-baren Fall gesehen und Kemal gesagt: „Ich kann Ihnen nicht helfen." Doch Kemal ließ das Rätsel keine Ruhe. Zehn Jahre später fuhr er wieder nach Ankara. Diesmal kamen seine Cousine und ihr einjähriges Baby mit. Sie trafen auf einen anderen Arzt, der zuhörte und schließlich versprach: „Ich werde Sie besuchen kommen. Und alle in Ihrer Familie untersuchen."

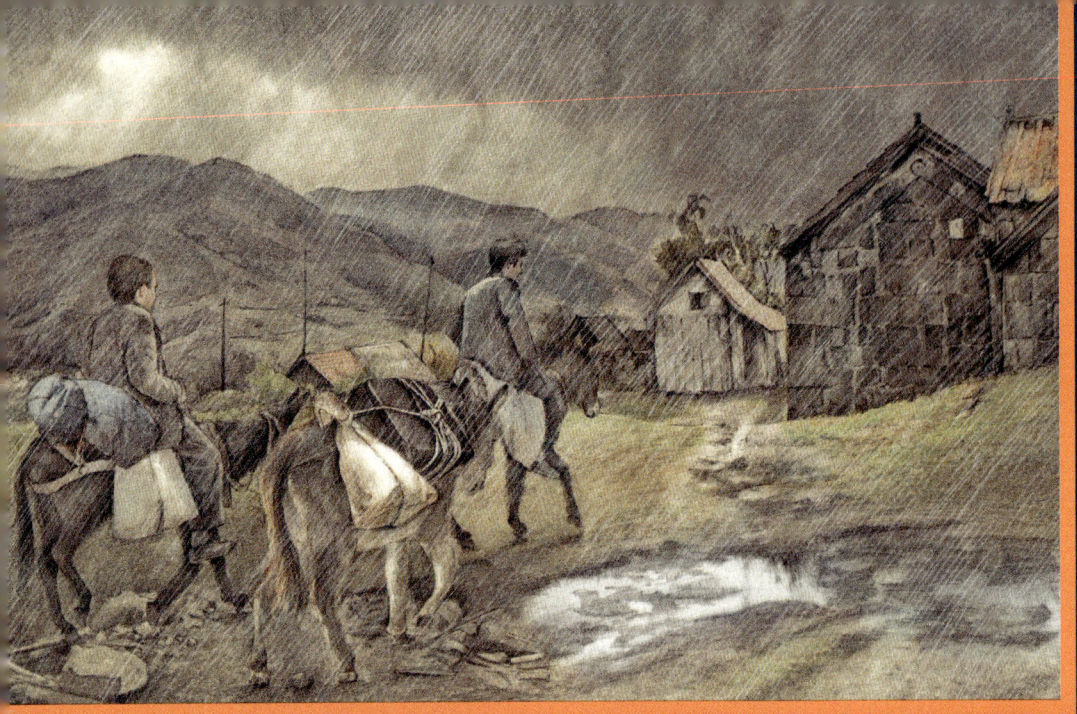

DIE IRRFAHRT DES DOKTOR BILGINTURAN

Der Arzt hieß Nihat Bilginturan. Er war getrieben von wissenschaftlicher Neugier. Handelte es sich um eine noch nie zuvor beschriebene Erbkrankheit? Im Frühjahr 1970 wollte er mit einem Fotografen zu Kemal reisen. Es regnete Sintfluten, der Weg hatte sich in Schlamm aufgelöst, ihr Geländewagen blieb stecken. Ein Eseltreiber kam zufällig des Weges. Er überließ ihnen seine Tiere, sie beluden sie mit ihrem Gepäck und gemeinsam ritten sie zum Dorf.

JEDER ZWEITE NACHKOMME WIRD KRANK

Kemals Haus füllte sich rasch. 40 Verwandte strömten herbei, um sich untersuchen zu lassen. Bilginturan befragte sie nach Eltern, Großeltern, Onkeln, Tanten, entfernten Cousins und Cousinen. Anhand ihrer Angaben zeichnete er einen Familienstammbaum. Bei der körperlichen Untersuchung bestätigte sich sein Verdacht: Die Familienangehörigen mit kurzen Fingern hatten astronomisch hohe Blutdruckwerte. Und offenbar gaben sie ihre Erbanlage an jeden zweiten Nachkommen weiter, egal ob Junge oder Mädchen.

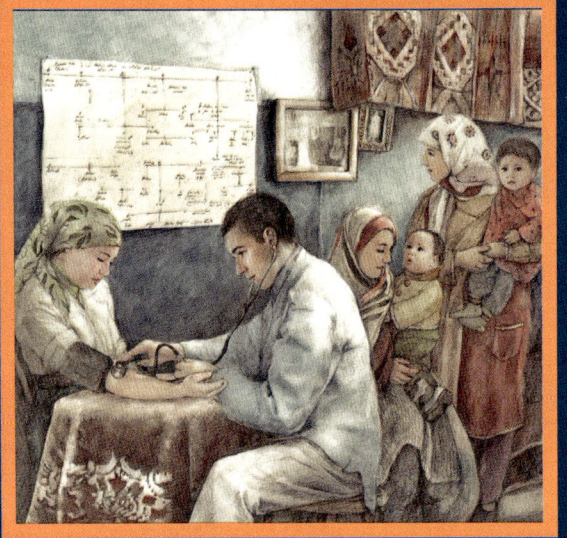

„NATÜRLICH WERDEN WIR KINDER BEKOMMEN"

Eine Woche blieb der Arzt. Die Menschen hofften, dass Bilginturan ihnen würde helfen können. Am Abend vor seiner Abreise kamen sie alle zusammen und hörten seine Empfehlung: „Es gibt nur einen Weg, die Krankheit zu stoppen: Keine Nachkommen mehr!" Sie waren empört: „Natürlich werden wir Kinder bekommen! Wir müssen akzeptieren, dass manche von uns jünger sterben." Bilginturan konnte nichts für sie tun. Er reiste ab. Drei Jahre später schrieb er einen Fachartikel, der im „Journal of Medical Genetics" erschien. Doch kaum jemand beachtete ihn.

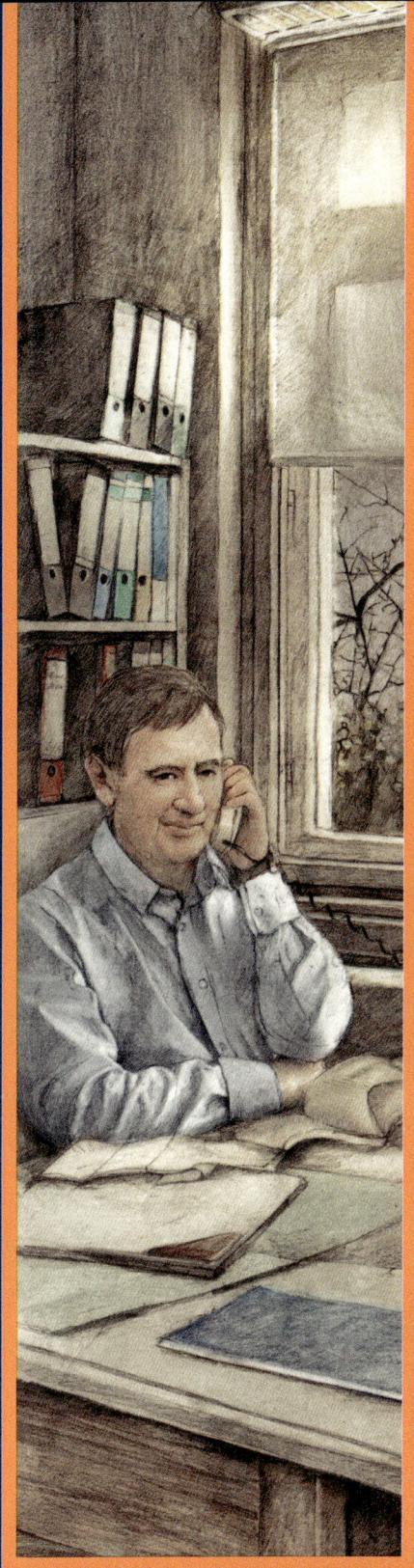

EIN FORSCHER FINDET DEN „GOLDKLUMPEN"

Deutschland, 20 Jahre später: Der Genetiker Thomas Wienker suchte einen neuen Job. Eine Chance eröffnete sich am Max-Delbrück-Centrum für Molekulare Medizin in Berlin. Dort forschte der Nephrologe Friedrich Luft. Wienker sollte einen Vortrag halten. Sein Thema: Familiäre Sonderformen von Bluthochdruck, die über ein einziges Gen vererbt werden. Allerdings wusste niemand, ob solche Familien tatsächlich existierten. Die Volkskrankheit Bluthochdruck gilt als „multifaktoriell" – viele Gene, Ernährung und Umweltfaktoren spielen bei der Entstehung zusammen.

Wienker stand also vor einer schweren Aufgabe. Zu dieser Zeit konnte man noch nicht einfach im Internet suchen. Viele Tage und Nächte wühlte sich Wienker an der Unibibliothek Freiburg durch Schlagwortkataloge und Fachzeitschriften. Wenn er Familien fände, bei denen durch ein einziges Gen Bluthochdruck ausgelöst wird, könnten Nachforschungen vielleicht neue Erklärungen liefern, wie der Körper den Blutdruck regelt. Endlich stieß Wienker auf etwas, was er einen „Goldklumpen" der Genetik nannte: den Artikel von Bilginturan. Und Friedrich Luft war sofort begeistert. Ein halbes Jahr später arbeitete Wienker in Berlin.

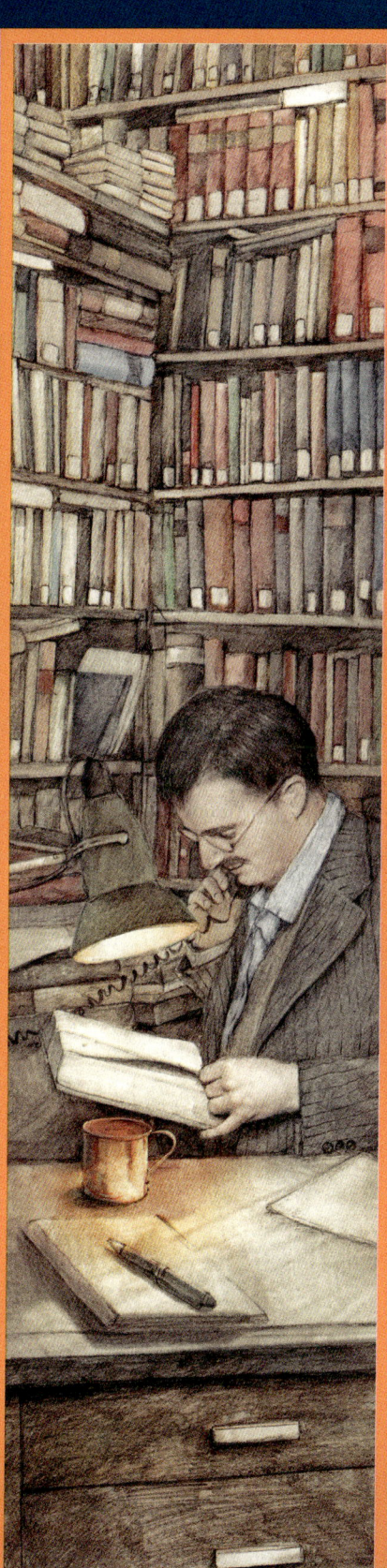

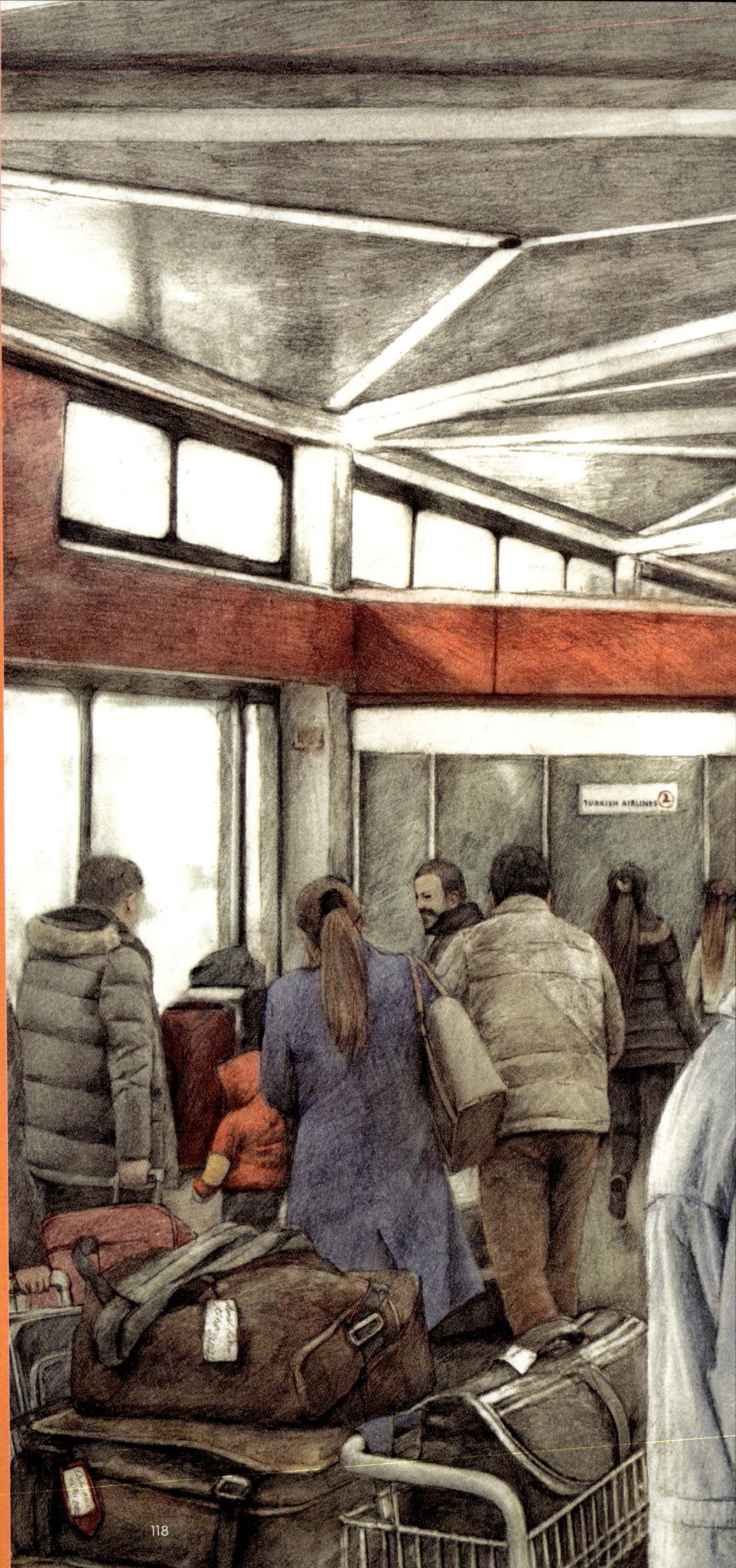

IHRE KÖRPER FÜR DIE WISSENSCHAFT

Flughafen Berlin Tegel, Dezember 1994: Kemal wäre glücklich gewesen, wenn er diesen Tag erlebt hätte. Doch er war schon vor drei Jahren gestorben. Die Mutigsten seiner Familie wagten sich in die Millionenstadt. Ohrenbetäubender Lärm, Getümmel, fremde Sprachen. Es war das Abenteuer ihres Lebens. Cafer (Name geändert), Kemals Sohn, hatte sie hergebracht. Er war größer als sie, trug als Einziger nicht die Erbanlage in sich. Er führte fort, was sein Vater begonnen hatte. Sie kamen, um der Wisseschaft ihre Körper zu leihen. Ein halbes Jahr zuvor hatte Friedrich Luft, begleitet von Wienker und zwei türkischen Brüdern, Okan und Hakan, das Dorf nahe dem Schwarzen Meer besucht. Okan studierte Medizin, Hakan war frisch approbierter Arzt. Gemeinsam hatten sie den Familienmitgliedern ihr Anliegen erklärt. Sie wussten nun, dass ihre Zellen vielleicht den Schlüssel zum Verständnis der geheimnisvollen Massenkrankheit bargen. Sie wussten auch, dass sie wahrscheinlich nicht von der Forschung profitieren würden. Vielleicht aber ihre Nachkommen. An diesem Tag im Dezember standen also Okan und Hakan am Flughafen und nahmen das Grüpplein in Empfang. Alle Forscher ahnten damals, dass gerade ihre Lebensaufgabe begann.

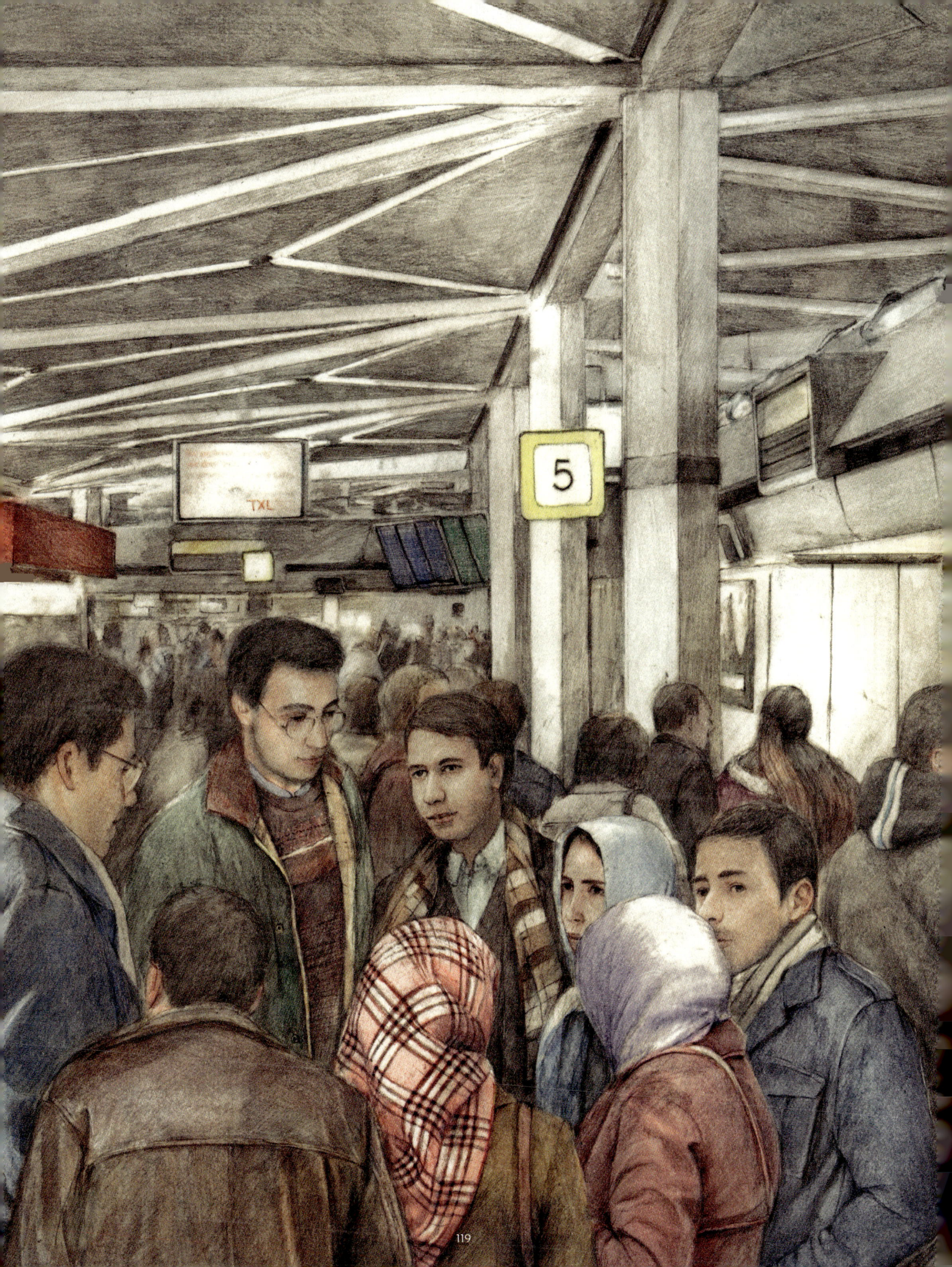

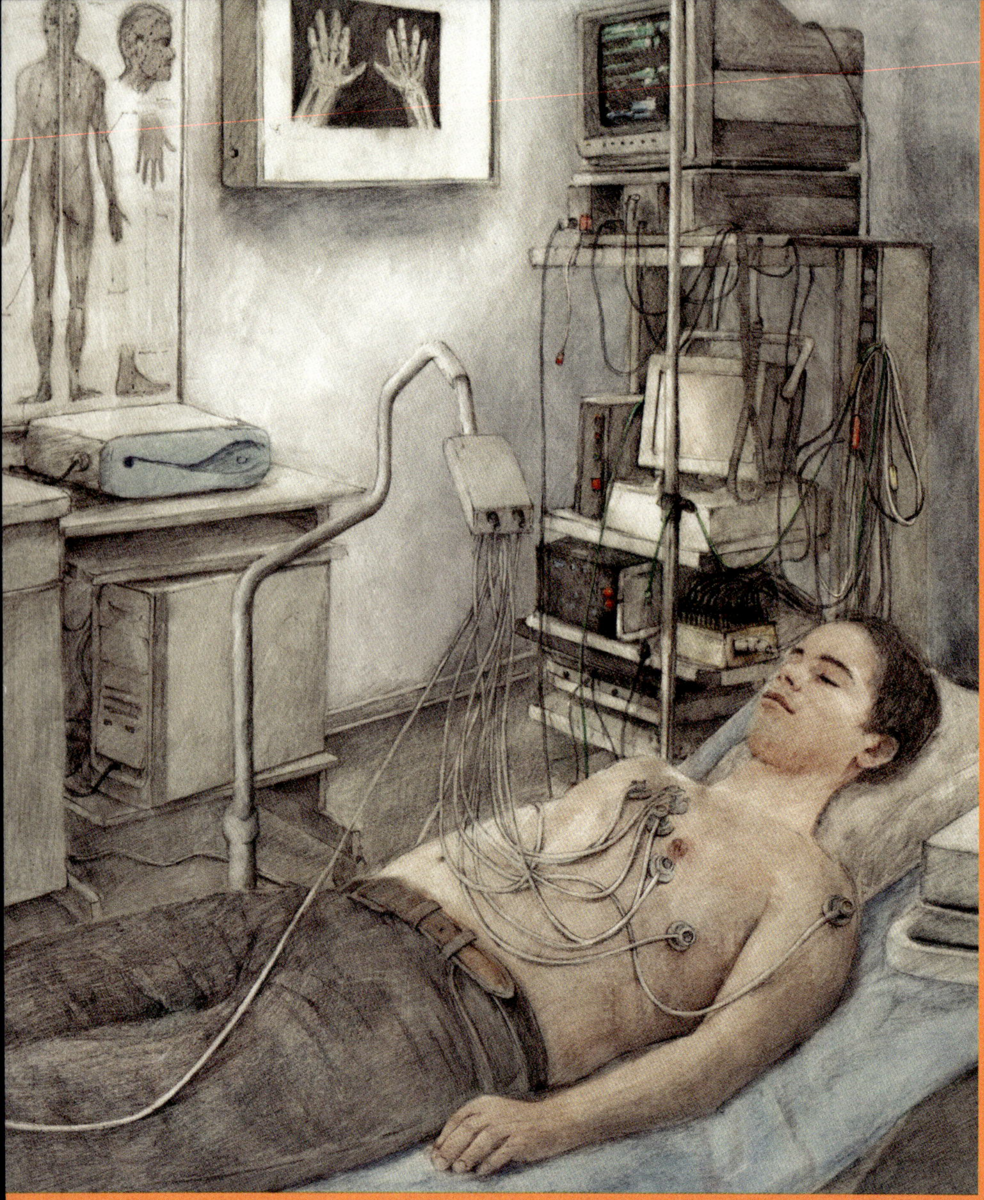

GEHEIMNISVOLLE SCHUTZMECHANISMEN

Eine Woche Untersuchungs-marathon in der Klinik. Es war ein seltsames Erlebnis für Menschen, die nie zum Arzt gingen. Die Forscher vermaßen das Herz, das bei den extremen Blutdruckwerten stark vergrößert sein müsste — doch das war es nicht. Sie fahndeten nach Nierenschäden, typische Spätfolge von Bluthochdruck — die Nieren aber arbeiteten normal. Die türkischen Patienten schienen überraschend gesund zu sein. Ihr Körper hatte geheimnisvolle Schutzmechanismen ausgebildet. „Wüsste man, was ihren Körper schützt, wäre das spannend für künftige Therapien", sagte Friedrich Luft. Trotzdem aber starben sie jung an Schlaganfällen — ihre Hirnarterien hatten offenbar keinen Schutzmechanismus ausgebildet.

WAS HAT EIN ERBLEIDEN MIT DER VOLKSKRANKHEIT ZU TUN?

Nervös wartete Luft auf die Fahndungs-ergebnisse nach möglichen Ursachen des Bluthochdrucks. Er hoffte, dass sie keine finden würden. Warum? Dazu muss man verstehen, dass es zwei Formen von Bluthochdruck gibt: Bei der häufigen "essentiellen" Form ist die Ursache "multifaktoriell", genau genommen also unbekannt. Bei der seltenen sekundären Form sind zum Beispiel die Nierenarterien verengt oder der Hormonstoffwechsel gestört. Luft hoffte, dass der Bluthochdruck der Familie ihnen neue Erkenntnisse über die häufige Form verschaffen würde — und war deshalb sehr erleichtert, dass sie tatsächlich keine Ursachen fanden.

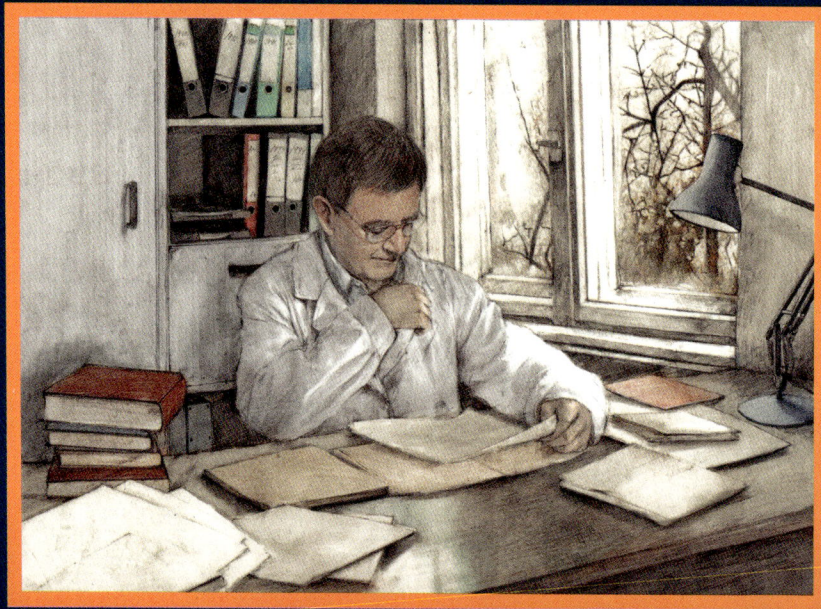

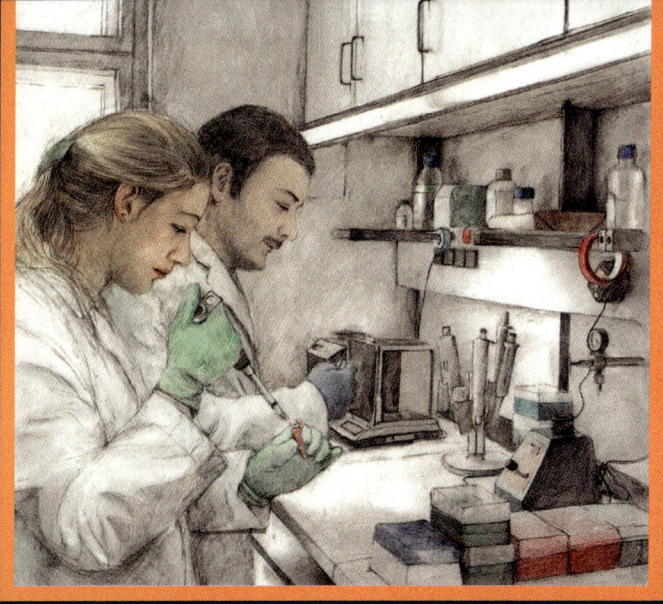

FAHNDUNG NACH DEM GEN, DAS ALLES ERKLÄRT ...

Im Labor suchten die Ärzte Sylvia Bähring und Atakan Aydin nach dem unbekannten Gen. Sie hatten den Probanden Blut entnommen, aus dem sie jetzt die Erbsubstanz gewannen. 1995 war das schwer, denn damals war das Erbgut größtenteils noch nicht entschlüsselt. Doch nach einem Jahr fanden sie tatsächlich ein verdächtiges Gen. Es steuert das Knochenwachstum, könnte zumindest schon mal die kurzen Finger erklären. Sie wähnten sich nah am Ziel.

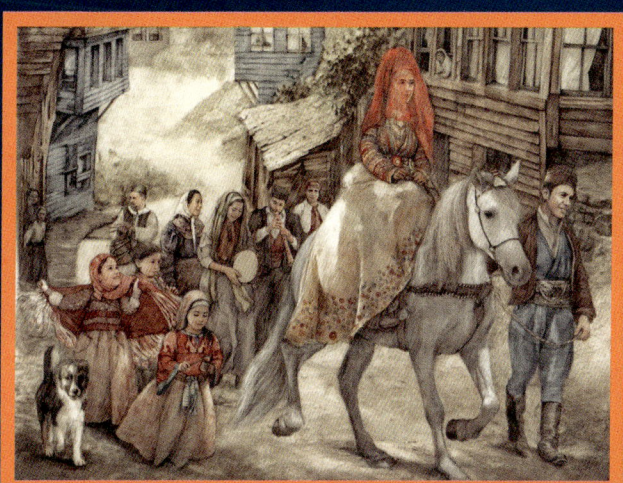

... UND NACH DEM ERSTEN FALL

Bald war auch die Stammbaumforschung abgeschlossen. Vor 150 Jahren heiratete ein Bauer des Dorfes eine Frau, die von weit her aus Ostanatolien kam. Sie war klein und hatte auffallend kurze Finger. Niemand weiß heute, wie viele Kinder diese Urahnin der Familie damals gebar. Aber mindestens einmal gab sie die Erbanlage weiter. Nun lebten etwa 30 Nachkommen in der Gegend, die Bluthochdruck und kurze Finger hatten. Würde das Gen, das die Forscher jetzt im Verdacht hatten, beides erklären?

DOCH DAS WAR ERST DER ANFANG

Sie feierten zu früh. Das verdächtige Gen war nicht mutiert, wie sie vermutet hatten. Stattdessen hatten sie es mit einem auffälligen Abschnitt des Erbguts zu tun, auf dem – wie sie erst heute wissen – 78 Gene lagen. Damals waren diese Gene der Wissenschaft unbekannt. Ihnen standen 20 harte Jahre bevor. Sie würden oft zweifeln und aufgeben wollen, und immer wieder würde es Friedrich Luft sein, der sie alle auf das gemeinsame Ziel einschwor.

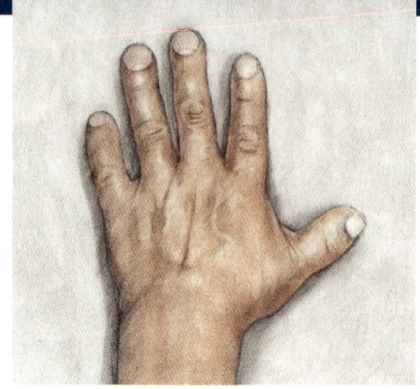

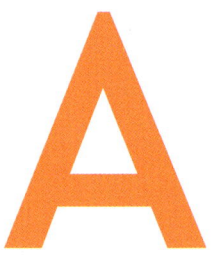

Auch die Patienten in der

Türkei musste Friedrich Luft motivieren. Was hatten sie davon, dass sie sich der Forschung zur Verfügung stellten? Diese Frage trieb den Wissenschaftler schon früh um. Es war ihm klar, dass er ihnen auch etwas geben musste. Er brauchte sie als Partner auf lange Zeit; sie hingegen brauchten Medikamente gegen den tödlichen Bluthochdruck. Sie sollten ihre Enkel aufwachsen sehen können.

Für diese Aufgabe gewann Luft das jüngste Teammitglied, Okan Toka. Der Sohn eines türkischen Gastarbeiters hatte die Heimat seiner Eltern bislang nur in den Sommerferien gesehen. Im Jahr 1996 aber sollte er die Türkei richtig kennenlernen.

Im eiskalten Winter bezog der Student eine Wohnung mit Kohleofen an der Schwarzmeer-Küste. Er bekam ein Auto gestellt, mit dem er seine Probanden in den Bergen besuchte, um ihnen neue Tabletten zu bringen, ihre 24-Stunden-Blutdruckwerte aus den Messgeräten auszulesen, ihnen Blut abzuzapfen und ihre Urinproben einzusammeln.

Die Medikamente, die Okan Toka zur Auswahl standen, sind heute, zweieinhalb Jahrzehnte später, noch die gleichen. Das ist das Dilemma der Bluthochdrucktherapie: Bisher gibt es kaum Innovation, die Behandlung ist immer noch auf dem Stand der frühen 1990er Jahre.

Diese Medikamente senken den Widerstand, den die Arterien dem durchfließenden Blut entgegensetzen. Sie wirken an verschiedenen Schaltstellen, über die der menschliche Körper den Blutdruck regelt. Manche entlasten das Herz, andere entwässern das Gewebe, weiten die Blutgefäße, versetzen das Nervensystem in „Ruhemodus" oder hemmen Hormone der Niere. Doch kein Medikament packt das Übel bei der Wurzel, denn die tiefsten Mechanismen der „essenziellen Hypertonie", an der etwa 85 bis 95 Prozent aller Patienten leiden, sind unbekannt.

Oft brauchen Ärzte drei Medikamente, um die Werte unter Kontrolle zu bringen – mit vielen Problemen: Jeder fünfte Patient ist heute „therapieresistent". Außerdem haben alle Wirkstoffe Nebenwirkungen, zum Beispiel Müdigkeit oder Potenzstörungen. Paradoxerweise fühlen sich Betroffene mit hohem Blutdruck oft wohl, leiden aber am Anfang einer Therapie. Deshalb nimmt die Hälfte von ihnen nach einem Jahr die Tabletten nicht mehr wie vom Arzt verschrieben ein.

Für die Großfamilie wurde Okan Toka schon bald zum Ansprechpartner für alle Notfälle. Einen seiner Studienteilnehmer holte er – nach viel Überzeugungsarbeit beim Richter – aus dem Gefängnis. Ein anderer sollte zum Militär eingezogen werden, Okan Toka bat beim Amt um Aufschub. Er hörte zu, er kümmerte sich, er half und erwarb sich so den Respekt der Familienmitglieder.

Auch in der Therapie gelang ihm der Durchbruch: Bei seinen Testpersonen sank der Blutdruck mit Standardmedikamenten auf tolerable Werte. Den Doktortitel hatte sich Okan Toka damit hart verdient – und sein Ergebnis galt als ein weiterer Hinweis darauf, dass die Erbkrankheit der Großfamilie der Volkskrankheit Bluthochdruck stark ähnelte.

Seit dieser Zeit fliegt

Okan Toka, heute Kardiologe und Chefarzt in Fürth, immer wieder in die Türkei und bringt große Vorräte an Medikamenten dorthin. Die Familienmitglieder bekommen sie kostenfrei gestellt. Bis jetzt ist nur noch einer von ihnen jung an den Folgen seines Bluthochdrucks verstorben – er hatte wohl die Medikamente abgesetzt. Endlich, nach mehr als 130 Jahren, war der Fluch gebannt: Die kurzfingrigen Familienmitglieder konnten ihre Enkel tatsächlich aufwachsen sehen.

Das Rätsel aber war weiterhin ungelöst. Wo in ihren Körpern lag der „Schalter", der ihren Blutdruck in absurde Höhen trieb?

Die Forscher tappten im Dunkeln. Noch Jahre nachdem sie die auffällige Region im Erbgut entdeckt hatten, wussten sie nicht, wie viele Gene dort versteckt lagen. Damals waren nur wenige Gene bekannt, sie standen also vor einem Knäuel, das sie nicht entwirren konnten. Friedrich Luft ließ sein Team den auffälligen Chromosomenfaden Stück für Stück entschlüsseln. Eine Fleißarbeit, die viele Jahre brauchen würde.

Zufälle und ein welthistorisches Ereignis katapultierten die Gendetektive nach vorne.

Nach ihren Vorträgen kamen immer wieder Ärzte auf sie zu und sagten: „Ich kenne Patienten, auf die Ihre Beschreibung passt." Bald hatten sie fünf weitere Familien beisammen, in denen kurze Finger gepaart mit hohem Blutdruck vorkamen. Sie lebten in Kanada, den USA, Frankreich und Südafrika – und waren nicht miteinander verwandt. Bei allen war die gleiche Region im Erbgut auffällig, aber Größe und Position des betroffenen Chromosomenschnipsels variierten immer leicht.

Dann, im Jahr 2001, elektrisierte eine Nachricht die Welt: Das Erbgut des Menschen war komplett entschlüsselt worden. Plötzlich hatte das Team von Friedrich Luft einen großen Katalog mit bislang unbekannten Genen zur Verfügung. So kamen sie einem neuen Hauptverdächtigen auf die Spur: einem Gen, das den Bauplan für ein Enzym enthält, von dem die Pharmaindustrie in den 1980er Jahren angenommen hatte, es trage Mitschuld an der Entstehung von Bluthochdruck und der koronaren Herzkrankheit. Es heißt: Phosphodiesterase.

Heute weiß man, dass es in elf Formen vorkommt, damals wusste man das nicht. Das Unternehmen Pfizer hatte ein Medikament erforscht, das dieses Enzym hemmen könnte und damit einen der größten Coups der Medizingeschichte gelandet – aufgrund einer erfreulichen Nebenwirkung: lang anhaltende Erektionen.

Die kurzen Finger sind das Stigma des Bilginturan-Syndroms. Nach 20 Jahren Forschung führten sie Berliner Wissenschaftler zu neuen Erkenntnissen über Bluthochdruck

Es war die Geburtsstunde von Viagra und ein Milliardengeschäft für den Konzern gewesen – hohen Blutdruck aber senkten die Pillen nicht. Lufts Team konzentrierte sich dennoch auf das Gen, allerdings auf das einer anderen Form als Pfizer: auf das der Phosphodiesterase 3A (*PDE3A*-Gen), die vor allem in den Arterien des Menschen vorkommt.

Der Täter war im Visier. Die

Berliner Forscher konnten ihn aber immer noch nicht überführen: Sie suchten in dem Gen nach einer Mutation – und fanden keine. Es folgten Jahre der Stagnation. „Ihr könnt das nicht", derlei Sprüche bekam Friedrich Luft zu hören.

Luft war von der Idee durchdrungen, dass nur derjenige Neues entdecken wird, der nicht weiß (oder auch nur glaubt zu wissen), was er noch nicht weiß. „Hypothesenfreie Forschung", so nannte er das gern. Epochemachende Durchbrüche der Wissenschaft waren Zufallsfunde – die Entdeckung des Penicillins durch Alexander Fleming etwa oder der Röntgenstrahlen durch Wilhelm Conrad Röntgen. Luft sah und sieht die von der Pharmaindustrie getriebene Grundlagenforschung in ihrer Existenz bedroht durch Nutzwertorientierung und ökonomische Zwänge.

Damals war auch ihr wichtigstes Forschungsprojekt deshalb bedroht. Drei Mal noch ließ er die Patienten aus der Türkei für Untersuchungen nach Berlin einfliegen. Es kostete Unsummen Geld und Unmengen Zeit. Dabei konnte Luft nicht garantieren, dass sie jemals Antworten finden würden.

Ein 16-jähriger Junge war schließlich ihre Rettung. Sein Erbgut war auf andere Weise mutiert als das seiner Verwandten, sodass seine Finger fast normal aussahen. Mithilfe dieses Jungen fand Lufts Team viele Jahre später und über verschlungene Beweisketten zurück zum ursprünglichen Verdächtigen, dem *PDE3A*-Gen. Zu ihrer Bestürzung entdeckten sie nun, dass dieses Gen tatsächlich – und schon bei ihrem ersten Verdacht – mutiert gewesen war. Sie hatten es schlicht übersehen.

20 Jahre nach Beginn ihres Abenteuers hatte Lufts Team den Nachweis erbracht: Der Übeltäter, der die Großfamilie heimsuchte, war eine mutierte Form des Enzyms PDE3A. Es spielt eine elementare Rolle für die Blutdruckregulation im Men-

schen und steuert zudem indirekt das Knochenwachstum. Wenn es überaktiv ist – so wie bei den kurzfingrigen Familienmitgliedern –, werden die Knochen kürzer ausgebildet und die Wände der Arterien starr. Als Folge steigt der Blutdruck.

Ein Medikament, das dieses Enzym hemmt, senkt also höchstwahrscheinlich den Blutdruck. Wäre es damit schon genug, dann hätten die Berliner Wissenschaftler nur eine von vielen Grundlagenforschungsarbeiten produziert, die von der Pharmaindustrie so häufig kaum beachtet werden. Doch es gibt einen entscheidenden Unterschied: Das Medikament, das vielen Menschen mit dieser Form von Bluthochdruck helfen könnte, existiert schon. Nicht Lufts Team hat es entwickelt, sondern der Pharmahersteller Bayer. Es heißt Riociguat, hemmt die PDE3A indirekt und wird bislang gegen Lungenhochdruck eingesetzt. Morgen schon könnten klinische Studien an Patienten mit the-

Sie tappten im

Dunkeln.

WENIGE GENE

des Menschen

waren bekannt. Bis

DAS ERBGUT

entschlüsselt wurde

rapieresistentem Bluthochdruck beginnen. Der Wirkstoff könnte die Urformel für eine neue Generation von Bluthochdruckmedikamenten sein. Es wäre die erste große Innovation nach Jahrzehnten des Stillstands.

Im Mai 2015 feierten Friedrich Luft und sein Team den Durchbruch. Ihre Studie erschien in der Fachzeitschrift „Nature Genetics", dem Olymp der Genetiker. Doch das Echo war nicht so groß wie erhofft. Das Pharmaunternehmen Bayer, das Riociguat herstellt, zeigte wenig Interesse, das Medikament in einer Studie an

Patienten mit Bluthochdruck zu testen. In einem Gespräch mit dem „Stern" sagte der damalige Leiter der Entwicklungsabteilung für Herz-Kreislauf-Erkrankungen Frank Misselwitz: Zwar gebe es durchaus Bedarf für neue Medikamente gegen Bluthochdruck, doch die Hürden seien hoch. Man müsse in großen Studien eine Abnahme der Sterblichkeit an Bluthochdruck nachweisen: „Im Moment sprechen wir da von einer Idee, man müsste konkrete Vorschläge diskutieren."

Luft hat mit dem Desinteresse der Firma gerechnet. Zwei Mal stand er mit Bayer in Kontakt, konnte das Unternehmen aber nicht begeistern. „Riociguat ist ein sehr teures Medikament. In der Blutdrucktherapie würde es mit Standardmedikamenten konkurrieren, die vielleicht 80 Cent pro Tablette kosten, und das stößt nicht auf Begeisterung", sagt der Wissenschaftler.

Der Weg auf den Markt

wäre steinig. Falls die teuren klinischen Studien zu Erfolg führten, könnte Riociguat wohl ein Reservemedikament für eine extrem kleine Gruppe von Patienten mit der lebensbedrohlichen „malignen arteriellen Hypertonie" sein, vermutet Luft. Erst wenn es sich bei denen bewähren würde, könnte die Indikation auf größere Gruppen erweitert werden – doch spätestens dann müsste der Preis sinken. Bluthochdruck ist kein begehrtes Forschungsgebiet; das große Geld wird in der Therapie von Krebs- und Autoimmunerkrankungen verdient.

Heute ist Friedrich Luft 79 Jahre alt. Seine Forschergruppe wurde aufgelöst. Er ist Rentner, geht aber immer noch jeden Tag an sein Institut, wo er ein kleines Arbeitszimmer bewohnt. Er hat einen Erben gefunden, der die Forschung weiter vorantreiben wird: Enno Klußmann, der auch am Max-Dellbrück-Centrum arbeitet. Vor einem Jahr erschien ihre neueste gemeinsame Studie, sie hatten die Genmutation der türkischen Großfamilie an Ratten und Mäusen nachgebaut. Die Tiere entwickelten daraufhin Bluthochdruck, ihre Pfoten trugen kurze Finger. Es ist ein weiterer Beweis, der die Theorie untermauert.

„Wir haben das wissenschaftliche Problem gelöst", sagt Friedrich Luft. „Der Rest ist für die Welt."

Des Kaisers Medizinbüro

Wie die **Erfolgsgeschichte** der chinesischen Medizin begann

Mit der Tang-Dynastie (618 bis 906 n. Chr.) beginnt die Blütezeit der chinesischen Wirtschaft und Kultur – und der Medizin. Die Erfindung des Holztafeldrucks ermöglicht eine neue Organisation und Verbreitung des Wissens. Medizinbücher werden überarbeitet, Medikamente katalogisiert.

Auf kaiserliche Anordnung entsteht Anfang des 7. Jahrhunderts die erste medizinische Schule, ein erstes Ausbildungssystem für Ärzte. Die besten Studenten können Karriere im kaiserlichen Medizinbüro machen und zu mächtigen Beamten aufsteigen. Mit staatlicher Unterstützung werden Hospitäler für Arme und Leprakranke errichtet. Sun Simiao (581–682), einer der berühmtesten Mediziner in der Geschichte Chinas, schreibt ein 30-bändiges Werk, das als erste Enzyklopädie der klinischen Praxis gilt.

All dies hat Fernwirkung: Außer der westlichen Heilkunde hat sich im 20. Jahrhundert kein zweites originäres Medizinsystem derart in anderen Kulturräumen etabliert wie die chinesische Medizin. Und mit ihr die Akupunktur.

Bereits vor 4000 Jahren soll in China dieses wohl bedeutendste nicht-medikamentöse Verfahren gegen den Schmerz entstanden sein – es ist eine Säule der Traditionellen Chinesischen Medizin neben Arzneimitteln, Ernährung, Koordinationsübungen und Massage. Anfangs behandeln die Heilkundigen ihre Patienten mit angespitzten Steinen, später mit Mini-Degen und winzigen Lanzen, schließlich mit Nadeln. An mehr als 300 genau definierten Punkten wird die Haut durchstochen, um so die in Leitbahnen („Meridianen") zirkulierende Lebensenergie positiv zu beeinflussen und auf (Fehl-)Funktionen des Körpers einzuwirken. Auch wenn die westliche Medizin die Existenz dieser Meridiane bezweifelt: Die Wirksamkeit der Akupunktur ist, zumindest bei einigen Leiden, weithin unumstritten. Wie sie zustande kommt – das ist allerdings bis heute nicht erforscht.

Im 17. und 18. Jahrhundert gelangt das Wissen nach Europa, doch wohl erst 1810 wagt in Frankreich der Arzt Louis Berlioz eine erste Akupunkturbehandlung. An Chinas Kaiserhof aber wird sie bald verboten – sie gilt als rückständig •

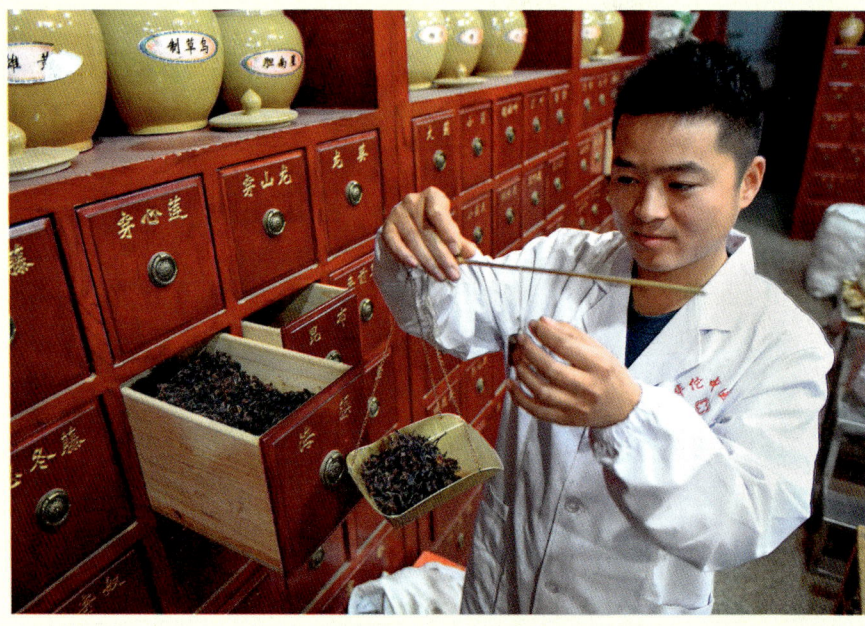

Neben der Akupunktur gilt die Pflanzenheilkunde als ein weiterer Pfeiler der Traditionellen Chinesischen Medizin (TCM). Ein Apotheker in der Provinz Anhui wiegt hier Kräuter für ein stärkendes Tonikum ab

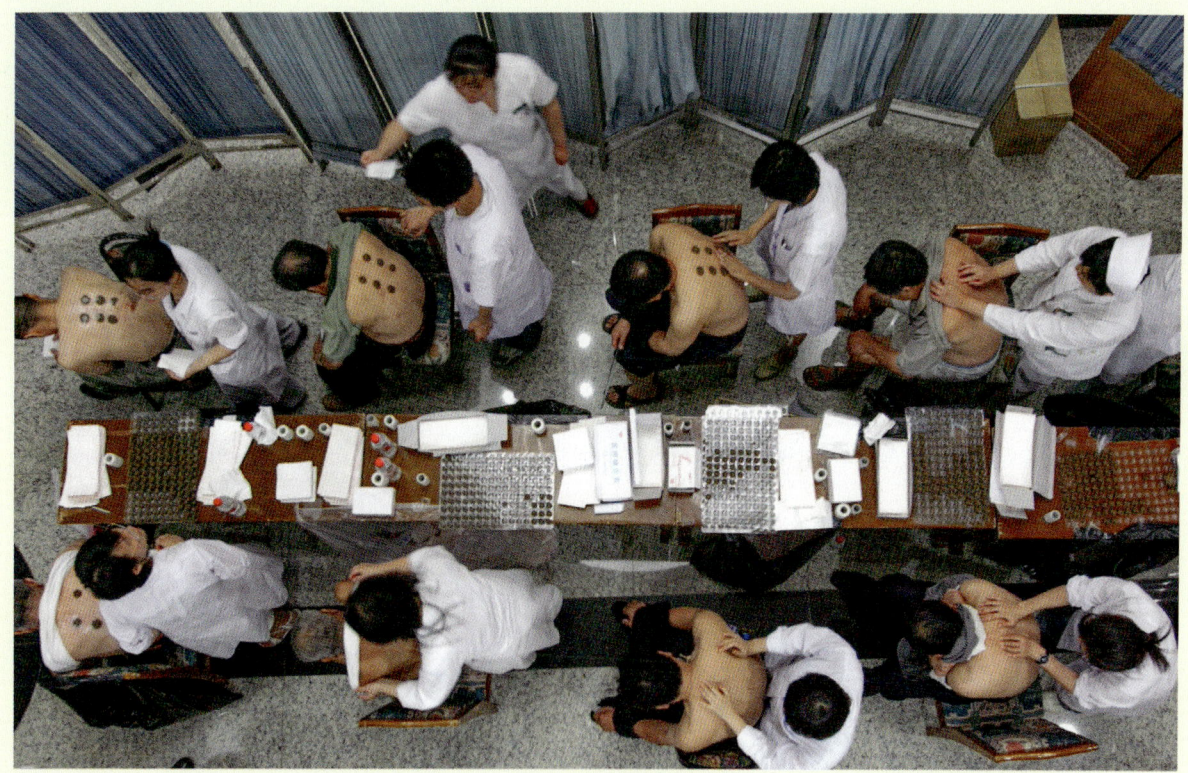

In einer Klinik für traditionelle Medizin in der Hauptstadt Beijing (oben) tragen Ärzte Kräutermedikamente auf den Rücken ihrer Patienten auf. Eine der bekanntesten Heilpflanzen der chinesischen Medizin ist Ginseng, er soll den Körper widerstandsfähiger machen. **Das Foto unten** zeigt Ginseng-Wurzeln im Trockenraum einer Fabrik in der Provinz Jilin

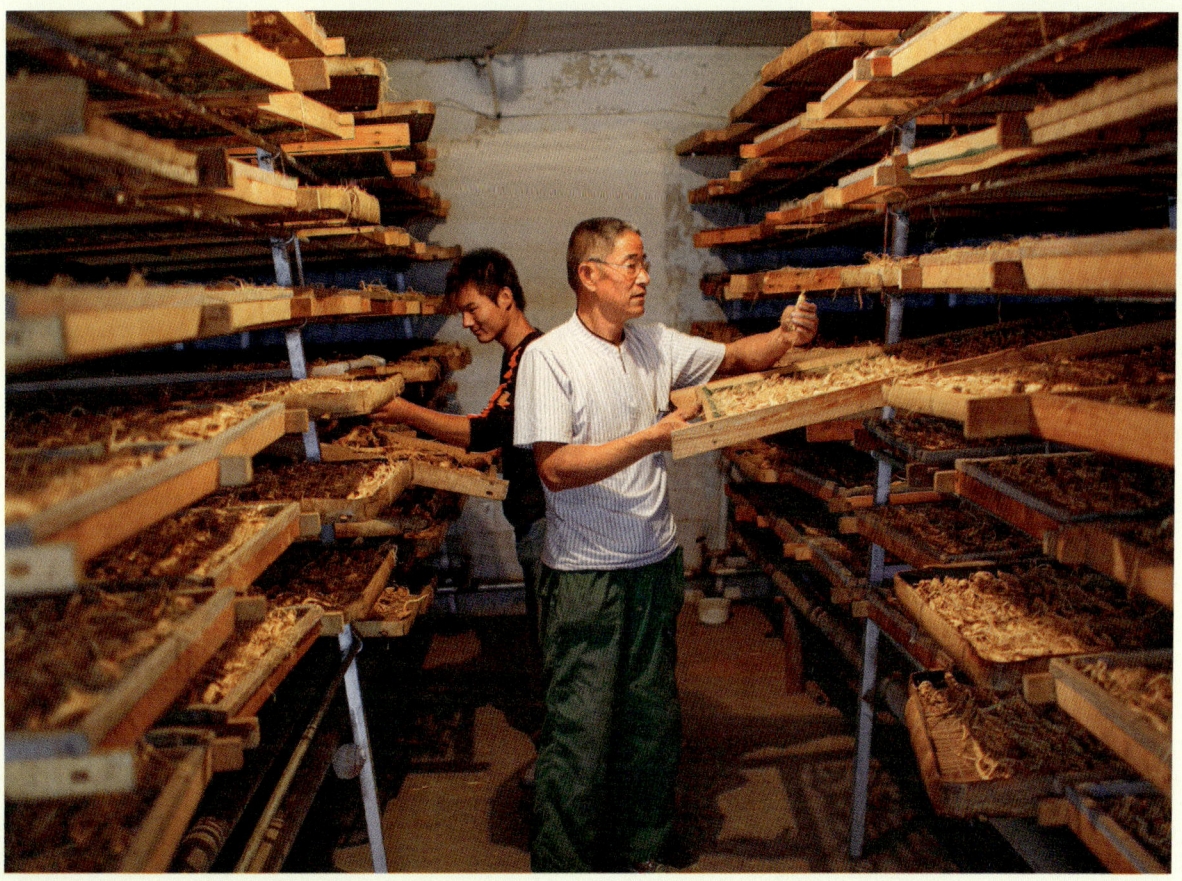

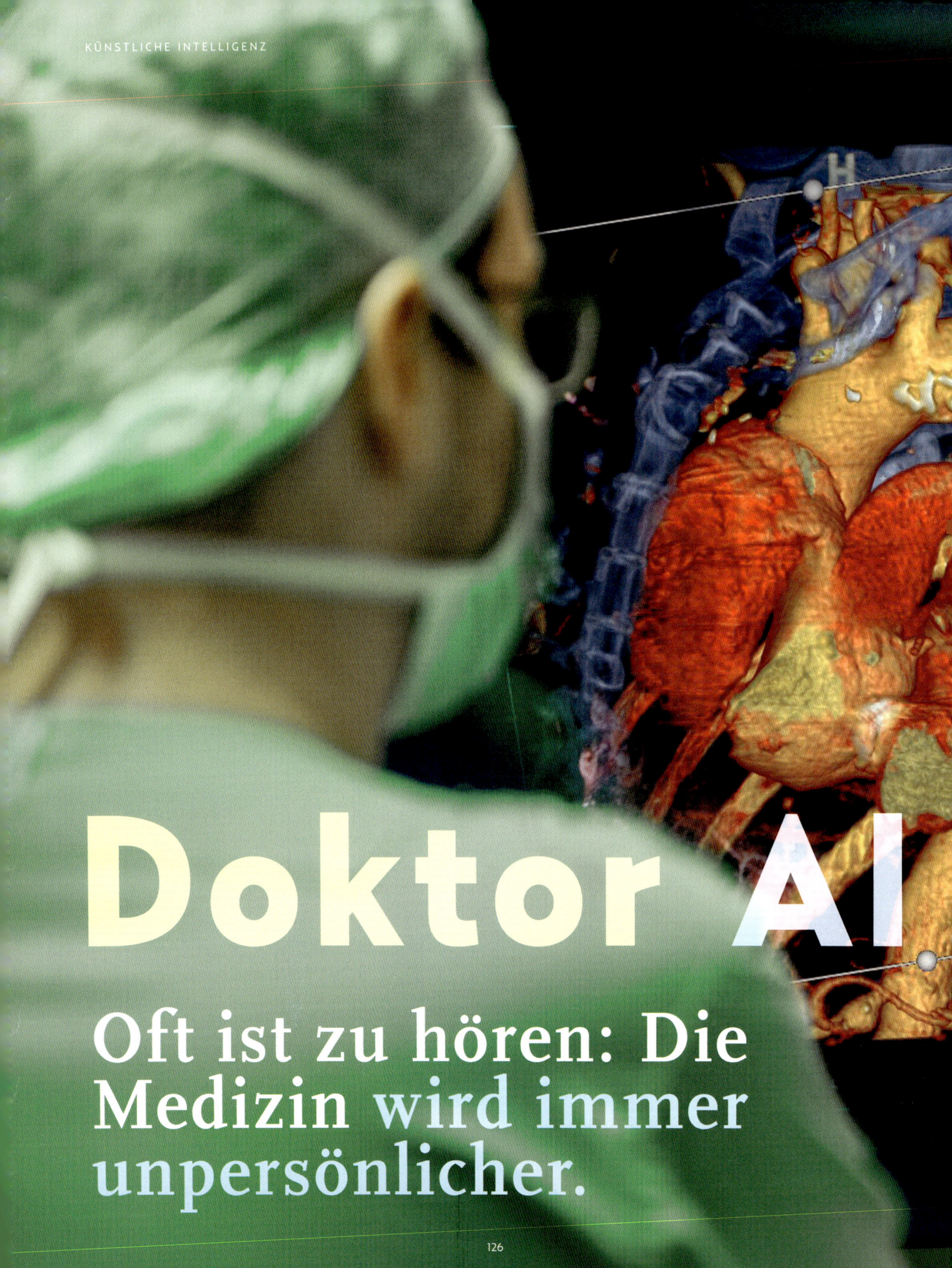

Doktor AI

Oft ist zu hören: Die Medizin wird immer unpersönlicher.

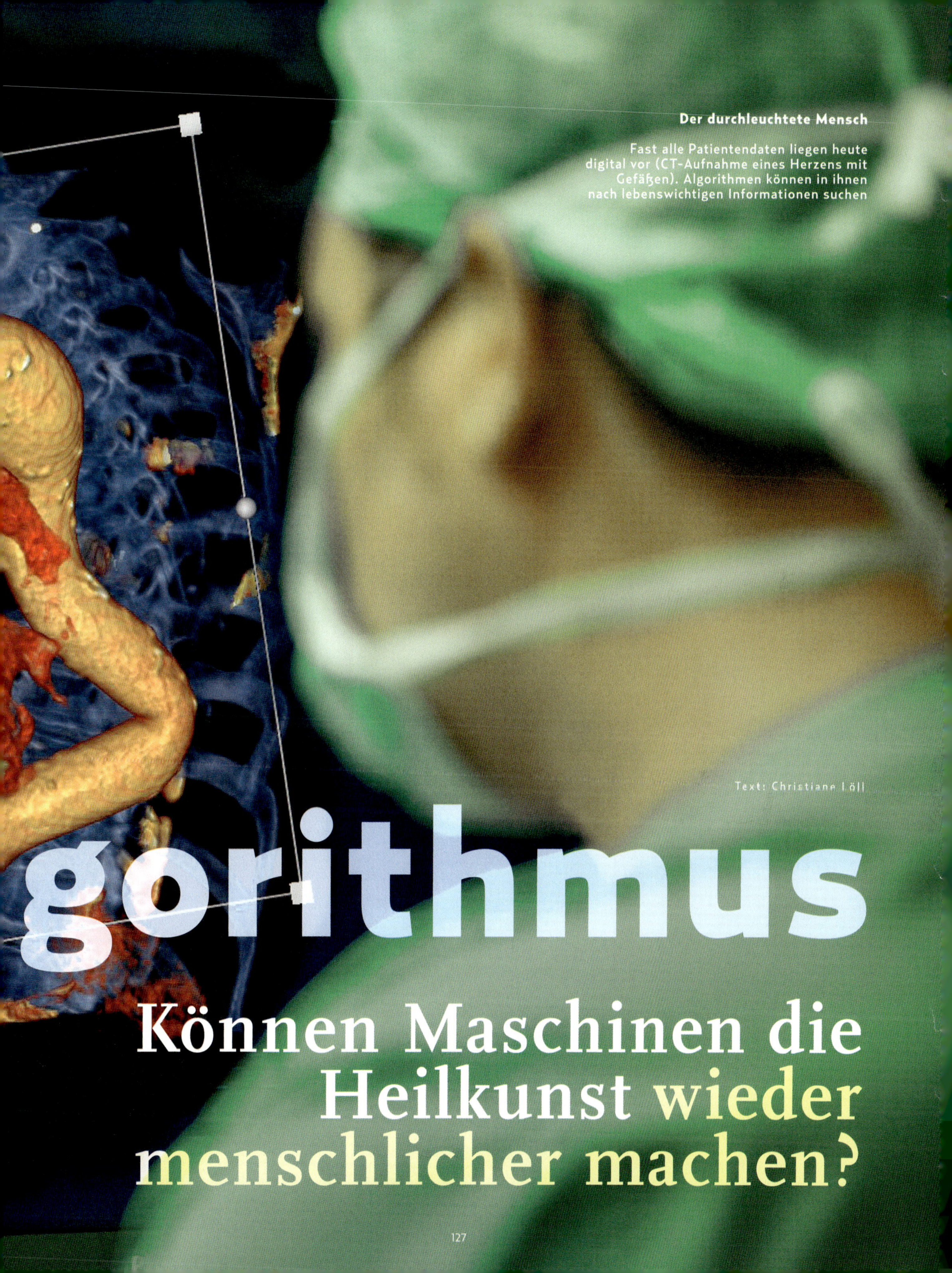

Der durchleuchtete Mensch

Fast alle Patientendaten liegen heute
digital vor (CT-Aufnahme eines Herzens mit
Gefäßen). Algorithmen können in ihnen
nach lebenswichtigen Informationen suchen

Text: Christiane Löll

gorithmus

Können Maschinen die Heilkunst wieder menschlicher machen?

Wer eine Intensivstation betritt, begreift sofort die enge Beziehung von Mensch und Maschine. Von Apparaten führen Schläuche zu den Patienten, versorgen sie mit Medikamenten, Flüssigkeit, Sauerstoff. Geräte zeichnen jeden Atemzug und Herzschlag auf. Monitore zeigen die Blutdruckwerte sowie das EKG an; sie werden ständig aktualisiert und schlagen Alarm, wenn der Zustand des Kranken kritisch wird.

Auf den Bildschirmen stehen die Ergebnisse der Blutanalysen. Sie geben an, ob Nieren und Leber gut funktionieren, ob das Gewebe ausreichend Sauerstoff bekommt. Von jedem Patienten wird eine enorme Menge an Daten erhoben – mehr, als ein Mensch je erfassen kann. Alexander Meyer arbeitet seit 2015 am Deutschen Herzzentrum in Berlin, seit Ende 2020 in leitender Funktion für die Digitalisierung in der Medizin. Zuvor operierte der Chirurg und verbrachte viel Zeit auf der Intensivstation. Viermal am Tag sind Ärzte wie er bei den Patienten, schauen für einige Sekunden auf den Monitor, prüfen, ob alles in Ordnung ist. Mehr ist nicht

drin. „Ärzten und Pflegepersonal kann viel entgehen", sagt Meyer. „Wenn es Komplikationen gibt, sitzen wir dann zusammen, schauen auf die Daten und fragen uns: Haben wir etwas übersehen?"

Alexander Meyer ist nicht nur Arzt, sondern auch Informatiker. Daher lag es nahe, dass er sich fragte: Könnte künstliche Intelligenz nicht früher als ein Mensch Probleme nach einer Herzoperation bemerken, ein Nierenversagen oder eine Blutung? Könnte sie sogar das Risiko berechnen, dass ein Patient stirbt?

Meyer entwickelte mit seinen Kollegen einen Algorithmus. In einer Studie lieferte das Programm aus den Daten bereits behandelter Patienten eine Risikoeinschätzung. Sie wurde damit verglichen, wie es den Patienten wirklich ergangen war. Das Ergebnis war so überzeugend, dass es von 2018 an im Testbetrieb am Deutschen Herzzentrum Berlin lief. Die Software zur Vorhersage postoperativer Nachblutungen wurde bereits als Medizinprodukt zugelassen und soll nun vermarktet werden. Sie basiert auf Daten von mehr als 50 000 Patienten. Die Monitore am Bett der Operierten zeigen nicht mehr nur Messwerte an, sondern liefern die Analyse gleich mit.

Meyer geht es nicht darum, den Arzt zu ersetzen. „Ich sehe das Programm als ein neues Werkzeug zur Diagnose. Es ist eine Ergänzung der guten Ausstattung, die wir bereits haben. Etwas, das mir sagt: Geh lieber noch einmal an dieses Krankenbett, und schau nach, wie es dem Patienten geht."

Wie Meyer setzen viele Mediziner und Patienten ihre Hoffnung in künstliche Intelligenz. Die Erwartungen sind vielfältig. KI soll die Zahl der gravierenden Fehldiagnosen senken. Sie soll die Früherkennung revolutionieren, indem sie im Alltag Anzeichen einer nahenden Erkrankung entdeckt. Sie soll Patienten seriöse Selbstinformation ermöglichen und ihnen so mehr Autonomie verleihen. Zudem eine Medizin ermöglichen, die auf den einzelnen Menschen zugeschnitten ist.

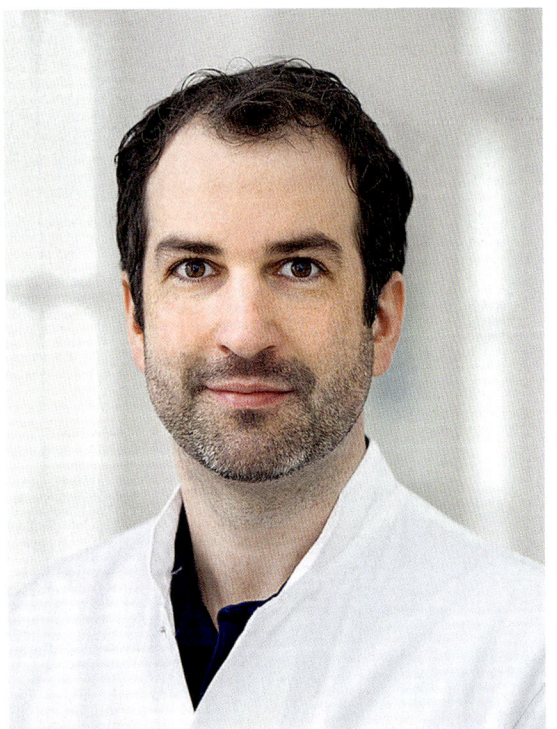

Gefahren minimieren

Alexander Meyer vom Deutschen Herzzentrum hat mit Kollegen eine Software entwickelt, die das Risiko von Komplikationen nach einer Operation ermittelt

Vor allem kann künstliche Intelligenz die Ärzte entlasten. Die moderne Medizin kennt mehr als 10 000 verschiedene Erkrankungen, und das Wissen über sie nimmt rasant zu. Behandlungen werden immer komplexer – auch durch die vielen älteren Patienten, die zu verschiedenen Ärzten gehen, mehrere Krankheiten zugleich haben und verschiedene Medikamente nehmen. Gleichzeitig werden immer mehr Tests durchgeführt; wer soll da noch die Informationen in den elektronischen Patientenakten überblicken?

„Jeder Patient ist eine Big-Data-Challenge", so formuliert es der Mediziner Ziad Obermeyer von der University of California in Berkeley. Kein Wunder, dass auch Tech-Giganten wie Google, IBM oder Apple an KI-Systemen arbeiten, mit denen die Möglichkeiten der Medizin erweitert werden sollen.

Könnte die KI das Risiko berechnen, *dass ein Patient stirbt?*

Chirurgische Helfer

OP-Roboter wie hier »Versius« sollen zusammen mit künstlicher Intelligenz Operationen sicherer machen

Hautärzte galten lange Zeit als unschlagbar darin, auf den ersten Blick Verdachtsdiagnosen zu stellen. Rötungen, Ekzeme, Pusteln oder Pigmentflecken: Auf unserem größten Organ präsentieren sich die verschiedensten Erscheinungen – auch die häufigste Krebserkrankung, der schwarze Hautkrebs. Dermatologen müssen das maligne Melanom früh erkennen, bevor es sich als Metastase im Körper ausbreitet und tödlich werden kann. Ist eine künstliche Intelligenz dazu besser in der Lage als ein erfahrener Arzt? Das wollten Andre Esteva und seine Kollegen von der kalifornischen Stanford University herausfinden.

Die Mediziner verwendeten einen Bilderkennungs-Algorithmus von Google – der Hauptsitz des Unternehmens liegt nur wenige Kilometer von Stanford entfernt. Sie trainierten das Programm mit knapp 130 000 Fotos von mehr als 2000 Hautveränderungen. Zusätzlich

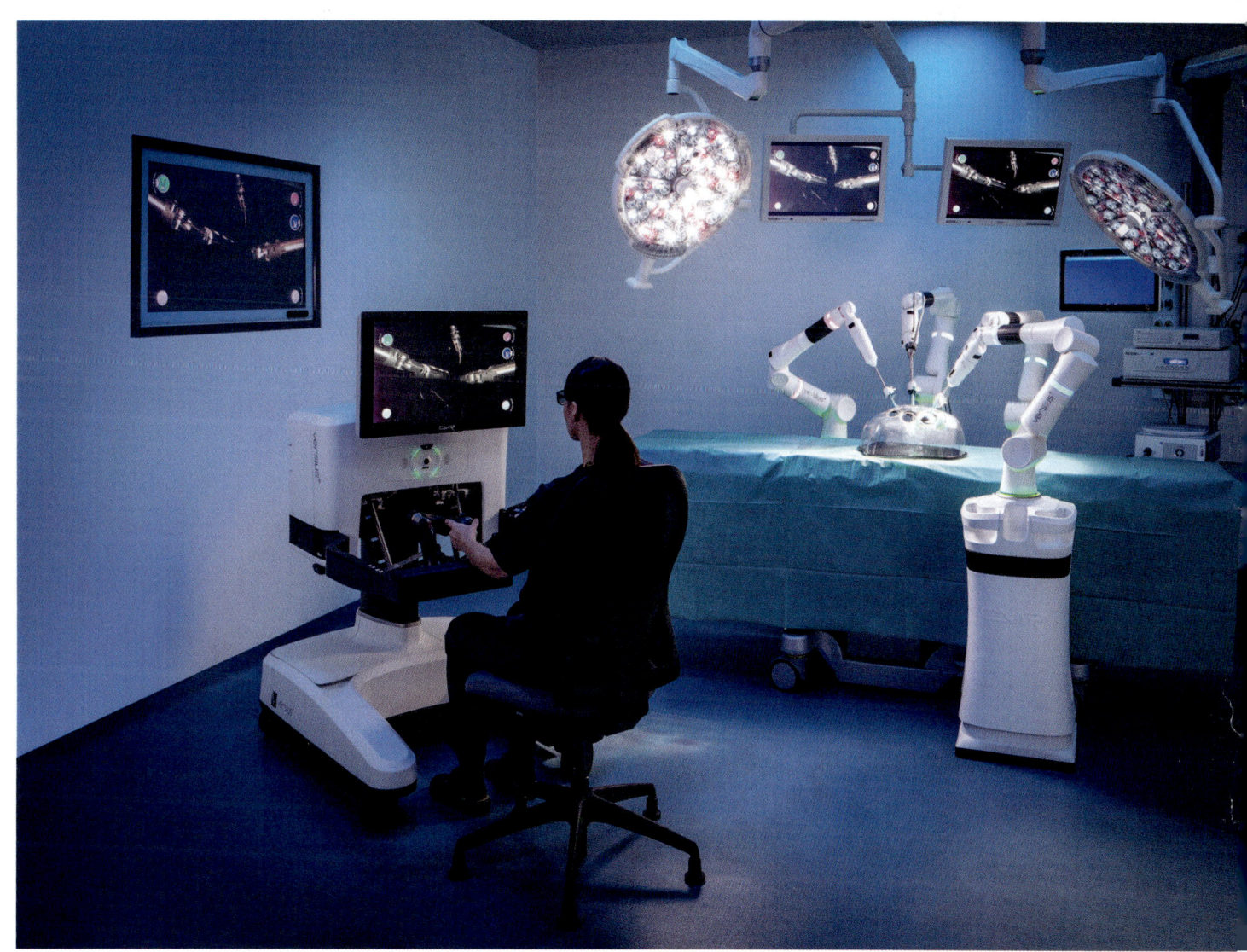

War das der beste oder schlimmste Tag *für die Kardiologie?*

fütterten sie es mit Daten von Gewebeuntersuchungen, die notwendig sind, um eine endgültige Diagnose zu stellen.

Dann ließen sie Hautärzte gegen das Programm antreten und Hunderte Aufnahmen auswerten: Wer würde den bedrohlichen Hautkrebs besser von einer gutartigen Veränderung unterscheiden? Ergebnis: Mensch und Maschine schnitten ähnlich gut ab.

Vergleichbare Erfolge gibt es bei der Diagnose von Netzhauterkrankungen am Auge und der Analyse von CT-Aufnahmen bei Lungenkrebs.

KI kann also Fehldiagnosen verhindern. In den USA wird ihre Zahl auf jährlich rund zwölf Millionen geschätzt, schreibt der Kardiologe Eric Topol in seinem Buch „Deep Medicine". In der Zukunft könnten Menschen aber auch ungewöhnliche Hautflecken mit ihren Smartphones fotografieren – und eine App sagt ihnen, ob sie einen Arzt aufsuchen sollten.

Im 2018 Jahr sorgten Dienste auf der neuen Apple Watch 4 für Aufsehen. Die US-Zulassungsbehörde FDA ließ sie als Medizinprodukte zu. Dieses Programm erkennt Herzrhythmusstörungen anhand des Pulsschlags und schreibt sogar ein EKG, kann also die Herzströ-

Helfer für Ältere

Freundliche Roboter sollen schon heute demenzkranke Patienten zu mehr Kontakten animieren. Sie assistieren zudem Pflegekräften in Senioreneinrichtungen

me analysieren. Es kann auch Vorhofflimmern identifizieren. Das kommt bei etwa zwei Prozent aller Deutschen vor und birgt die Gefahr, dass Blutgerinnsel aus dem Herzen ins Hirn gelangen und einen Schlaganfall verursachen.

„Ich weiß nicht, ob heute der beste oder der schlimmste Tag in der Geschichte der Kardiologie ist", twitterte ein Herzspezialist nach der Präsentation von Apple. Im besten Fall können Patienten, bei denen bereits Vorhofflimmern bekannt ist, engmaschiger als bislang kontrolliert werden. Auch können gefährdete Menschen früh identifiziert werden. Im schlimmsten Fall werden die Kardiologen überlastet, weil die Uhren Anzeichen für harmlose Herzrhythmusstörungen anzeigen – und ihre verunsicherten Träger in die Praxen laufen.

In einer großen Studie mit mehr als 400 000 Uhrenträgern überprüften US-Forscher, wie oft der Algorithmus der Apple Watch Alarm schlug – und wie oft tatsächlich Vorhofflimmern diagnostiziert werden konnte. Während des Experiments wurden mehr als 2000 Menschen acht Monate lang über mögliche Herzrhythmusstörungen informiert, und sie erhielten ein EKG-Pflaster, das sieben Tage getragen werden musste, um den

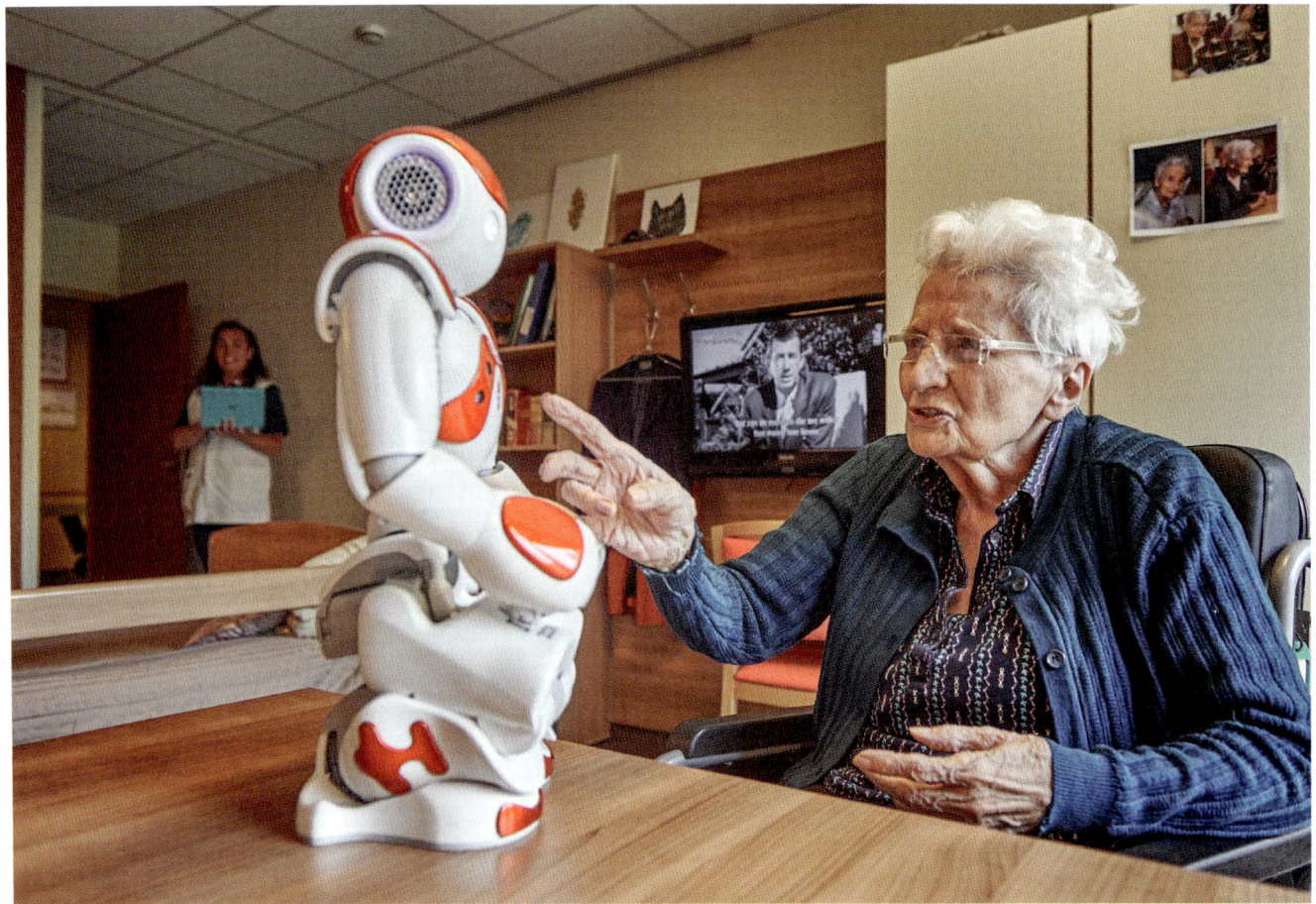

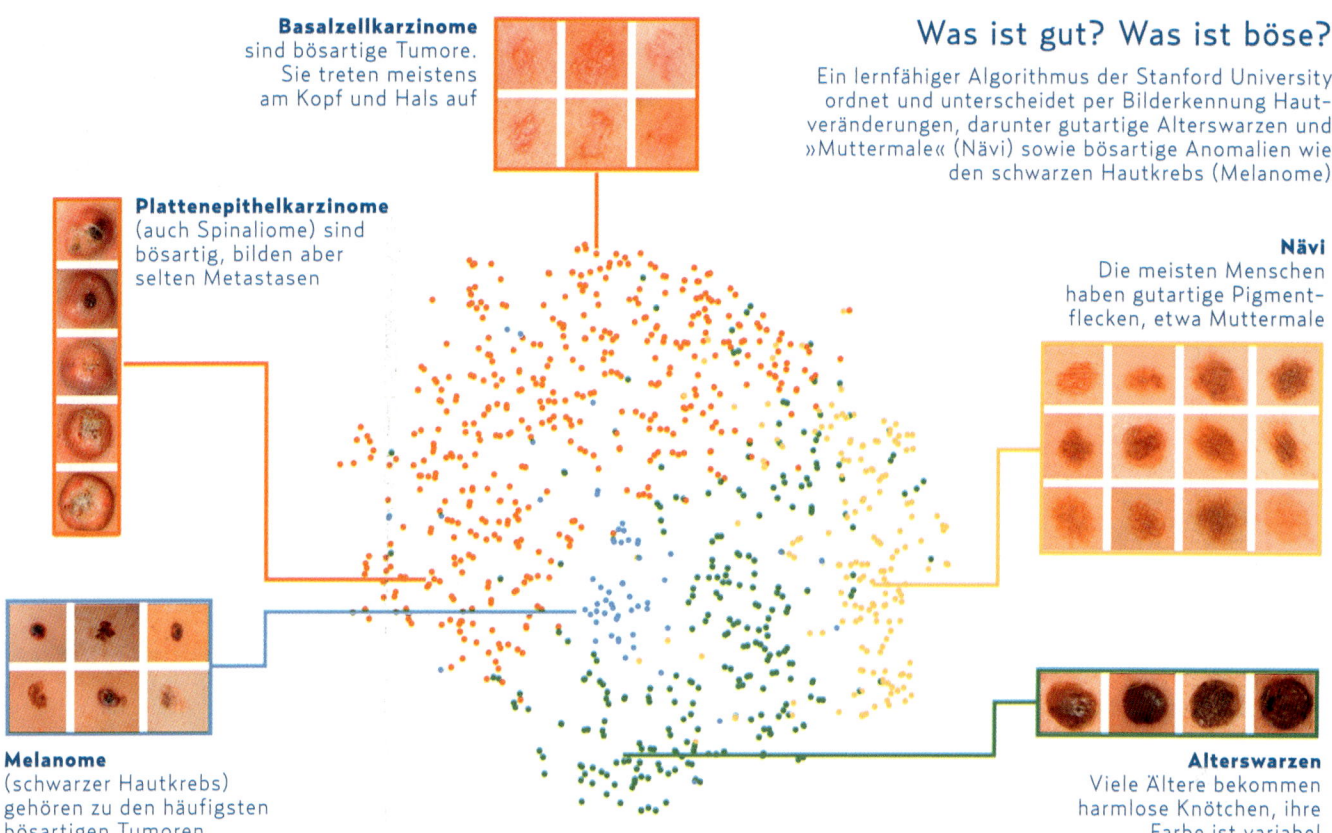

Basalzellkarzinome
sind bösartige Tumore.
Sie treten meistens
am Kopf und Hals auf

Plattenepithelkarzinome
(auch Spinaliome) sind
bösartig, bilden aber
selten Metastasen

Was ist gut? Was ist böse?

Ein lernfähiger Algorithmus der Stanford University
ordnet und unterscheidet per Bilderkennung Hautveränderungen, darunter gutartige Alterswarzen und
»Muttermale« (Nävi) sowie bösartige Anomalien wie
den schwarzen Hautkrebs (Melanome)

Nävi
Die meisten Menschen
haben gutartige Pigment-
flecken, etwa Muttermale

Melanome
(schwarzer Hautkrebs)
gehören zu den häufigsten
bösartigen Tumoren

Alterswarzen
Viele Ältere bekommen
harmlose Knötchen, ihre
Farbe ist variabel

Verdacht zu bestätigen. Etwa ein Viertel der Probanden schickte die Auswertung zurück. Nur rund ein Drittel dieser Menschen hatte tatsächlich Vorhofflimmern. Aufgrund der geringen Zahl der Antworten ist die Untersuchung jedoch nicht aussagekräftig genug, weitere Studien sind notwendig.

Seit 2019 sind die Dienste für die Apple Watch in Deutschland freigeschaltet. Es gibt keine unabhängig erhobenen Zahlen, wie viele Menschen den Dienst nutzen. Apps können womöglich auch seelische Leiden wie Schizophrenie oder Depressionen frühzeitig erkennen. In den USA hat das Start-up „Mindstrong Health" ein solches Programm entwickelt. Einer der Initiatoren ist Tom Insel, der ehemalige Direktor des National Institute for Mental Health.

Etwa jeder siebte Mensch weltweit leidet in irgendeiner Form an psychischen Beschwerden, sagt Tom Insel. „Wir werden nicht all diese Menschen erreichen, indem wir mehr Psychiater einstellen. Aber vielleicht erreichen wir sie mit Smartphones."

„Mindstrong Health" hat eine App entwickelt, über die Menschen Kontakt zu Psychotherapeuten erhalten und einen personalisierten Behandlungsplan erstellt bekommen. Zugleich gibt das Programm Hinweise darauf, ob die Nutzerinnen und Nutzer psychische Beschwerden haben. Es analysiert den ganz normalen Umgang mit dem Gerät, also wann und wie oft Menschen ihr Smartphone nutzen, wie langsam oder schnell sie auf Inhalte reagieren, wie sie scrollen und tippen.

Während der Entwicklung sammelten die Forscher über ein Jahr lang Daten von Studienteilnehmern und ließen sie überdies neuropsychiatrische Tests machen. Daraus leiteten sie „digitale Biomarker" ab, die mit Anzeichen von psychischen Störungen korrelierten – zum Beispiel mit einer gedrückten Stimmung, Gedächtnisproblemen oder Gedanken an Selbstmord. Langsame Reaktionszeiten oder häufige Korrekturen beim Tippen zeugen etwa von einer schlechten Konzentration. Zukünftig könnten Patienten, die bereits einmal an einer Depression gelitten haben, frühzeitig gewarnt werden, wenn sich eine erneute depressive Phase anbahnt – und Hilfe suchen, solange sie sich nicht gefestigt hat.

Das gilt auch für andere Risiken. Jeder Mensch besitzt um die 23 000 Gene. In einem hochkomplexen Wechselspiel – und ganz individuell – bestimmen sie die Funktionen und Fehlfunktionen unseres Körpers. Nur KI scheint imstande, diese Informationsfülle zu durch-

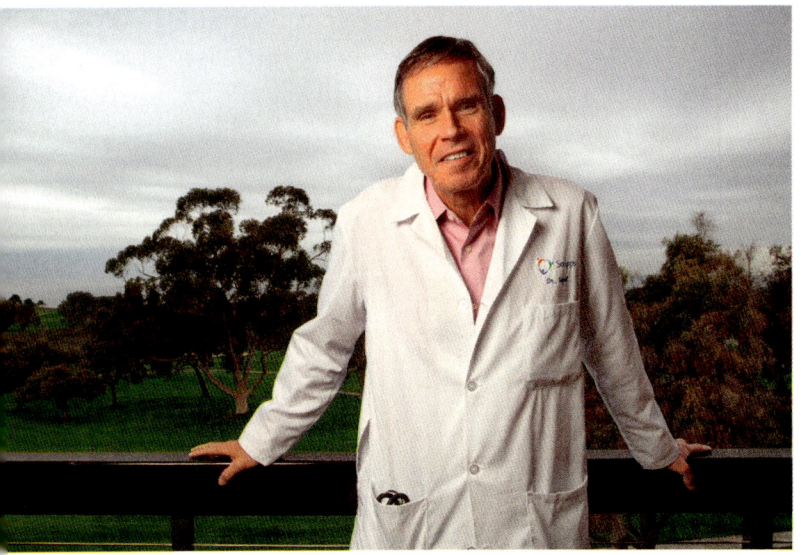

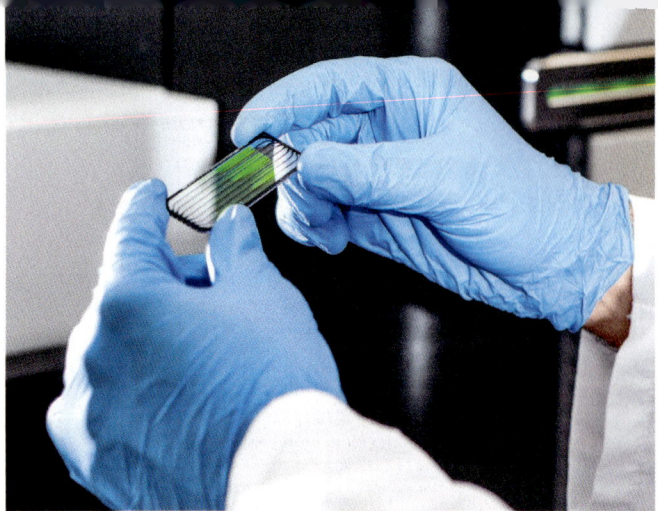

Fortschritt in der Genetik

Eric Topol (links) befasst sich mit
den Chancen von KI in der Medizin.
Auch bei der Analyse von Genen
ist sie wichtig (oben DNA auf einer
Ausleseplatte)

blicken. Algorithmen konnten bereits etliche Gene aus-
findig machen, die bei bestimmten Erkrankungen eine
Rolle spielen, zum Beispiel bei Autismus. Zugleich sind
die Kosten für die Analyse des Genoms eines Menschen
enorm gesunken. Mehrere Hersteller bieten das Erstellen
von Risikoprofilen zu unterschiedlichsten Erkrankungen
wie Alzheimer und Herzinfarkt an. Eine Medizin, die
sich dem individuellen Genom eines jeden Menschen
anpasst, scheint nun in greifbarer Nähe.

Allein bei Hirntumoren gibt es etwa 100 verschiedene
Untertypen, nicht alle lassen sich mit den bisherigen
Methoden wie Röntgen- oder Computertomografie-Bil-
dern unterscheiden. In einem Projekt des Berliner Neu-
ropathologen David Capper mit Heidelberger Krebsforschern lernte eine künstliche Intelligenz anhand von
2800 Gewebeproben, 82 Tumorklassen zu unterscheiden. Inzwischen, so sagt Capper, werde das Verfahren
vor allem bei Kindertumoren in Deutschland eingesetzt.
Auf einer Internetplattform können Ärzte aus den verschiedenen Zentren die Gendaten hochladen und erhalten dann einen Score, der den Tumor klassifiziert.

Der Algorithmus ist zugänglich für alle,
die ihn verbessern möchten, sagt der Professor.
Mehr als 65 000 Datensätze zu Hirntumoren sind bereits eingereicht worden, mehr als
48 000 dürfen für Forschungszwecke verwendet werden. Capper strebt 100 000 Datensätze
an, um die Methode auf ganz sichere Füße zu
stellen. Eine offizielle medizinische Zulassung
und die Kostenklärung steht noch aus.

Wie bei anderer medizinischer Forschung
nimmt das Wissen auch in der Krebsforschung
rasant zu. Jedes Jahr kommen etwa zwei Millionen medizinische Fachartikel heraus. Unmöglich, den Über-
blick zu behalten – außer eventuell mithilfe künstlicher
Intelligenz.

Die wissenschaftlichen Veröffentlichungen der vergangenen Jahrzehnte wurden allerdings für Menschen
geschrieben – und nicht, um von Computern analysiert
werden zu können. Die Struktur in den Daten fehlt. Das
hat auch der US-amerikanische Milliardär Eric Lefkofsky
erkannt, der sein Geld mit Onlinediensten gemacht hat.
Als seine Frau an Brustkrebs erkrankte, war er verblüfft,
wie wenige der eigentlich vorhandenen Daten in einer
Behandlung genutzt werden.

Lefkofskys Vision ist, mit KI die Datenschätze der
großen US-Krebsinstitute zusammenzuführen. Sein Unternehmen Tempus hatte Ende 2019 bereits Informationen von mehr als einer Million Patienten zusammenge-
tragen. Auf dem US-Krebskongress Asco im selben Jahr
stellte Lefkofsky ein Konzept vor, das Krebskranke gezielter als bislang in klinische Studien einschleusen soll; die
Pharmaindustrie, Institute und mehr als 1800 Onkologen sollen dabei verbunden werden. Es ist ein weiterer
Versuch, Ordnung ins System zu bringen.

In jedem Fall wird es noch einige Zeit dauern, bis
der Dreiklang Arzt, Patient und Algorithmus selbstver-
ständlich ist. Doch wohin könnte uns der Weg führen?

Intelligente Maschinen werden die Ärzte sicher nicht abschaffen; aber womöglich könnte
Dr. Algorithmus sie in ihrer Arbeit entlasten,
sodass sie mehr Zeit für ihre Patienten haben.

Zukünftig werden KI-Systeme die Diagnose unterstützen, werden Therapieempfeh-
lungen liefern, die Ärzte dann prüfen. Sie hätten mehr Zeit, Patienten die verschiedenen
Therapiemöglichkeiten zu erklären. Das würde
die Rolle der Patienten stärken: Unterstützt
durch die Ärzte, könnten sie eigene Prioritäten
setzen, könnten aus den Behandlungsmöglichkeiten, die
die KI vorschlägt, jene wählen, die für sie persönlich die
richtige ist. Mag also sein, dass künstliche Intelligenz die
Medizin menschlicher machen wird ∙

> Allein bei
> Hirntumoren
> gibt es etwa
> *100 verschiedene*
> *Untertypen*

GRUNER + JAHR GMBH, AM BAUMWALL 11, 20459 HAMBURG

POSTANSCHRIFT DER REDAKTION:
BRIEFFACH 24, 20444 HAMBURG.
TELEFON: 0049/40/37 03 20 84
E-MAIL: BRIEFE@GEOKOMPAKT.DE
INTERNET: WWW.GEOKOMPAKT.DE

CHEFREDAKTEURE: Jens Schröder, Markus Wolff
REDAKTIONSLEITUNG: Meike Kirsch (Reise), Christiane Löll, Jürgen Schaefer (Wissen),
Katharina Schmitz (Natur und Nachhaltigkeit), Joachim Telgenbüscher (Geschichte)
VISUAL DIRECTOR: Andreas Pufal
INNOLAB: Margitta Schulze Lohoff
STELLV. VISUAL DIRECTOR (FOTOGRAFIE): Lars Lindemann
MANAGING DESIGNER: Arne Kluge (P. M.), Torsten Laaker (GEO WISSEN, GEO kompakt),
Tatjana Lorenz (GEOEPOCHE), Eva Mitschke (GEO Saison), Daniel Müller-Grote (GEO)
TEXTLEITUNG: Stephan Draf, Birte Lindlahr, Katharina Priebe
GESCHÄFTSFÜHRENDE REDAKTEURE: Maike Köhler, Bernd Moeller
LTG. DIGITALE MAGAZINE/SONDERPRODUKTE: Rainer Droste
TEXTREDAKTION: Jörg-Uwe Albig, Jörn Auf dem Kampe, Klaus Bachmann, Jens-Rainer
Berg, Kirsten Bertrand, Insa Bethke, Tilman Botzenhardt, Dr. Anja Fries, Marlene Göring,
Gesa Gottschalk, Rainer Harf, Lara Hartung, Gunnar Herbst, Maria Kirady, Diana Laarz,
Fred Langer, Barbara Lich, Dr. Mathias Mesenhöller, Dr. Vivian Pasquet, Ines Possemeyer,
Samuel Rieth, Nora Saager, Martin Scheufens, Katja Senjor, Iona Marie Schlußmeier,
Claus Peter Simon, Johannes Teschner, Bertram Weiß, Sebastian Witte
ABENTEUER & EXPEDITIONEN: Lars Abromeit
REDAKTEUR FÜR BESONDERE AUFGABEN: Siebo Heinken
GEO-TAG DER NATUR: Dr. Mirjam S. Gleßmer, geo-tagdernatur@geo.de
BILDREDAKTION: Julia Franz, Mareile Fritzsche, Christian Gargerle, Christian Gogolin,
Anja Jöckel, Frauke Körting, Chantal Alexandra Pilsl, Roman Rahmacher, Jochen Raiß,
Carla Rosorius, Trixi Rossi, Simone Thürnau, Katrin Trautner, Carina Weirauch
GRAFIK: Sharare Amirhassani, Ulrike Darwisch, Dennis Gusko,
Anja Klingebiel, Jan Krummrey, Anna Primavera, Christina Schäfer, Christina Stahlke,
Marco Stede, Frank Strauß, Nele Wievelhove
KARTOGRAFIE: Stefanie Peters
CHEF VOM DIENST/KOORDINATION: Ralf Schulte
QUALITY BOARD – VERIFIKATION, RECHERCHE, SCHLUSSREDAKTION:
Leitung: Tobias Hamelmann, Norbert Höfler, Melanie Mönig (Stv.);
Sven Barske, Elke von Berkholz, Lenka Brandt, Regina Franke, Hildegard Frilling,
Dr. Götz Froeschke, Thomas Gebauer, Susanne Gilges, Cornelia Haller, Dagny Hildebrandt,
Sandra Kathöfer, Judith Ketelsen, Petra Kirchner, Dirk Krömer, Michael Lehmann-Morgenthal,
Jeanette Langer, Dirk Liedtke, Kirsten Maack, Jörg Melander, Melanie Moenig,
Andreas Mönnich, Adelheid Molitoris, Susan Molkenbuhr, Alice Passfeld,
Christian Schwan, Andreas Sedlmair, Stefan Sedlmair, Corinna Slotty, Olaf Stefanus,
Bettina Süssemilch, Torsten Terraschke, Antje Wischow
SEKRETARIAT: Ümmük Arslan, Judith Swiderek, Silvia Wieking
USA-KORRESPONDENT: Karl Teuschl
HONORARE/SPESEN: Angelika Györffy, Heidi Hensel, Daniela Klitz, Katrin Schäfer,
Carola Scholze, Katrin Ullerich, Andrea Zysno
GEO.DE: Leitung: Julia Großmann, Jan Henne
Redaktion: Peter Carstens, Jaane Christensen (Bildredaktion), Solvejg Hoffmann, Malte Joost
VERANTWORTLICH FÜR DEN REDAKTIONELLEN INHALT: Jens Schröder, Markus Wolff
PUBLISHER: Frank Thomsen, Toni Willkommen (Stellvertreter)
PUBLISHING MANAGER: Patricia Hildebrand, Svenja Urbach, Eva Zaher
DIGITAL BUSINESS DIRECTOR: Carina Laudage
SALES DIRECTOR: Franziska Bauske, Betsy Edakkamannil, Sarah Engelbrecht,
DPV Deutscher Pressevertrieb
DIRECTOR BRAND PRINT + DIRECT SALES: Heiko Hager, Ad Alliance GmbH
MARKETING DIRECTOR: Sandra Meyer, Frank Thomsen
MARKETING MANAGER: Pascale Victoir
PRESSE- UND ÖFFENTLICHKEITSARBEIT: Isabelle Haesler
HERSTELLUNG: G+J Herstellung, Heiko Belitz (Ltg.), Oliver Fehling
VERANTWORTLICH FÜR DEN ANZEIGENTEIL: Fabian Rother,
Head of Brand Print + Direct Sales, Ad Alliance GmbH, Am Baumwall 11, 20459 Hamburg.
Es gilt die jeweils aktuelle Preisliste. Infos hierzu unter www.ad-alliance.de

Der Export der Zeitschrift GEOkompakt und deren Vertrieb im Ausland sind nur mit
Genehmigung des Verlages statthaft. GEOkompakt darf nur mit Genehmigung des Verlages
in Lesezirkeln geführt werden. Alle Rechte vorbehalten. Insbesondere dürfen Nachdruck,
Aufnahme in Online-Dienste und Internet und Vervielfältigung auf Datenträger, wie CD-ROM,
DVD-ROM etc., nur nach vorheriger schriftlicher Zustimmung des Verlages erfolgen.
Bankverbindung: Deutsche Bank AG Hamburg
IBAN: DE30 2007 0000 0032 2800 00, BIC: DEUTDEHH
ISSN: 0933-9736
Druckvorstufe: 4mat Media Hamburg
Druck: appl druck GmbH, Wemding
GEOkompakt wird auf chlorfrei gebleichtem Papier gedruckt.
Die Papierfasern stammen aus nachhaltiger Waldbewirtschaftung.
Die Nachhaltigkeit ist nach ISO 14001 zertifiziert.
© 2021 Gruner + Jahr, Hamburg,
Printed in Germany

USA: GEO (German) (USPS no 00011476) is published monthly by Gruner+Jahr GmbH.
Known Office of Publication: Data Media (A division of Cover-All Computer Services Corp.),
2221 Kenmore Avenue, Suite 106, Buffalo, NY 14207-1306. Periodicals postage is paid at
Buffalo, NY 14205. Postmaster: Send address changes to GEO (German), Data Media,
P.O. Box 155, Buffalo. NY 14205-0155,
E-Mail: service@roltek.com, Toll free: 1-877-776-5835

Kanada: Sunrise News, 47 Silver Shadow Path, Toronto, ON, M9C 4Y2,
Tel. + 1 647-219-5205, E-Mail: sunriseorders@bell.net

GEO-LESERSERVICE

ABONNEMENT- UND EINZELHEFTBESTELLUNG
ONLINE-KUNDENSERVICE: www.geo.de/kundenservice
POSTANSCHRIFT: GEOkompakt-Kundenservice,
20080 Hamburg
Tel.: 0049/40/55 55 89 90
SERVICE-ZEITEN: Mo–Fr 7.30–20 Uhr, Sa 9–14 Uhr

PREIS JAHRESABONNEMENT:
44,00 € (D), 50,00 € (A), 74,40 sfr (CH);
Preise für weitere Länder auf Anfrage erhältlich.

BESTELLADRESSE FÜR GEO-BÜCHER,
GEO-KALENDER, SCHUBER ETC.:
GEO-Versand-Service, 74569 Blaufelden
Tel.: 0049/40/422 36 427

GEOkompakt ABO

GEOkompakt erscheint viermal
pro Jahr! Hier geht's zum Abo:
geo.de/kompakt-im-abo

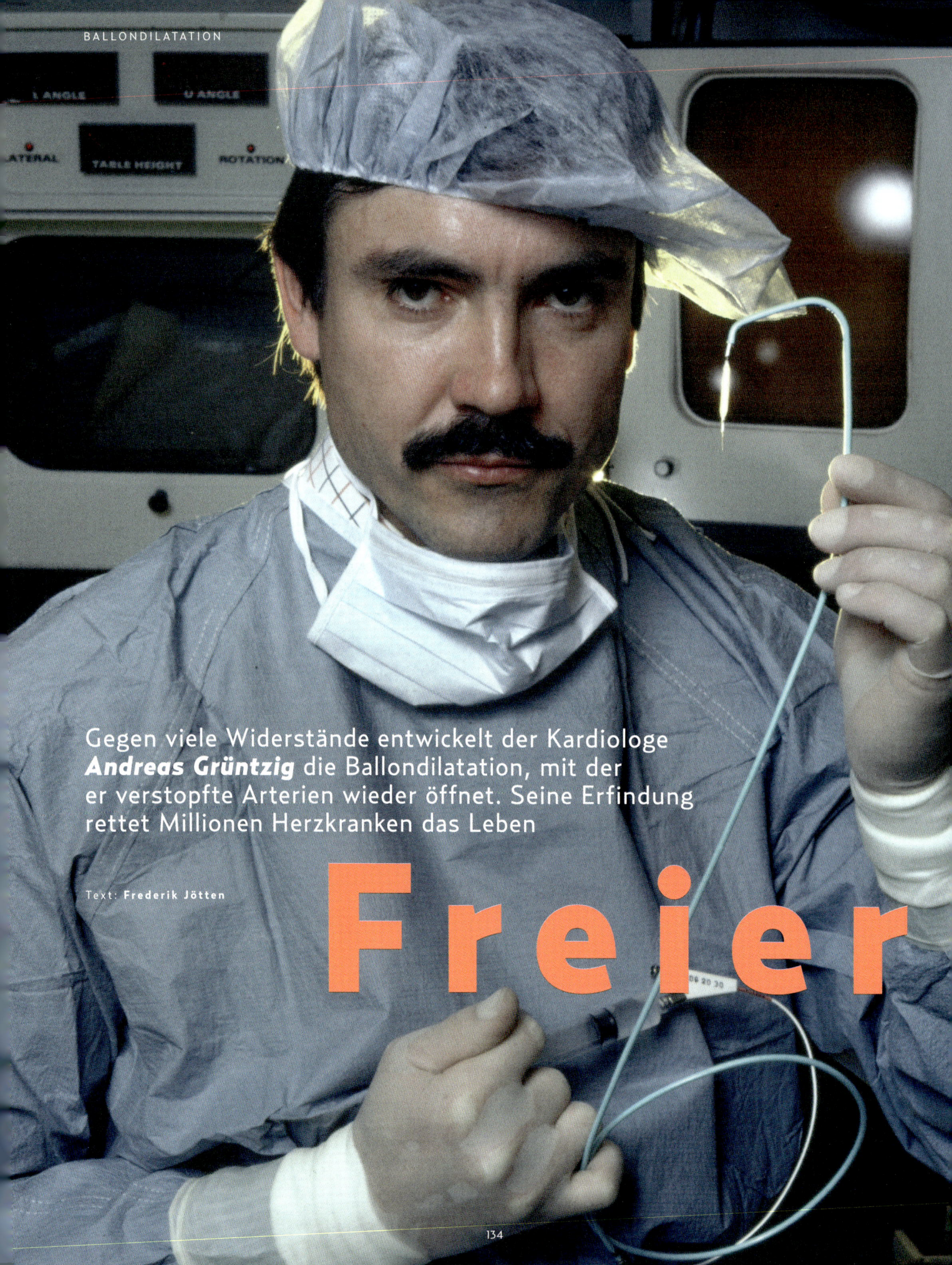

Gegen viele Widerstände entwickelt der Kardiologe *Andreas Grüntzig* die Ballondilatation, mit der er verstopfte Arterien wieder öffnet. Seine Erfindung rettet Millionen Herzkranken das Leben

Text: **Frederik Jötten**

Freier

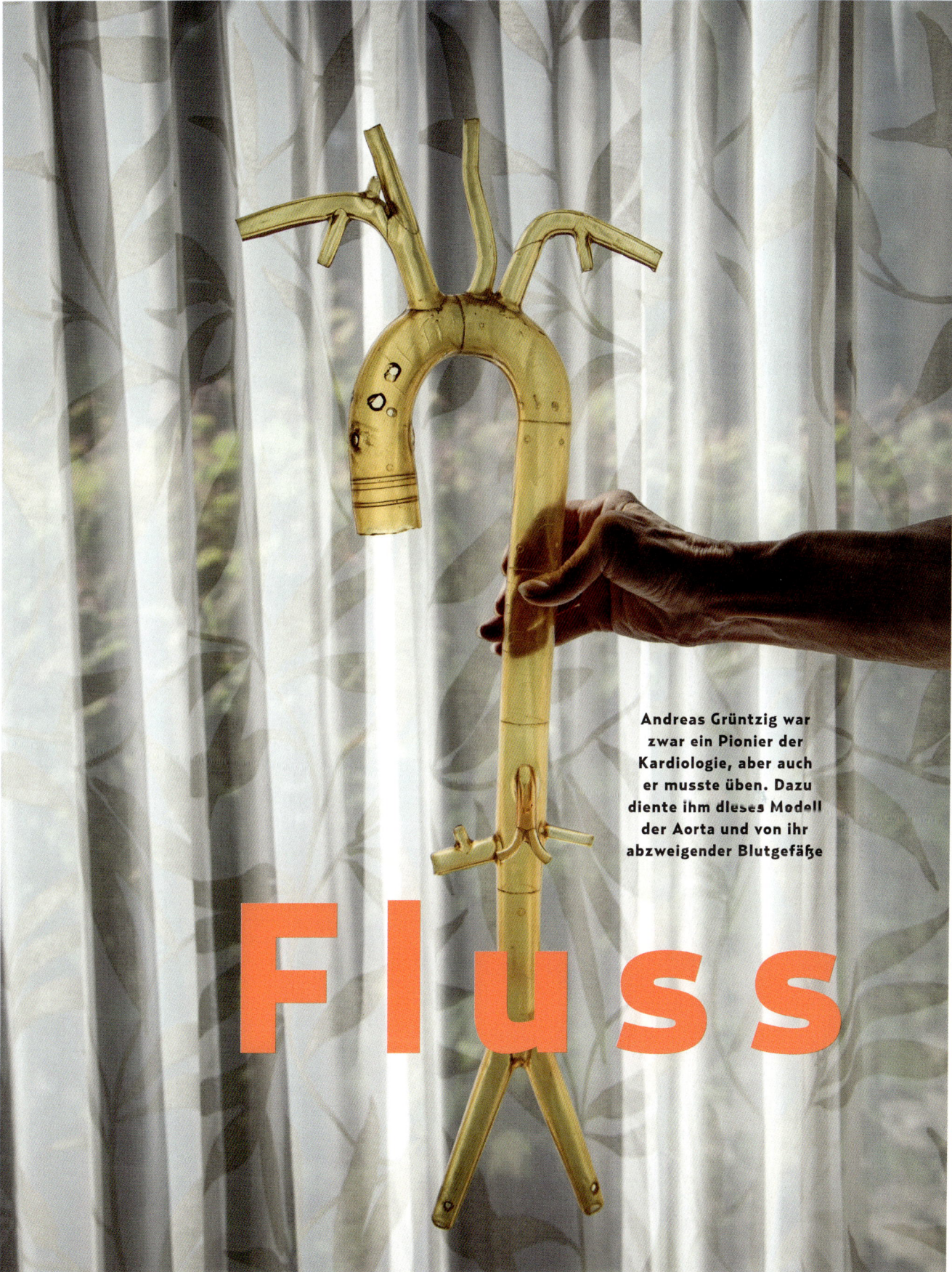

Andreas Grüntzig war zwar ein Pionier der Kardiologie, aber auch er musste üben. Dazu diente ihm dieses Modell der Aorta und von ihr abzweigender Blutgefäße

Fluss

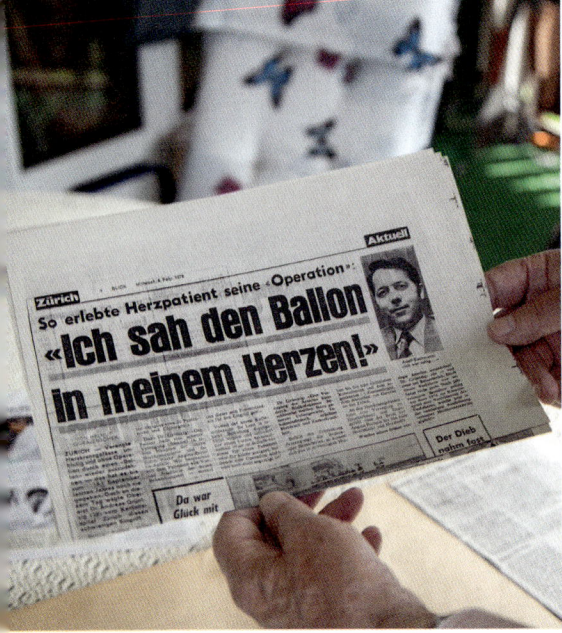

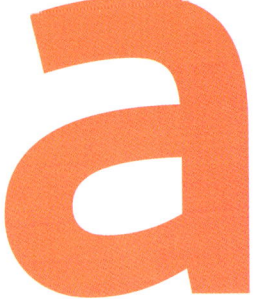

**Sein erster
erfolgreicher Eingriff**

Ein Zeitungsartikel erinnert
an 1977, als Andreas
Grüntzig eine Koronar-
arterie von Dölf Bachmann
weitete. Der ist heute
81 Jahre alt und wandert
gern in den Alpen

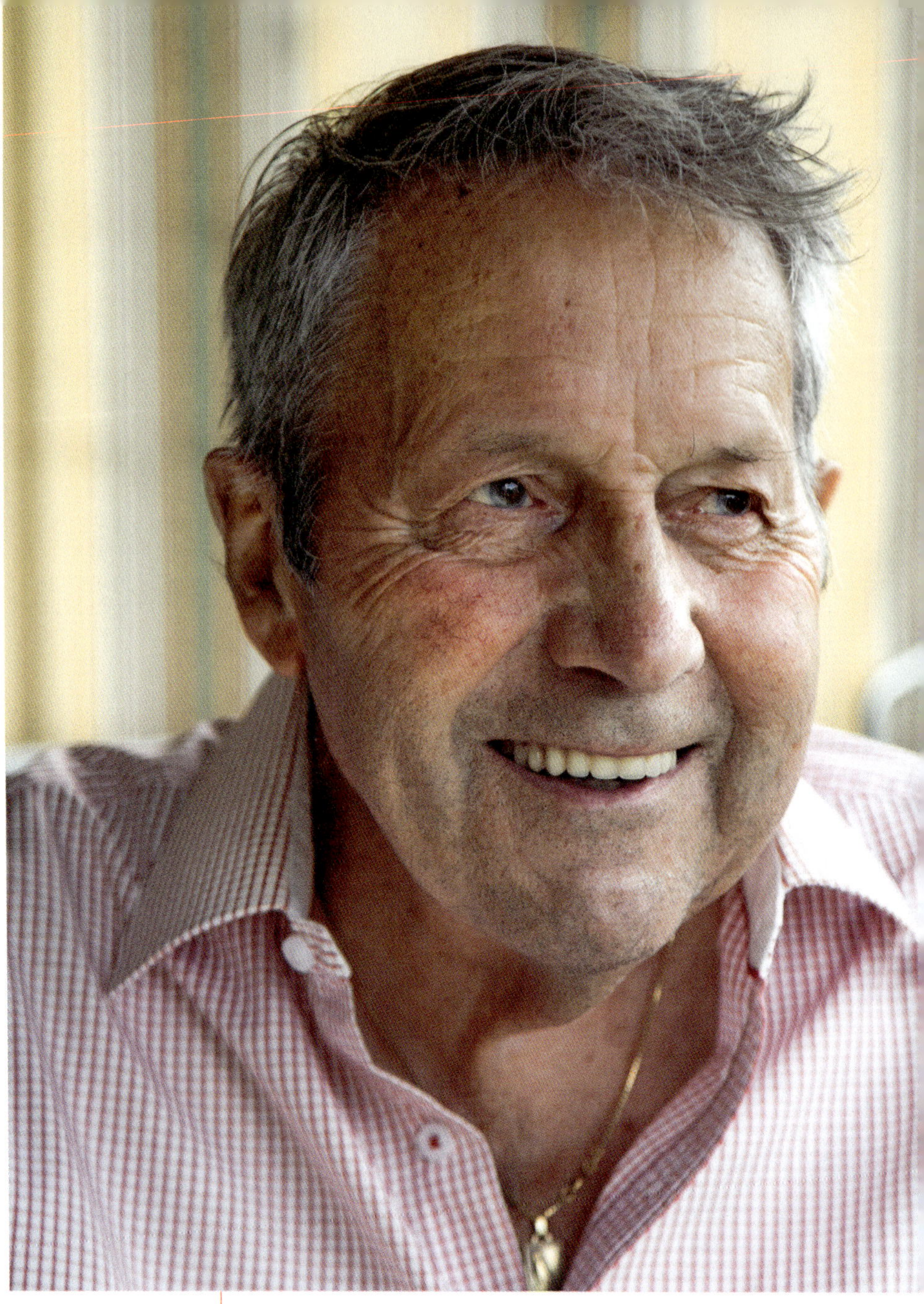

a ls der Arzt Andreas Grüntzig sich anschickt, zum ersten Mal die Methode anzuwenden, die Millionen Menschenleben retten wird, raunen Arbeitskollegen am heutigen Universitätsspital Zürich: „Der Andreas, der bringt hier Patienten um."

Es ist der 16. September 1977. Grüntzig sticht eine Kanüle in die Leiste seines Patienten Dölf Bachmann. Mit Gummihandschuhen greift er seine Erfindung und führt sie langsam in die Arterie ein: einen dünnen Kunststoffschlauch – Katheter genannt –, an dessen Spitze ein zusammengefalteter Ballon befestigt ist. Durch eine Trennscheibe beobachten ihn aus dem Nebenraum Kar-

diologen, Herzchirurgen und Anästhesisten. Alle sind neugierig, einige neidisch, andere angespannt, weil sie im Notfall eingreifen müssten.

Neben den Ärzten steht Maria Schlumpf, eine medizinisch-technische Angestellte, Grüntzigs Assistentin und engste Mitarbeiterin. Er hat ihr erzählt, wie er in der Nacht gedanklich alles durchgespielt habe, was schiefgehen könnte bei diesem Eingriff, den noch niemand vor ihm gewagt hat. Heute, viereinhalb Jahrzehnte später, gehört die Ballondilatation am Herzen zu den häufigsten medizinischen Eingriffen weltweit und rettet Millionen von Leben.

„Als er dort stand, wirkte er ganz ruhig", erinnert sich Maria Schlumpf. Sie sitzt in einem Café im Universitätsviertel von Zürich, und ihre Augen blicken einen

Moment lang ins Leere, als sie die Szene erinnert. Sie hat Fotos von Andreas Grüntzig aus jener Zeit mitgebracht. Sie zeigen einen schlanken Mann mit schwarzem Haar und mächtigem Schnauzbart. Schlumpf ist eine detailversessene Erzählerin. Nach dem Gespräch wird sie alles, was sie gesagt hat, noch einmal in ihrem umfangreichen Privatarchiv überprüfen. Damit sich keine Fehler einschleichen, schreibt sie eigentlich lieber, als dass sie spricht.

Andras Grüntzig ist damals 38 und seit einem Jahr Kardiologe. Geboren in Dresden, ist er mit 18 nach Westdeutschland geflohen, weil er in der DDR nicht studieren durfte. Schon im Studium veröffentlicht er seinen ersten Artikel in einer Fachzeitschrift. Nach dem Abschluss seiner Zeit als medizinischer Assistent geht er mit einem Stipendium des Europarates nach London, um die Grundlagen der Epidemiologie zu lernen. Auf all seinen Stationen fällt er auf, weil er selbst in seiner Freizeit vor allem: forscht. Gleichzeitig beschreiben Weggefährten, dass ihm damals die Sympathien zufliegen.

Später, in der kardiologischen Abteilung des Unispitals Zürich, blicken seine Vorgesetzten mit Neid auf seine wissenschaftliche Stringenz und seine Beliebtheit. An seine Mutter schreibt Andreas Grüntzig 1972, fünf Jahre vor der ersten Ballondilatation am Herzen: „Ich habe in der letzten Zeit schwer zu arbeiten und komme nicht einmal zum Mittagessen. Die wollen mir beweisen, dass ich neben der Routine nicht forschen kann." Sein wissenschaftliches Projekt treibt er nach Feierabend und am Wochenende voran.

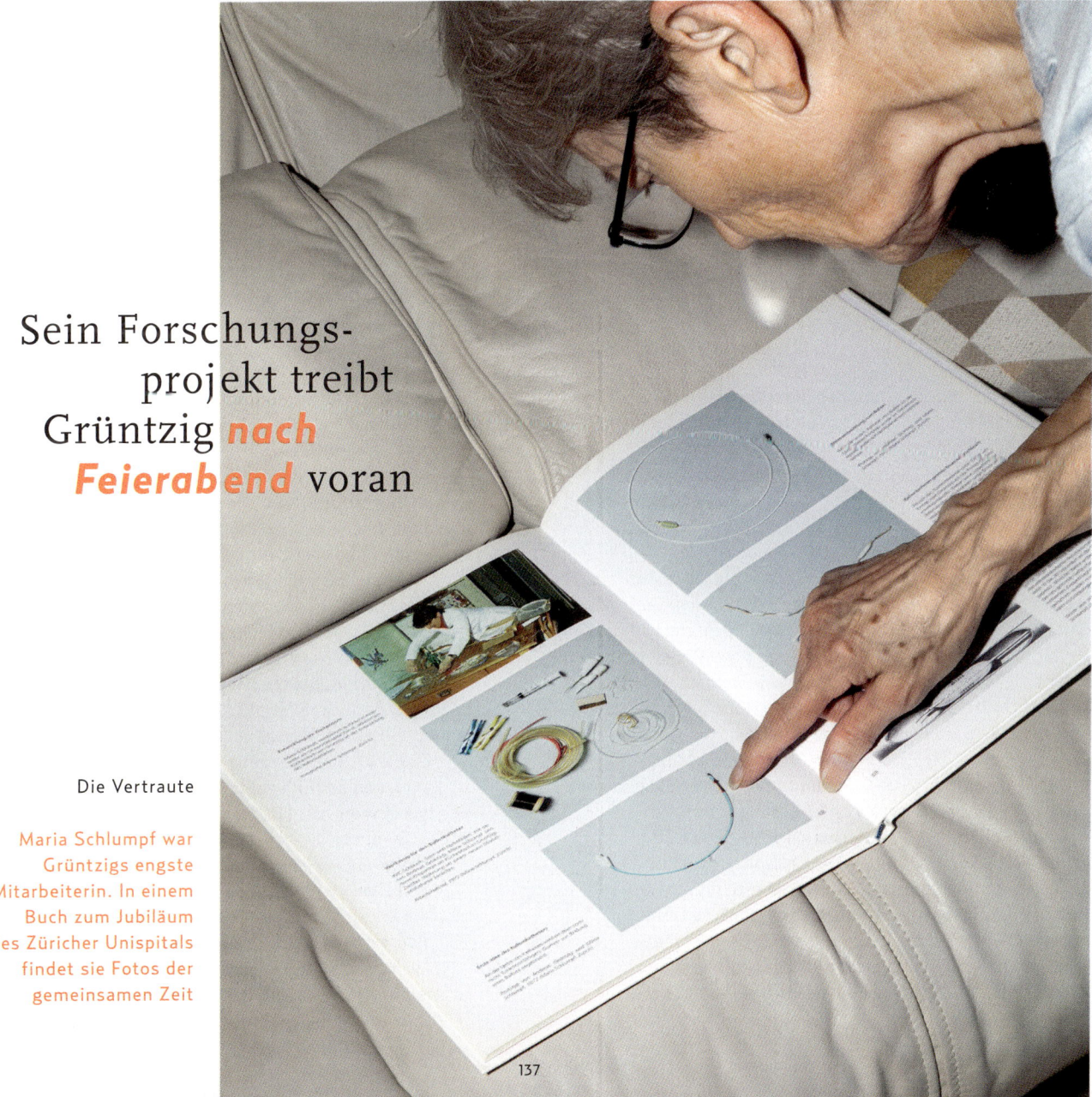

Sein Forschungsprojekt treibt Grüntzig *nach Feierabend* voran

Die Vertraute

Maria Schlumpf war Grüntzigs engste Mitarbeiterin. In einem Buch zum Jubiläum des Züricher Unispitals findet sie Fotos der gemeinsamen Zeit

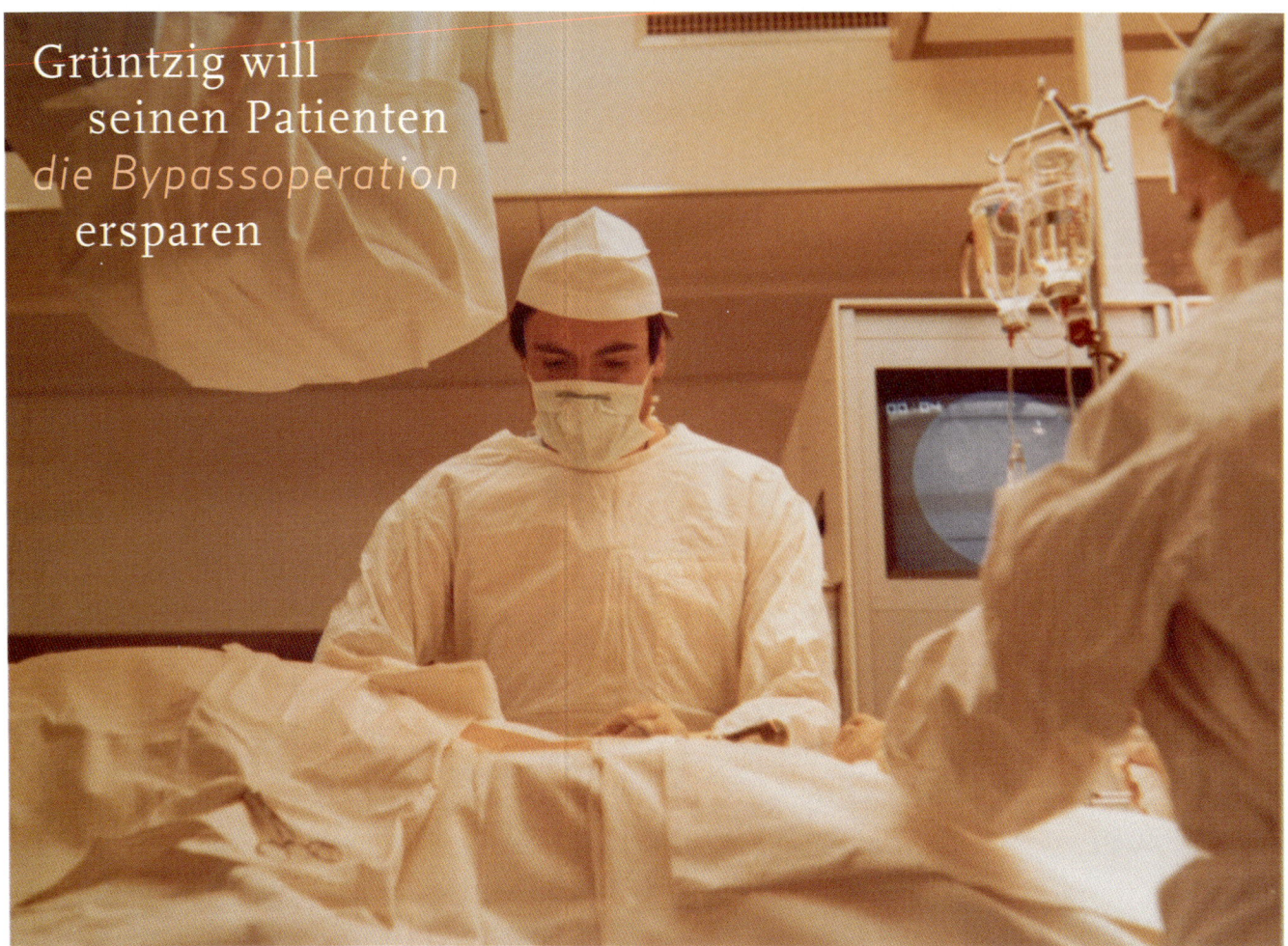

Grüntzig will seinen Patienten *die Bypassoperation* ersparen

Er will mit seiner Erfindung, diesem unscheinbaren Ballon, bis in die Koronararterien vorstoßen. Zu winzig kleinen Gefäßen, die das Herz mit Sauerstoff versorgen. Bei vielen Herzkranken werden sie enger und enger, weil sich durch kleine Verletzungen in den Gefäßwänden Entzündungen bilden. Dadurch lagern sich letztendlich unter anderem Fette und Kalziumphosphate ab.

Diese Arteriosklerose, umgangssprachlich „Gefäßverkalkung", verursacht in den zarten Adern die koronare Herzkrankheit. Herz-Kreislauf-Erkrankungen gelten bis heute als häufigste Todesursache von Menschen mittleren Alters weltweit. Oft kommt es in ihrem Verlauf zum Herzinfarkt, dem Verschluss einer Koronararterie oder ihrer Äste.

der Versicherungskaufmann Dölf Bachmann wird als Notfall aus einem kleinen Krankenhaus ins Unispital verlegt. Er hat Todesangst. Krampfartige Schmerzen hinter dem Brustbein schütteln ihn. Akute Infarktgefahr. Das ist ungewöhnlich für einen Mann von nicht einmal 40 Jahren, doch Bachmann raucht 50 bis 60 Zigaretten pro Tag, was das Risiko für Arteriosklerose extrem erhöht. Seine linke Koronararte-

rie ist zu 90 Prozent verstopft. Nichts deutet zu diesem Zeitpunkt darauf hin, dass der Schwerkranke seinen Arzt Andreas Grüntzig um mehr als 35 Jahre überleben wird.

Grüntzig hat schon lange auf einen Patienten wie ihn gewartet. Denn die Verengung, auch Stenose genannt, liegt bei Bachmann am Anfang des Herzkranzgefäßes, ist also gut zugänglich. Außerdem hat er keine anderen Erkrankungen. Wenn jemand eine mögliche Komplikation überstehen würde, dann er.

Eigentlich steht Bachmann als Patient für eine Bypassoperation auf dem Plan, damals die Standardbehandlung bei verstopften Koronararterien. Aus dem Bein wird ein Stück Vene entnommen und an eine gut durchlässige Koronararterie genäht – als Umgehungsgefäß für die verstopfte Ader. Ein wirkungsvoller, aber risikoreicher Eingriff, bei dem damals immer am offenen Brustkorb operiert werden musste.

Grüntzig will Patienten diese Strapazen ersparen. Er plant, den Ballon an der Spitze des Katheters genau in die Engstelle zu schieben und ihn dort zu entfalten. Der Ballon soll das Gefäß aufdehnen und die Verdickung der Wand platt drücken, damit das Blut wieder fließen kann. Allerdings könnte der entfaltete Ballon zunächst das Ge-

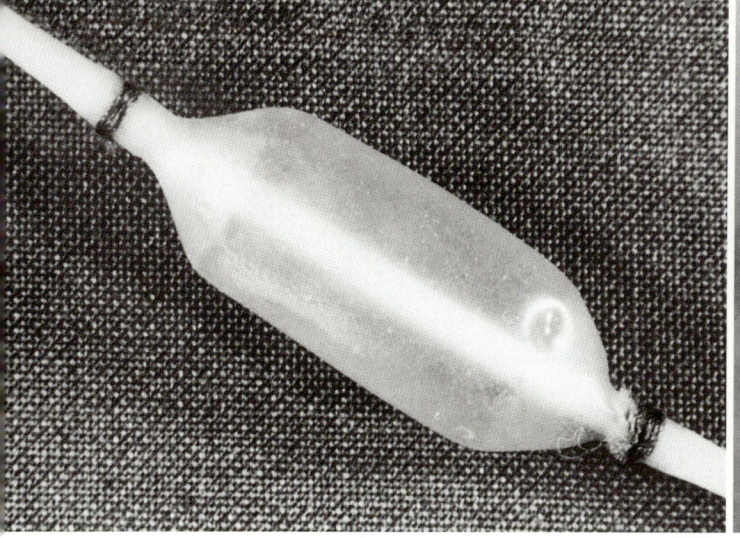

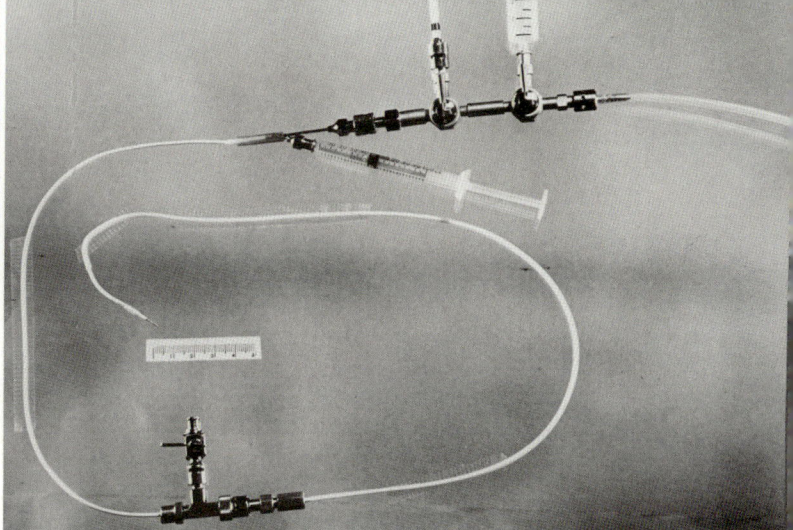

Das Prinzip der Dilatation

Das Verfahren, das Andreas Grüntzig entwickelte, ist so einfach wie genial – doch die Geräte (oben ein Prototyp und Testkatheter) mussten zunächst geschaffen werden. Bei der Operation führt der Arzt einen Katheter mit einem gefalteten Ballon im vorderen Teil von der Leiste durch die Hauptschlagader bis zum Herzen. Dort beginnt die zweite Phase des Eingriffs

Die Engstelle wird geweitet

In der verstopften Arterie wird der Ballon mit Druck entfaltet und nach einiger Zeit wieder herausgezogen. Die Verengung ist beseitigt

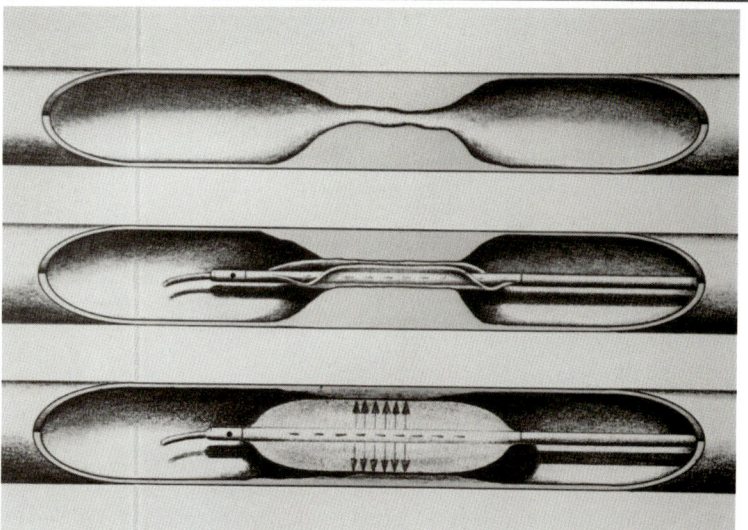

genteil bewirken: Für einen kurzen Moment würde er das Gefäß komplett verschließen. Dadurch würde Bachmanns linke Herzkammer nicht mit sauerstoffreichem Blut versorgt. Sauerstoffmangel kann, wie es häufig bei einem Herzinfarkt geschieht, die elektrische Reizleitung stören – es kann zu Kammerflimmern kommen. Das Herz rast dann mit mehr als 300 Schlägen pro Minute. Das ist viel zu schnell, um das Blut vollständig auszuwerfen: Der Herztod droht.

„Natürlich war Andreas sich der Gefahr bewusst, dass durch diesen Eingriff die Durchblutung des Herzmuskels aussetzen könnte", erzählt Maria Schlumpf. Es wäre das Ende der neuen Methode gewesen.

Während Dölf Bachmann sich mental auf die geplante Operation am offenen Herzen vor-

Der junge Arzt beweist Mut

Für Grüntzig bedeutete das neue Verfahren ein großes Risiko. Kollegen erschien es zu gefährlich. Später neideten sie ihm den Erfolg

bereitet, treffen sich Kardiologen und Herzchirurgen zu ihrer gemeinsamen Besprechung. Mit dabei: Andreas Grüntzig und Åke Senning, Erfinder des Herzschrittmachers und Chef der herzchirurgischen Abteilung am Unispital Zürich.

Senning ist hier einer der wenigen Menschen, die Grüntzig fördern. Wahrscheinlich ist er es, der vorschlägt, die Ballondilatation bei Dölf Bachmann auszuprobieren. Die Kardiologen sind dagegen; ein revolutionäres Verfahren, entwickelt von einem Niemand – das erscheint ihnen zu riskant. Und wer weiß: Neiden sie dem jungen Ausländer schon jetzt seinen Erfolg?

Doch dann erhebt sich Åke Senning. „Herr Grüntzig: Machen Sie es. Falls etwas passiert, operiere ich!" Seiner Autorität ergeben sich die anderen Kollegen.

Sollte Grüntzig scheitern, würde das Operationsteam den Brustkorb des Patienten ganz rasch öffnen und das stillstehende Herz mit den Händen auf eine Weise zusammenpressen, dass Blut in den Körper gepumpt wird: eine offene Reanimation, bis der Chirurg einen Bypass legen kann.

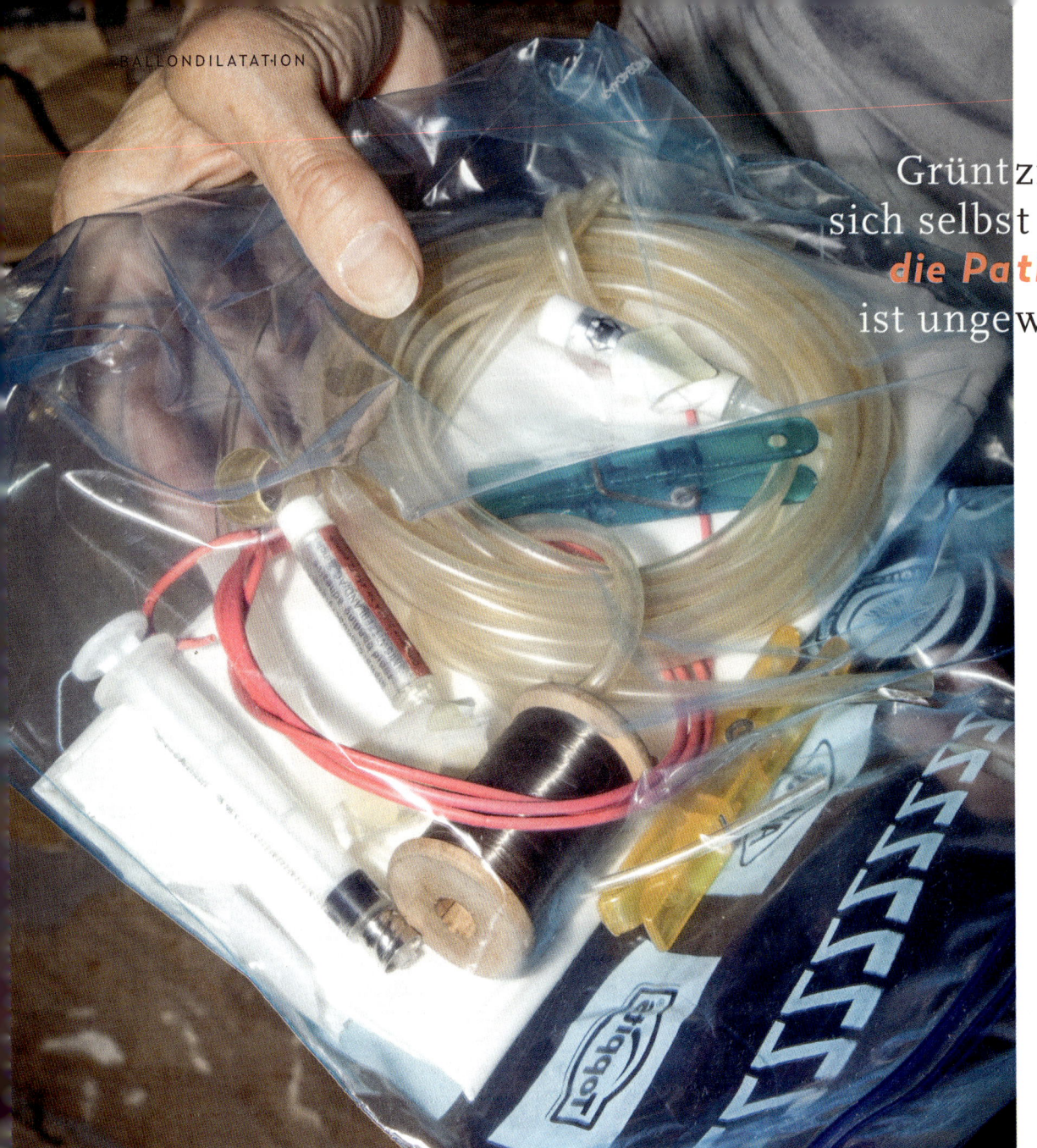

Grüntzig kümmert sich selbst um *die Patienten.* Das ist ungewöhnlich

Die Utensilien

In der heimischen Küche bastelten Grüntzig und Maria Schlumpf mit ihren Ehepartnern das Werkzeug für die Dilatation: Als Zutaten dienten ihnen unter anderem Schläuche, Wäscheklammern, Ballons aus PVC und ein Sekundenkleber

Bachmann ist bei Bewusstsein, nur die Einstichstelle ist betäubt. Langsam schiebt Grüntzig den dünnen Katheterschlauch durch die rechte Beckenarterie bis zu der Stelle, an der diese sich im Bauchraum mit der linken Arterie vereint. Weiter über die Hauptschlagader, an der Lunge vorbei. Und dann bewegt er seinen neu entwickelten Katheter von der zwei- bis dreieinhalb Zentimeter dicken Aorta bis ins linke Herzkranzgefäß, das im Schnitt gerade mal drei Millimeter dick ist.

Andreas Grüntzig ist 1969 mit seiner späteren Frau Michaela nach Zürich gekommen. Er will unter Professor Robert Hegglin arbeiten, dem Autor seines Lieblingslehrbuchs „Differentialdiagnose Innerer Krankheiten". Dieser stirbt drei Wochen nach Grüntzigs Ankunft, doch

Grüntzig findet einen anderen Mentor: Alfred Bollinger, der gerade die Abteilung für Gefäßkunde, Angiologie, aufbaut. Dort lernt er Maria Schlumpf kennen, medizinisch-technische Assistentin und in seinem Alter. Die beiden verstehen sich auf Anhieb.

Grüntzig beginnt sofort mit Studien zur peripheren arteriellen Verschlusskrankheit (pAVK). Bei diesem Leiden verengen sich Blutgefäße in den Beinen so stark, dass die Muskeln zu wenig Sauerstoff bekommen. Stechende Schmerzen entstehen. Im Volksmund spricht man von der „Schaufenster-Krankheit", weil Patienten oft nach wenigen Metern stehen bleiben – als ob sie die Auslagen eines Geschäfts anschauen wollten.

Grüntzig geht persönlich mit den Patienten über den Gang, um zu messen, welche Strecke sie zurücklegen können. Dass ein Arzt sich dazu herablässt, ist ungewöhnlich und führt zum ersten von vielen Konflikten mit der Klinikleitung. Es gibt Beschwerden, dass der junge Mediziner die Abläufe auf den Stationen behindere. Daraufhin verlegt er die Tests auf sechs Uhr morgens, um niemanden zu stören.

Doch Grüntzig will nicht nur studieren, wie sich Gefäßverengungen auswirken. Er will sie beseitigen.

Im Dezember 1971 öffnet er zum ersten Mal ein Gefäß am Bein mit einer Methode, die der US-Radiologe Charles Dotter entwickelt hat. Dabei erweitert er die Arterie nach und nach mit immer größeren Kathetern, die wie Hülsen übereinanderliegen – bis das Blut durchfließen kann. Doch die Technik hat Schwächen. Es bleibt eine relativ große Punktionsstelle, die nachbluten kann. Und durch das mechanische Durchstoßen der Plaques können sich Teile der Ablagerungen ablösen.

„Wir müssen mit etwas Dünnem in das Gefäß gehen, das wir dehnen können, sobald wir an der Engstelle sind", sagt Grüntzig zu Maria Schlumpf.

Gemeinsam mit ihren Ehepartnern suchen die beiden nach der Lösung des Problems – meist abends in der Küche der Grüntzigs. Fotos zeigen rote, weiße und durchsichtige Kunststoffschläuche auf dem Esstisch – und mittendrin eine entkorkte Weinflasche.

Noch heute wohnt Michaela Grüntzig-Seebrunner, die damalige Frau des Medizinpioniers, in dieser Wohnung. An diesem Herbsttag kommt sie hinunter in das Café, in dem Maria Schlumpf schon sitzt. Die Frauen sind seit den 1970er Jahren befreundet.

„Da oben haben wir gesessen und an den Kathetern gebastelt", erinnert sich Grüntzig-Seebrunner. „Wir haben zuerst mit Ballons aus Latex und Gummi experimentiert", ergänzt Schlumpf. „Aber wenn wir Druck draufgaben, sind sie geplatzt." Das war nicht das einzige Problem. Die getesteten Kunststoffe verformten sich, wenn sie auf einen Widerstand stießen. Sie hätten also niemals eine harte arteriosklerotische „Verkalkung" komprimieren können.

Maria Schlumpf holt einen Schuhkarton hervor. Er enthält, was sie für die ersten Ballonkatheter brauchten. „PVC, das war die Lösung des Problems", sagt sie und nimmt

ein durchsichtiges Tütchen mit transparenten Röhrchen in die Hand. Andreas Grüntzig hatte nach den ersten Fehlversuchen einen Kunststoffexperten konsultiert. Der brachte ihn auf die Idee, PVC als Ballonmaterial zu testen. Der Kunststoff wird bis heute mit unterschiedlichen Beimischungen zum Beispiel als Ummantelung für Kabel und für Bodenbeläge verwendet. Erwärmt man ihn, dehnt er sich aus und speichert diese Information. Später lässt er sich dann nur noch bis zu genau diesem Durchmesser dehnen.

Maria Schlumpf legt eine silberne Tube mit der Aufschrift „Cyanolit" auf den Tisch. „Das war der schreckliche Sekundenkleber!", ruft Michaela Grüntzig-Seebrunner. Daneben platziert Schlumpf eine Rasierklinge. „Die brauchten wir, um unsere verklebten Finger auseinanderzuschneiden", erinnert sich Schlumpf. Eine Rolle Nylongarn. „Die habe ich aus meiner Nähkiste beigesteuert." Am Ende hatten sie damals den Prototyp des Ballonkatheters: einen dünnen Schlauch mit einem am Ende mit Garn und Klebstoff befestigten PVC-Ballon.

damit dringt Andreas Grüntzig am 12. Februar 1974 erstmals in die Leistenarterie eines 67-jährigen Patienten ein, dessen Oberschenkelarterie verschlossen ist. Unter Röntgenkontrolle schiebt Grüntzig den Ballon bis zur Engstelle und gibt aus einer mit Kontrastmittel gefüllten Druckspritze ein Vielfaches des Atmosphärendrucks darauf. Mit dem Fuß betätigt er das Röntgengerät – und auf dem nächsten Bild zeigt sich: Der PVC-Wulst hat die Ablagerung platt gedrückt. Das Blut kann wieder frei fließen. Noch im gleichen Jahr publiziert Grüntzig eine Studie über rund 15 Patienten, die er erfolgreich mit der Methode behandelt hat.

Dennoch unterstützen ihn seine Vorgesetzten nicht: Er darf in seiner Arbeitszeit nicht forschen, und an den in seiner Freizeit hergestellten Kathetern verdienen seine Chefs und das Krankenhaus. Er geht leer aus.

Trotz der enttäuschenden Resonanz ist Grüntzig mit seinem familiären Team im Rausch der Entdeckung. Sie arbeiten am Abend und am Wochenende, um Nachschub an Kathetern zu liefern. Die Ballons hängen an Wäscheleinen in der Küche und im Bad.

Andreas Grüntzig gewinnt immer mehr an Erfahrung. 267-mal hat er den Eingriff in die Beinarterien schon gemacht, aber er will weiter. Bis ins Herz. Åke Senning stellt sein Labor zur Verfügung, damit der Kardiologe die Katheter an Berner Sennenhunden ausprobieren kann.

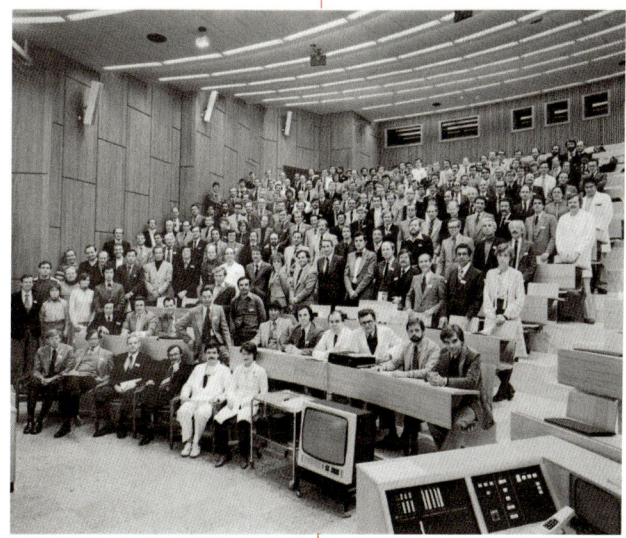

Die Kollegen sind live dabei

Bei einem Dilatationskurs in Zürich verfolgen Mediziner über Monitore, wie Andreas Grüntzig operiert. Danach stellt sich der Kardiologe (vorn, mit Schnäuzer) der Diskussion

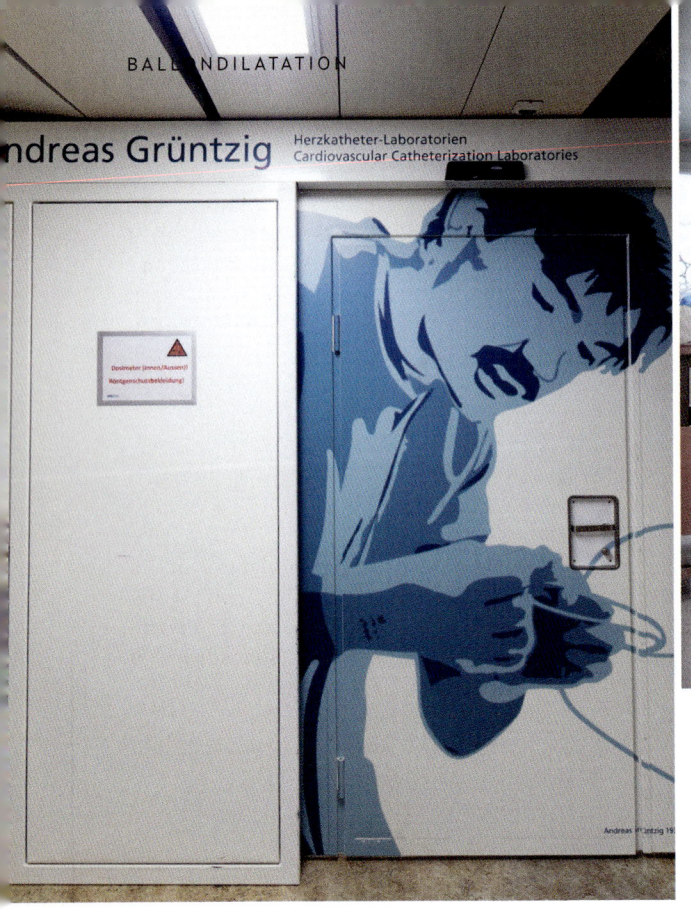

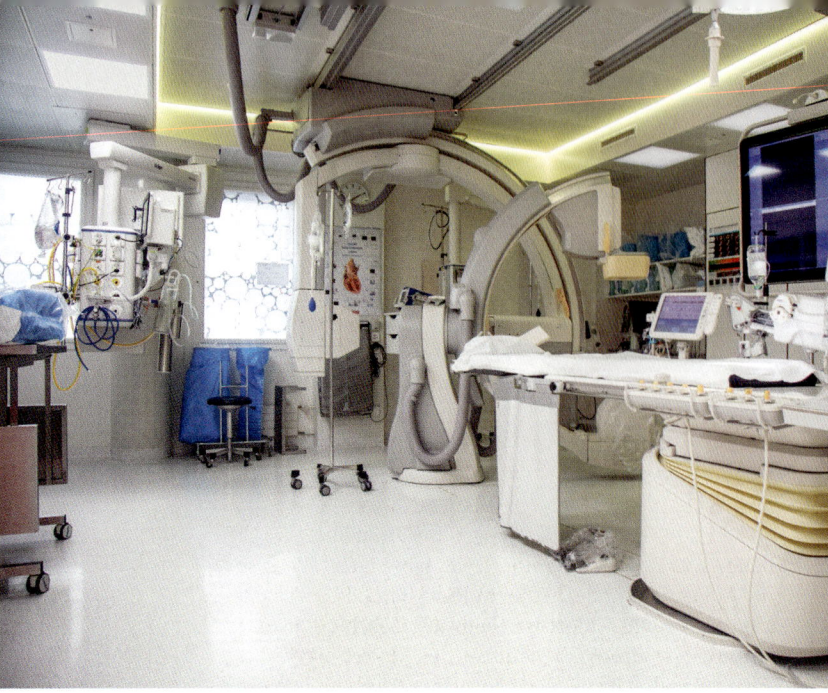

Erinnerung an ein Vorbild

Am Eingang der Herzkatheter-Laboratorien des Universitätsspitals Zürich zeigt ein großes Bild den medizinischen Pionier Andreas Grüntzig bei der Arbeit. Der erfolgreiche Kardiologe wurde von Universitäten in den USA umworben und zog nach Atlanta. Er verunglückte 1985 tödlich

Der schwedische Herzchirurg hat einen eigenen Saal, in dem die Tiere wie auch Menschen unter Betäubung operiert werden. Die Ballondilatation funktioniert bei den Hunden: Grüntzig kann damit künstlich hergestellte Verengungen in den Herzkranzgefäßen beseitigen.

Schließlich kommt der Tag, an dem Senning seinem Kollegen Rückendeckung gibt, um die Ballondilatation an Dölf Bachmann auszuprobieren. Was noch fehlt, ist das Einverständnis des Patienten.

43 Jahre später sitzt Dölf Bachmann auf seinem Balkon in Igis, einem 3500-Einwohner-Dorf in Graubünden. Der 81-Jährige hat das rosige Gesicht eines Mannes, der fast täglich in den Bergen wandert. Die Zeitungsartikel von damals hat er aufgehoben „als Erinnerung an meine Rettung". Bachmann erzählt, wie Grüntzig ihn am Abend vor seiner vermeintlichen Bypassoperation aufsuchte und ihm detailliert sein neues Verfahren schilderte. Die Begegnung veränderte das Leben der beiden Männer. „Ich habe keine Sekunde gezweifelt", sagt Bachmann. „Das Blutgefäß mit einem Ballon zu öffnen klingt ja so einfach im Vergleich zu einer Operation am offenen Herzen." Er lacht laut. „Ich war auch nicht scharf auf einen Reißverschluss auf dem Brustkorb!" Damit meint er die große Narbe, die sich nach einer solchen Operation über das gesamte Brustbein zieht.

Dölf Bachmann ist während des Eingriffs wach. Auf einem Bildschirm sieht er sein verengtes Gefäß aufleuchten, als Andreas Grüntzig mit dem Fuß das Röntgengerät auslöst, um zu sehen, wo der Ballon liegt.

Grüntzig nimmt die mit verdünntem Kontrastmittel gefüllte Spritze. Aus den Experimenten mit den Hunden weiß er genau, wie fest er den Kolben hineindrücken muss. Der Ballon füllt sich. Es ist der entscheidende Moment. Der linke Teil von Bachmanns Herzmuskel bekommt kein sauerstoffreiches Blut. Grüntzig beobachtet das EKG des Patienten. Er hält den Druck, drei, vier fünf Sekunden – dann lässt er den Spritzenkolben los. Mit dem Fuß löst er noch einmal das Röntgengerät aus. Die Stenose ist verschwunden.

„Die Arterie ist bis heute perfekt offen", sagt Dölf Bachmann und presst die Lippen zusammen, tief beeindruckt und bewegt noch Jahrzehnte nach dem Eingriff. Er erinnert sich, wie Grüntzigs Kollegen jubelten und dem Arzt gratulierten.

Doch das Wohlwollen hält nicht lange an. Zwar kommen bald aus dem Ausland Ärzte nach Zürich, die Grüntzigs Methode lernen wollen. Und viele Kranke, die sich Heilung versprechen. „Aber wir bekamen keine Betten für sie", erzählt Maria Schlumpf. Nur zwei Eingriffe pro Woche darf Grüntzig machen. Die Warteliste ist so lang, dass manche der Herzkranken sterben, bevor sie behandelt werden können.

Gleichzeitig wird Grüntzig von Universitäten in den USA umworben.

Die *Kultur der Südstaaten* bleibt Grüntzig zeitlebens fremd

„Er wäre gerne geblieben, in Zürich oder in Deutschland", sagt Maria Schlumpf. „Aber er bekam aus Europa kein Angebot für eine Professur."

1980 zieht Grüntzig mit seiner Frau Michaela und der dreijährigen Tochter in die USA. An der Emory University in Atlanta bekommt er eine Professur für Innere Medizin und Radiologie und wird Direktor des eigens für ihn geschaffenen Instituts für interventionelle Kardiologie. Doch Michaela Grüntzig fühlt sich nicht wohl im Südstaat Georgia. In der Ehe hat es schon vorher gekriselt. Mutter und Tochter gehen zurück nach Zürich.

Immer im engen Austausch mit Andreas Grüntzig bleibt sein Bruder Johannes, zwei Jahre älter, Professor für Augenheilkunde, heute im Ruhestand. Sein Arbeitszimmer in Düsseldorf ist allein der Geschichte seiner Familie gewidmet. Tagebücher der Mutter stehen auf einem Regal in der Ecke, Fotos seines Bruders liegen auf einem Tisch.

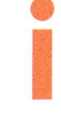n einem Album kleben die Hochzeitsfotos. 1983 heiratet Andreas Grüntzig seine zweite Frau Margaret Ann Thornton. Ein Bild zeigt die beiden neben einer hüfthohen Torte, sie im schulterfreien Hochzeitskleid, Andreas Grüntzig im Smoking. Mit seiner ersten Frau bewohnte er ein kleines Häuschen, mit Margaret Ann kauft er ein riesiges Anwesen mit Gästehaus und ein Privatflugzeug.

Wirklich glücklich wird Grüntzig aber auch in Atlanta nicht. Seine amerikanischen Kollegen veröffentlichen ein Buch über die Ballondilatation – am Ende darf er nur ein Kapitel beisteuern. „Diese Unverfrorenheit hat ihn unglaublich geärgert", erzählt Gary Roubin per Zoom von seiner Ranch in Jackson Hole, Wyoming.

Der Australier, ein Veterinär und Humanmediziner, hat Grüntzig 1981 bei einem Vortrag in Melbourne gehört und ist so begeistert von dessen Arbeit, dass er ihm nach Atlanta folgt. Grüntzig lässt ihn in seinem Gästehaus wohnen, und Roubin wird zu seinem wohl engsten Freund in den USA. Sie feiern und forschen zusammen, sprechen abends beim Whisky auch über ihre Sorgen. „Wir waren beide geschieden oder getrennt von unserer ersten Frau, hatten einen ähnlichen kulturellen Hintergrund", erzählt er. „Zum Beispiel trugen wir beide eng anliegende, slipförmige Badehosen, so wie sie in Europa und Australien zu der Zeit üblich waren. Aber für die konservativen Südstaatler waren sie geradezu obszön."

Grüntzig habe nicht viele wirkliche Freunde in seiner Wahlheimat gehabt. „Die Südstaaten-Mentalität lag uns beiden nicht, etwa die Hierarchien. Andreas war immer sehr eng mit Pflegern und jungen Forschern. Das war in Georgia nicht üblich für einen Mann in seiner Position."

So bleibt, sogar als 7500 Kilometer zwischen ihnen liegen, Maria Schlumpf die engste Mitarbeiterin von Andreas Grüntzig. „Er liebte sie wie eine Schwester", sagt Roubin. „Er wusste, wie sehr sie mit ihrer Arbeit zu seinem Erfolg beitrug."

Grüntzig bezahlt Schlumpf von den USA aus, damit sie die von ihm in Zürich behandelten Patienten über Jahre begleitet. Er will wissen, wie nachhaltig seine Behandlungserfolge sind. Maria Schlumpf besucht ihn mehrmals im Jahr in Atlanta, und gemeinsam mit seiner Ehefrau fliegen sie in seiner Privatmaschine ins Ferienhaus nach Sea Island, 500 Kilometer südöstlich von Atlanta. „Einmal hat in der Luft plötzlich der Motor gestottert", erinnert sich Maria Schlumpf. „Andreas schüttelte den Kopf, denn er hatte die Maschine gerade erst überholen lassen."

Nur sechs Wochen später, am 27. Oktober 1985, ist das Ehepaar Grüntzig wieder auf dem Weg von Sea Island nach Atlanta. Später werden die Eltern seiner Frau sagen, dass sie am Telefon davor gewarnt hatten, loszufliegen. Ein Hurrikan zog auf. Ob es das schlechte Wetter war oder ein technischer Defekt, wird nie geklärt. „Gegen zehn Uhr am nächsten Morgen haben wir von einem Flugzeugabsturz gehört", sagt Grüntzigs Freund Gary Roubin. „Erst wussten wir nicht, ob es Andreas' Maschine war. Alle haben gebetet."

Grüntzig wird nur 46 Jahre alt.

Gary Roubin, damals 36, entwickelt später einen der ersten Stents: kleine Hülsen, die heute vielen Menschen mit verengten Herzkranzgefäßen nach einer Ballondilatation eingesetzt werden, um zu verhindern, dass sich die Stenose wieder verschließt. Maria Schlumpf führt auch nach Grüntzigs Tod dessen Studien weiter. Sie zeigen, dass die geöffneten Gefäße bei 70 Prozent der Patienten nach zehn Jahren noch frei sind.

In Andreas Grüntzigs Nachlass fand Schlumpf ein Bild, das ihm ein siebenjähriges Kind geschenkt hatte. „Für Dr. Gruenzig von Nicholas", steht darüber. Darunter ist ein Herz gemalt mit vielen krakeligen Linien, die Herzkranzgefäße darstellen sollen. In deren Mitte steht: „Danke für meinen Papa." •

Bei den Recherchen für diesen Text wurde FREDERIK JÖTTEN von MATTHIAS BARTON unterstützt, Professor für Kardiologie an der Universität Zürich und Begründer der Andreas-Grüntzig-Stiftung. Derzeit arbeitet er an einem Buch über den Medizin-Pionier.

Der differenzierte Blick

Herz-Kreislauf-Erkrankungen (HKE) gelten weltweit als Todesursache Nummer eins, doch bei ihren Recherchen fand die Verifikationsredakteurin **Susanne Gilges** aus dem **G+J Quality Board** auch differenziertere Aussagen. So gingen in den vergangenen gut 20 Jahren in vielen Industrieländern – etwa in Deutschland, Kanada oder Japan – die Todesfälle aufgrund von HKE zurück. Stattdessen nahm die Vielfalt der Todesursachen zu. Forscher vermuten, dass wegen der höheren Lebenserwartung der Anteil der chronischen und schließlich tödlichen Erkrankungen größer wird. Ihr Fazit: Die Forschung muss sich auf die neue Situation einstellen, da sonst womöglich die Lebenserwartung in den betroffenen Ländern nur noch langsam steigen wird.

Im Reich der Träume und der Triebe

Sigmund Freud dringt in **unkartierte Regionen** der Psyche vor

Wie ein Archäologe der Seele meint Sigmund Freud (1856–1939) in eine verschüttete Region des Ich vordringen zu können: in das Unbewusste, eine unkartierte Region der Psyche, die er von machtvollen Trieben und verdrängten Wünschen erfüllt sieht. Er stellt fest, dass es in der menschlichen Seele etwas Unbewusstes gibt, das für unser Handeln verantwortlich ist. Nach und nach entwickelt er eine Behandlungsform, für die er erstmals einen neuen Begriff verwendet: Psychoanalyse.

Der Wiener Arzt, Neurophysiologe und Tiefenpsychologe erklärt, dass die menschliche Psyche aus drei Teilen besteht: dem Es (weckt die Triebe), dem Über-Ich (bringt das Gewissen ins Spiel) und dem Ich (wägt zwischen Es und Über-Ich ab). Der ständige Kampf zwischen diesen Instanzen bestimme alles menschliche Handeln. Sei ein Teil stärker ausgeprägt als die anderen, entstünden schnell psychische Krankheiten.

Freud stellt fest, dass er oft ein Sträuben, einen Widerstand, überwinden muss, wenn er sich dem Kern einer Neurose nähert. Er vermutet, dass dieser Kraftaufwand des Arztes genau jener Energie entspricht, die der Kranke aufwendet, um eine peinliche, beschämende oder mit Angst verbundene Vorstellung aus dem Bewusstsein zu verdrängen.

Was aber die Eigenart des Verdrängten angeht, erhärtet sich für ihn nach und nach ein Verdacht: Immer wieder spielen dabei Erotik oder Sexualität eine Rolle.

Spätestens von Mitte der 1890er Jahre an geht er den Neurosen seiner Patienten auf den Grund, indem er ihre Träume interpretiert. Wer es versteht, diese zu dechiffrieren, so Freud, besitze einen Schlüssel zum Unbewussten, zu geheimen Wünschen, verdrängten Gedanken.

Bis dahin meinte er, dass Neurosen und Hysterien durch sexuelle Traumata in der frühen Kindheit ausgelöst würden, durch Missbrauch oder Verführung. Doch zu häufig erscheinen ihm die Fälle von Hysterie, als dass sie stets durch Missbrauch erklärbar sein könnten. Dass etwas Sexuelles aber ursächlich für psychische Erkrankungen ist, davon bleibt er überzeugt.

Die „Verliebtheit in die Mutter und Eifersucht gegen den Vater" scheint

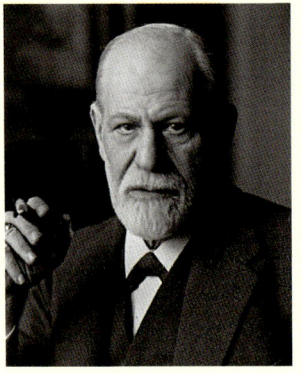

ihm ein „allgemeines Ereignis früher Kindheit". Er fühlt sich erinnert an das antike Drama über König Ödipus, der den eigenen Vater erschlug und seine Mutter zur Frau nahm. Der „Ödipuskomplex" betrifft nach Freud jeden Menschen. Er stützt sich bei dieser Annahme auf seine These, dass schon Kinder im frühesten Alter sexuelle Regungen und Wünsche hegen – eine für viele seiner Zeitgenossen empörende Idee.

Der Arzt bündelt seine Konzepte in einem Buch, das gleichsam zum Gründungsmanifest der Psychoanalyse wird: „Die Traumdeutung". Mit dem Werk findet er Leser, Schüler, Anerkennung, wird zum Begründer einer neuen Schule und zu einer berühmten Persönlichkeit. Wie kaum einem Wissenschaftler vor ihm gelingt es Freund, viele seiner Ideen zu popularisieren.

Heute wird die Psychoanalyse sehr kontrovers diskutiert. Die Einschränkung des Trieblebens auf Sexualität und Aggression gilt als überholt. Schlafforscher vermuten, dass Träume nicht durch unerfüllte Wünsche, sondern durch chemische Prozesse im Hirnstamm gesteuert werden.

Andere jedoch halten die Psychoanalyse für geeignet, die Erkenntnisse moderner Hirnforschung zu ergänzen. Ihre Verifizierung durch die moderne Neurowissenschaft – auf die der Neurologe Freud durchaus hoffte – steht hingegen bis heute aus •

Sigmund Freud begründete die Psychoanalyse. Einer seiner Schlüsselbegriffe war die Hysterie (unten Fans beim Anblick von Popstars)

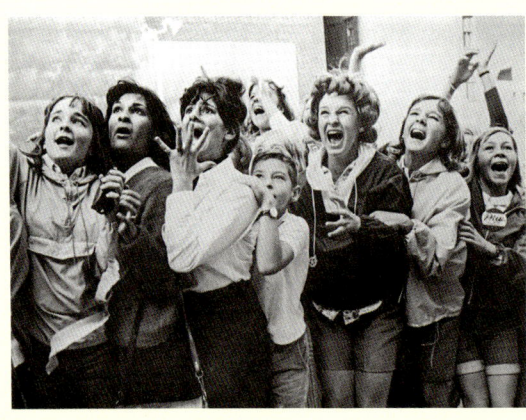

Nervenleiden

Wie entstehen psychische Krankheiten? Wissenschaftler räumen mit Mythen auf und formen neue Vorstellungen

Wo Hysterie und Neurosen entstehen

Gewiss nicht in der Gebärmutter, wie lange geglaubt

Mit William Cullen (1710–1790) kommt eine neue Idee in die Welt: Psychische Leiden werden nicht mehr in der Gebärmutter lokalisiert (wie die lange Zeit ausschließlich Frauen zugeschriebene Hysterie) oder als unheilbare Besessenheit betrachtet, sondern zunehmend als Nervenkrankheiten aufgefasst. 1769 führt der schottische Mediziner und Chemiker die Bezeichnung Neurose ein: für nicht entzündliche, nicht durch organische Schädigungen entstandene Erkrankungen des Nervensystems.

Im 19. Jahrhundert formuliert der deutsche Internist und Nervenarzt Wilhelm Griesinger (1817–1868) die Grundlage moderner Psychiatrie, indem er sagt, seelische Erkrankungen hätten ihre Ursachen grundsätzlich im Gehirn. Er setzt sich dafür ein, dass psychisch Kranke nicht mehr in abgeschotteten Heilanstalten, sondern in „Stadtasylen" unter ärztlicher Leitung behandelt werden sollen, um sie so viel wie möglich am sozialen Leben teilhaben zu lassen.

Signale aus dem Kopf

Ein Neurologe aus Jena erfindet das EEG

Zunächst reagiert die Fachwelt skeptisch, als der Neurologe Hans Berger 1929 ein Fenster ins Gehirn öffnet: Er entdeckt, dass sich dessen elektrische Aktivität von außen aufzeichnen lässt – und entwickelt die Elektroenzephalografie (EEG). Heute ist sie Grundbestandteil jeder neurologischen Praxis. Am Anfang schiebt Berger, Professor an der Universität Jena, Elektroden noch direkt ins Gehirn. Heute kleben Neurologen sie den Versuchspersonen auf die Kopfhaut. Die Elektroden nehmen die Signale auf, die an ein Aufzeichnungsgerät weitergeleitet werden. So können Ärzte unter anderem auf Abszesse und Blutungen, auf Epilepsie und andere Anfallsleiden schließen.

Vom Segen der Droge

LSD lässt Todkranke gelassener sein

Der Chemiker Albert Hofmann sitzt 1943 auf dem Fahrrad, als die Welt wegbricht – in Farben und Formen fern der Realität. Er hat versehentlich zu viel des von ihm entdeckten Lysergsäurediethylamid eingenommen: der Droge LSD. Doch Kollegen trauen dem Stoff heilende Wirkung zu, und Studien erweisen später, dass LSD etwa bei Angstzuständen helfen kann. Trotzdem verbieten Regierungen die medizinische Verwendung – bis 2007 einem Schweizer Forscher erlaubt wird, die Droge Krebskranken zu verabreichen; sie soll deren Angst vor dem Tod lindern. Viele der Patienten sind nach dem Trip tatsächlich gelassener und gefasster.

Auch eine andere Droge hat sich in Studien als vielversprechender Wirkstoff in der Psychotherapie erwiesen: Psilocybin, der Stoff aus den rauscherzeugenden Zauberpilzen („Magic Mushrooms"). Synthetisiert hat ihn: ebenfalls der Forscher Albert Hofmann.

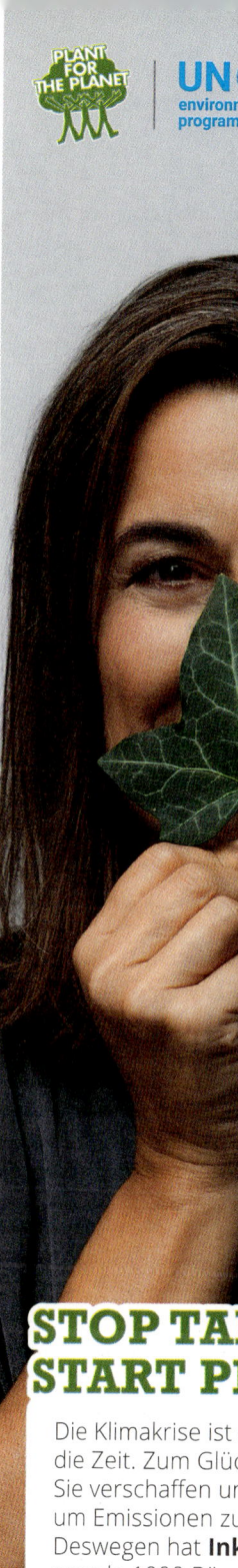

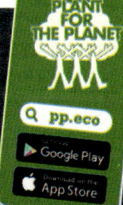

GEOkompakt Nr. 69 erscheint am 1. Dezember 2021

WOHLLEBENS WELT

Hilfe für unsere Wälder

Was ihnen wirklich nützt

Trockenheit und Borkenkäferbefall lassen unsere Wälder sterben. Kahlflächen breiten sich dort aus, wo vor Kurzem noch üppig grüne Bäume die Höhenzüge bedeckten. Angesichts dessen regt sich in vielen Menschen das Bedürfnis, zu helfen. Doch was tut den schwindenden Wäldern wirklich gut? Eines von vielen Naturthemen in der Herbstausgabe von WOHLLEBENS WELT. So erzählen wir etwa, wie Wolken unser Wetter bestimmen, wie man sich vor Zecken schützt – und welche Freude es macht, Tiere und Pflanzen zu zeichnen.

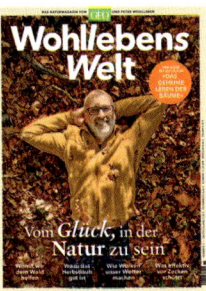

WOHLLEBENS WELT hat 116 Seiten Umfang und kostet 7 Euro. Weitere Themen: Wanderfalken • Heidelandschaften • Europas Urwälder • Flussperlmuschel

GEO EPOCHE

Die Geschichte der Demokratie

Wie sie entsteht, was sie bedroht

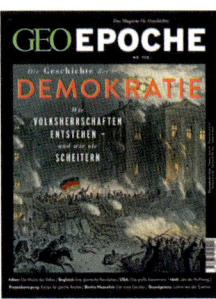

GEOEPOCHE »Die Geschichte der Demokratie« hat 164 Seiten und kostet 12 Euro, mit DVD »Demokratie unter Druck« 19,50 Euro. Einige Themen: USA – Das große Experiment • 1848 – Jahr der Hoffnung • Frauenbewegung – Kampf für gleiche Rechte

Die Demokratie ist so alt wie die Menschheit. Schon in der Steinzeit fällen Jäger und Sammler Entscheidungen gemeinschaftlich. Doch es sind die Griechen der Antike, die der Herrschaft des *dēmos* – des Volkes – ihren Namen geben. Im Lauf der Jahrhunderte bündelt sich die Macht fast überall in den Händen von Eliten, etablieren sich Fürsten und Dynastien. Bis das Modell der Volksherrschaft in der Neuzeit wiederentdeckt wird. Die nächste Ausgabe von *GEOEPOCHE* erzählt die Geschichte der Demokratie – von ihren Anfängen bis zur Gegenwart.

GEO WISSEN

Das beste Wissen für ein grünes Leben

Nachhaltiger, gesünder, zufriedener

Was bringt der Verzicht auf Plastiktüten? Welche Lebensmittel haben die beste Ökobilanz? Wie reise ich umweltfreundlich? Auf welche Siegel kommt es an? Im neuen Heft versammelt GEO WISSEN die wichtigsten Ratschläge für ein nachhaltigeres Leben. Und zeigt, dass wir alle profitieren, wenn unser Alltag grüner wird. Denn wer weniger, aber dafür hochwertiger konsumiert, wer teilt, repariert und gemeinsam gestaltet, tut nicht nur der Umwelt etwas Gutes, sondern auch sich selbst. Die aktuelle Ausgabe ist seit dem 11. August 2021 erhältlich.

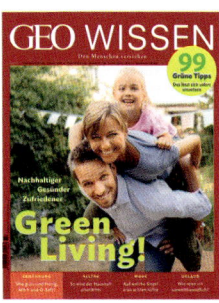

GEO WISSEN »Green Living« hat 148 Seiten und kostet 11 Euro, mit DVD (»Bauer unser«) 19,50 Euro. Weitere Themen: Lebensmittelverschwendung • Selber Reparieren • Nachhaltige Mode • Grüne Geldanlage • Wie reduziere ich meinen Klimafußabdruck?